Mimischer Affektausdruck und Sprachinhalt

Psychoanalyse im Dialog

Herausgegeben von
Brigitte Boothe und Reto Volkart

Band 12

PETER LANG
Bern · Berlin · Bruxelles · Frankfurt a. M. · New York · Oxford · Wien

Cord Benecke

Mimischer Affektausdruck und Sprachinhalt

Interaktive und objektbezogene Affekte im psychotherapeutischen Prozeß

PETER LANG
Bern · Berlin · Bruxelles · Frankfurt a. M. · New York · Oxford · Wien

Die Deutsche Bibliothek – CIP-Einheitsaufnahme

Benecke, Cord:
Mimischer Affektausdruck und Sprachinhalt : interaktive und objektbezogene Affekte im psychotherapeutischen Prozeß / Cord Benecke. – Bern ; Berlin ; Bruxelles ; Frankfurt a.M. ; New York ; Oxford ; Wien : Lang, 2002
(Psychoanalyse im Dialog ; Bd. 12)
Zugl.: Saarbrücken, Univ., Diss., 2000
ISBN 3-906768-06-6

Gedruckt mit freundlicher Unterstützung der Universität des Saarlandes.

ISSN 0944-2154

© Peter Lang AG, Europäischer Verlag der Wissenschaften, Bern 2002
Jupiterstr. 15, Postfach, CH-3000 Bern 15
info@peterlang.com, www.peterlang.com, www.peterlang.net

Printed in Germany

Dank

Zum Gelingen dieser Arbeit haben viele Menschen beigetragen. Ihnen allen gilt mein tief empfundener Dank. Einige von ihnen möchte ich an dieser Stelle besonders hervorheben.

An erster Stelle gilt mein Dank Prof. Dr. Rainer Krause, der es versteht, eine kreative Arbeitsatmosphäre zu schaffen, einen Raum für die Entwicklung eigener Ideen. Auch danke ich ihm für seine stets offene Tür, für seine stete Bereitschaft, mir mit Rat und Tat behilflich zu sein.

Des weiteren möchte ich mich bei meinen Freunden und Kollegen Dipl.-Psych. Thomas Anstadt, Dr. Bernd Kessler, Dipl.-Psych. Anke Kirsch, Dipl.-Psych. Ute Mengele, Dr. Jörg Merten, Dr. Evelyne Steimer-Krause, Dipl.-Psych. Frank Schwab und Dipl.-Psych. Burkhard Ullrich bedanken. Alle haben mir auf ihre Weise sehr geholfen, sei es durch ihre Vorarbeiten, sei es bei der Bewältigung theoretischer und methodischer Schwierigkeiten, sei es in Form „moralischer“ Unterstützung.

Allen Mitwirkenden im Projekt „Multikanale Psychotherapie-Prozeßforschung“ bin ich zu Dank verpflichtet. Insbesondere wäre diese Arbeit ohne die Offenheit der Patienten und Therapeuten nie entstanden.

Inhaltsverzeichnis

Methodischer Teil

Tabellenverzeichnis

Abbildungsverzeichnis

Einleitung

Emotionen spielen in der Psychopathologie und entsprechend auch in der Psychotherapie eine wichtige Rolle. Ebenso besteht ein weitgehender Konsens darüber, daß psychische Störungen zu einem großen Teil als Beziehungsstörungen verstanden werden können, in dem Sinne, daß sie innerhalb von Beziehungen entstehen und sich überwiegend innerhalb von Beziehungen manifestieren und perpetuieren. Emotion und Beziehung sind untrennbar miteinander verbunden: zwischenmenschliche Beziehungen sind die wichtigsten emotionsauslösenden Situationen und Emotionen wiederum haben beziehungsregulierende Funktionen. Affektive interaktive Austauschprozesse stellen somit einen wichtigen Zugang zum Verständnis psychischer Störungen und deren Therapie dar.

Die Saarbrücker Arbeitsgruppe um Rainer Krause hat sich seit Jahren um einen solchen Zugang bemüht, indem sie das nonverbale, insbesondere das mimisch-affektive Interaktionsverhalten bei verschiedenen Störungsbildern in Interaktion mit gesunden Gesprächspartnern, wie auch innerhalb von Psychotherapien untersuchte. Die Ergebnisse dieser Studien belegen, daß sich Personen mit verschiedenen psychischen Störungen durch spezifische Abweichungen non-verbaler kommunikativer Prozesse charakterisieren lassen und daß die gesunden Interaktionspartner der Patienten spezifische Anpassungsleistungen vollbringen, die i.d.R. so ausgerichtet sind, daß das jeweilige Patientenmuster gestützt und aufrechterhalten wird.

Anders in Psychotherapien: zumindest in erfolgreichen Behandlungen scheinen diese Anpassungsprozesse, unabhängig von der behandlungstechnischen Orientierung, außer Kraft gesetzt. Dies macht Sinn, ist man sich doch innerhalb der Psychotherapie-Forschung relativ einig, daß dem therapeutischen Beziehungsverhalten eine entscheidende Bedeutung im Veränderungsprozeß beizumessen ist, und daß dieses therapeutische Beziehungsverhalten sich in wesentlichen Merkmalen von den Reaktionen „naiver" Interaktionspartner unterscheiden sollte, und zwar in dem Sinne, daß das Therapeutenverhalten keine Wiederholung von

Beziehungserfahrungen der Patienten darstellen und damit die (meist negativen und oft unbewußten) Erwartungen der Patienten nicht bestätigen sollte.

Unter dieser Perspektive sind allerdings einige Ergebnisse zum mimisch-affektiven Verhalten innerhalb von Psychotherapien erklärungsbedürftig. Es zeigte sich nämlich, daß der Ausdruck negativer affektiver Zeichen auf Seiten der Therapeuten in der ersten Therapiestunde ein bedeutsamer Prädiktor für den Therapie-Erfolg darstellt; und zwar je mehr desto besser. Die Anzahl negativer Affektexpressionen der Therapeuten in der ersten Stunde zeigt einen hohen positiven Zusammenhang mit dem Therapieerfolg. Werden alle affektiven Zeichen als unmittelbar beziehungsregulierend interpretiert, so scheinen diese Ergebnisse den Modellvorstellungen über veränderungswirksames Beziehungsverhalten in Psychotherapien deutlich zu widersprechen.

Eine mögliche Auflösung dieser Widersprüche könnte sich dadurch ergeben, daß bei der Betrachtung und Interpretation der Affektexpressionen danach differenziert wird, worauf sie sich jeweils beziehen, welchen *Referenzpunkt* die Affektexpressionen haben. Es dürfte einen erheblichen Unterschied machen, ob sich bspw. eine gezeigte Verachtungsmimik eines Therapeuten direkt auf den Patienten bezieht oder aber auf externe Personen, über die gerade gesprochen wird. Je nach Referenzpunkt ist für das gleiche mimische Ausdrucksmuster von einer anderen Funktion für die Regulierung der aktuellen therapeutischen Beziehung auszugehen. Obwohl dieser Gedanke unmittelbar einleuchtet, existieren meines Wissens keine Studien, in denen solche differentiellen Funktionen untersucht wurden, geschweige denn in therapeutischen Interaktionen.

Ein wesentliches Ziel dieser Arbeit ist es, eine solche Referenzbestimmung von Affektexpressionen zu versuchen. Dies soll mittels einer Strukturanalyse, bei der das Blickverhalten, paraverbales Verhalten und insbesondere der Sprachinhalt als Kontexte von Affektexpressionen untersucht werden, geschehen. Die aus dieser Strukturanalyse abgeleiteten differenzierten Referenzpunkte sollen mittels Berechnungen der korrelativen Zusammenhänge mit dem emotionalen Erleben validiert werden. Der Schwerpunkt der Kontextanalysen wird auf dem Sprachinhalt liegen.

Eine sich daran anschließende Frage ist, was das für den Veränderungsprozeß bedeutet, wie diese oder jene Referenz von Affektexpressionen der Therapeuten in den therapeutischen Prozeß eingreifen. Es soll daher versucht werden, ein Modell über die veränderungswirksame Bedeutung des mimisch-affektiven Verhaltens der Therapeuten, in Abhängigkeit von der kontextuellen Einbettung der Affektexpressionen, zu entwickeln.

Im ersten Kapitel sollen die für die Fragestellung relevanten Teile der Emotionstheorie dargestellt werden. Neben der Darstellung der Bedeutung der Emotionen und des emotionalen Ausdrucksverhaltens in interaktiven Regulierungsprozessen, wird besonderer Wert auf die Beachtung der Wechselwirkungen zwischen Affekten und mentalen Prozessen gelegt. Hier, wie auch für das Verständnis von psychischen Störungen und deren Behandlung, spielen die subjektiven Innenwelten, die psychischen Repräsentanzen eine entscheidende Rolle, so daß auf die Entstehung dieser ausführlicher eingegangen wird. Allerdings kann nicht das ganze Theoriefeld bearbeitet werden. So wird auf die in jüngster Zeit sich rasant entwickelnde neurophysiologische Forschung nicht eingegangen, ebenso muß auf die genauere Erörterung von Gedächtnis- und Sprachproduktionstheorien verzichtet werden. Die Arbeit richtet sich schwerpunktmäßig auf die Frage nach der interaktiven Regulationsfunktion des nonverbalen affektiven Verhaltens. Entsprechend der obigen Annahme, daß gleiches affektives Verhalten, je nach Referenzpunkt, unterschiedliche Funktionen haben kann, wird versucht werden, die möglichen Referenzpunkte mimisch-affektiven Verhaltens herauszuarbeiten.

Im zweiten Kapitel soll ein Überblick über die Modellvorstellungen zu psychischen Störungen und psychotherapeutischen Veränderungsprozessen gegeben werden. Der Schwerpunkt wird auf den Modellvorstellungen aus dem psychoanalytischen Bezugsrahmen liegen. Psychische Störungen werden dabei im wesentlichen als Beziehungsstörungen verstanden, die sich insbesondere durch ihre repetitiven Beziehungsmuster charakterisieren lassen. Es soll versucht werden, die Rolle des affektiven Interaktionsverhaltens bei der Implantierung und Aufrechterhaltung dieser dysfunktionalen Beziehungsmuster herauszuarbeiten.

Entsprechend der Hauptfragestellung dieser Arbeit, also der nach der Funktion des affektiven Verhaltens der Therapeuten, wird bei der Darstellung der Modellvorstellungen über die psychotherapeutischen

Veränderungsprozesse der Schwerpunkt auf der veränderten Sichtweise der Rolle des Therapeuten liegen. Mit der wachsenden Bedeutung, die dem Beziehungsaspekt im therapeutischen Prozeß beigemessen wird, rückt das unmittelbare Beziehungsverhalten der Therapeuten in den Vordergrund des Interesses, wurde bisher aber m.E. nur äußerst unzureichend untersucht. Psychtherapie-Forschung ist immer noch in weiten Teilen Patienten-Beforschung. Aufgrund der großen Bedeutung für den therapeutischen Veränderungsprozeß und um die bei Therapeuten auftretenden affektiven Reaktionen hier einordnen zu können, wird dem „Verstehen“ ein eigener Abschnitt gewidmet. Den Abschluß dieses Kapitels bildet die Darstellung der für diese Arbeit relevanten Ergebnisse der Untersuchungen mimisch-affektiven Verhaltens in der Psychotherapie.

Schließlich werden in Kapitel 3 die bis dahin dargestellten Theorieteile, empirischen Ergebnisse und eigenen Vorstellungen in einem Modellentwurf über die Funktion mimisch-affektiven Verhaltens von Psychotherapeuten integriert, wobei das besondere Augenmerk auf den Funktionen der negativen Affekte liegen wird.

Im methodischen Teil wird versucht werden, die Frage nach der Funktion bzw. des Referenzpunktes der negativen Affektexpressionen der Therapeuten mittels einer Kontextanalyse der mimischen Zeichen zu klären. Als für die Referenzbestimmung eines Affektausdrucks für relevant erachtete Kontexte werden das Blickverhalten, das paraverbale Verhalten und der Sprachinhalt untersucht. Um den Sprachinhalt adäquat erfassen zu können, wurde die SASB-Inhaltsanalyse modifiziert, wodurch nun auch das Sprechen über Emotionen erfaßt werden kann. Es wird die kontextuelle Einbettung der mimischen Affektausdrücke von sechs Therapeuten, drei in erfolgreichen Behandlungen und drei in wenig erfolgreichen, untersucht. Den Abschluß bildet eine detaillierte Einzelfallanalyse.

Theorie

1 Theorie der Emotionen

1.1 Was ist eine Emotion?

> Ich benutze das Wort Emotion, obwohl es in der deutschen Sprache nicht das geläufigste für das Objekt unseres Interesses ist. Freud benutzte das Wort Affekt ebenso wie sein Zeitgenosse Wundt aus der akademischen Psychologie. ‚Gefühl' hat einen Überhang in bezug auf die bewußte innere Erfahrung und Affekt den Beiklang des heftigen, unkontrollierbaren. Gemütsbewegung ist ein zu langes Wort. Emotion ist das beste. (Frijda 1996a, S. 206).

Wenn schon auf der Ebene der Begrifflichkeit eine breite Auswahlmöglichkeit zur Benennung des vermeintlich gleichen Sachverhaltes besteht, wundert es nicht, daß auch auf der Ebene der Definitionen die Vielfalt überwiegt (siehe Kleinginna & Kleinginna 1981). Der mangelnde Konsens innerhalb der Emotionstheorien darüber, was eine Emotion oder ein Affekt[1] ist, ist in erster Linie auf die unterschiedlichen Zugangsweisen der verschiedenen Ansätze zurückzuführen. Allerdings zeichnet sich eine zunehmende Einigkeit darüber ab, Emotionen als Prozesse zu verstehen, an denen verschiedene Reaktionskomponenten bzw. Subsysteme beteiligt sind (Scherer 1984, 1990; Krause 1990, 1997). Je nach Fokussierung auf einzelne Teilkomponenten oder Subsysteme gelangt man zu unterschiedlichen Definitionen.

Ausgehend von einem Mehrkomponentenmodell der Emotion mit den fünf organismischen Subsystemen und entsprechenden Komponenten[2] (kognitive Komponente, neurophysiologische Komponente, Ausdruckskomponente, motivationale Komponente und Gefühlskomponente) versucht Scherer (1990) eine Definition von Emotion:

> Emotionen bestehen aus Abfolgen von aufeinander bezogenen, synchronisierten Veränderungen in den Zuständen aller fünf organismischen Subsysteme. Diese

---

1 Die Begriffe Emotion und Affekt werden in dieser Arbeit synonym verwendet.

2 Hier soll nicht im einzelnen auf die Komponenten eingegangen werden. Übersichten geben z.B. Scherer (1990) und Ulich & Mayring (1992).

> Veränderungen werden ausgelöst durch die Bewertung eines externen oder internen Reizes als bedeutsam für die zentralen Bedürfnisse und Ziele des Organismus (a.a.O. 6).

Wesentliche Bestimmungsstücke dieser Definition sind die Veränderungen, die Reize und deren Bewertung und die Ziele und Bedürfnisse. Daß diese Veränderungen synchron in allen Subsystemen ablaufen müssen, wird von Krause et al. (1992) und Frijda (1996a) bezweifelt. Scherer (2000) hat sich jüngst dieser Sichtweise angeschlossen.

Auch Frijda (1996a) geht von einer Komplexität emotionaler Prozesse aus und definiert Emotion, seiner eigenen Aussage zufolge, mit einer Strategie des Barons von Münchhausen: „Eine Emotion ist eine Reaktion auf ein emotional bedeutsames Ereignis“; legt sodann aber den Fokus auf die mit einer Emotion verbundene

> [...] Änderung in der jeweiligen Handlungsbereitschaft der Person. [...] Das Wort Handlungsbereitschaft wird hier in sehr speziellem Sinn gebraucht. Ich meine damit die Art und das Ausmaß der Bereitschaft, eine Beziehung mit der Welt herzustellen oder zu verändern, d.h. mit einem Objekt in der realen Welt, der Welt der Gedanken, der Phantasien oder auch der Welt als ganzer (Frijda 1996a).

Nach Krause et al. (1992) werden so verschiedene Gegenstandsbereiche wie mentale Prozesse, offenes Verhalten, soziale Beziehungen und das körperliche Milieu durch Affekte gesteuert, wobei allerdings bei gesunden Erwachsenen unter normalen Randbedingungen keine Kongruenz der verschiedenen Bereiche zu erwarten ist. Die Autoren untergliedern das Affektsystem in mehrere Komponenten, wodurch auch eine Unterscheidung von Affekt, Gefühl und Selbst- bzw. Fremdempathie möglich wird. Das Vorhandensein der ersten drei Komponenten (1-3) in Abb. 1 bedarf keiner selbstreflexiven Anteile und wird als *Affekt* bezeichnet. Bei Hinzutreten der Wahrnehmungs- bzw. Erlebenskomponente wird von *Gefühl* gesprochen, wobei dies noch keine sprachlich-semantische Fassung beinhalten muß. Erst wenn auch letzteres gegeben ist (5), mit „einem ‚realen‘ Wissen über den Verursacher und den Erleber des Affekts“ (Krause et al., 1992, 242), wird von *Selbst-* bzw. *Fremdempathie* gesprochen. In Krause (1997) wurde das Schema um die *Wahrnehmung der situativen Bedeutung* (6) erweitert (Abb. 1).

occuring emotions	experienced emotions
1: Motorisch-expressive Komponente 2: Physiologische Komponente 3: Motivationale Komponente (Handlungsbereitschaft in Willkürmotorik)	4: Die Wahrnehmung der körperlichen Korrelate 5: Die Benennung und Erklärung der Wahrnehmungen 6: Die Wahrnehmung der situativen Bedeutung Erlebtes Gefühl Wahrnehmung der Bedeutungsstruktur

Abb. 1: Komponenten des Affektsystems (nach Krause 1997).

Auch wenn nach Scherer (1990) aufgrund des Prozeßcharakters von Emotionen eine klare Unterscheidung in Antezedenz, Essenz und Konsequenz als nahezu undurchführbar angesehen wird, so liegt der Schlüssel zum Verständnis von Emotionen im allgemeinen und der Bedeutung des Affektausdrucks im besonderen doch in der Bestimmung von spezifischen auslösenden Bedingungen der verschiedenen Affekte und deren spezifische Wirkung und Funktion sowohl in bezug auf intrapsychische als auch in bezug auf interpersonelle Regulationen.

In den folgenden Kapiteln soll deshalb eine Übersicht über die Konzepte der auslösenden Bedingungen und zur Funktion von Affekten gegeben werden.

1.2 Auslöser von Affekten

Übereinstimmend wird davon ausgegangen, daß es sich bei der Auslösung von Affekten nicht um eine einfache Reiz-Reaktionszuordnung handelt[3], daß also keine Stimulus-Spezifität besteht, sondern daß ein Affekt das Produkt eines mehrdimensionalen Bewertungsprozesses darstellt.

Generell können Affekte physikalische, physiologische und mentale Auslöser haben (Merten 1995). Krause (1992b) nennt beispielsweise die Affekte einer anderen Person, die affektive Reaktionen im Sinne einer direkten Ansteckung oder Komplementarität bewirken kön-

3 Außer vielleicht bei einigen wenigen, elementaren Arten von Stimuli (Frijda 1986).

nen. Auslösende Ereignisse führen aber meist nicht unmittelbar zu spezifischen affektiven Reaktionen, sondern werden durch protokognitive oder kognitive Bewertungsprozesse vermittelt, die bei jeder Art von internalen und externalen Zustandsänderungen einsetzen. Scherer (1984) zufolge bewerten diese unwillkürlich und in einer festen zeitlichen Reihenfolge ablaufenden Prüfschritte ein Ereignis oder einen Reiz in Hinblick auf deren Neuheit, Angenehmheit, Relevanz für Ziele und Bedürfnisse der Person, Bewältigbarkeit und schließlich in Hinblick auf Übereinstimmungen mit sozialen Normen und selbst-relevanten Zielen. Ekman (1994a) dagegen meint, daß die automatisch ablaufenden „appraisals" so schnell geschehen, daß Versuchspersonen darüber keine Auskunft geben können, und daß dementsprechend die angegebenen Bewertungsschritte nachträglich zur Erklärung der eigenen emotionalen Reaktion herangezogen werden.

Scherer (1992, 1994) geht davon aus, daß die einzelnen Bewertungsschritte mit spezifischen Gesichtsbewegungen einhergehen und daß sich die vollen mimischen Affektdisplays aus einer Addition dieser Bewegungen ergeben. Kaiser & Wehrle fassen die Ergebnisse ihrer experimentellen Untersuchungen dieser Fragen wie folgt zusammen: „In general, our results support the notion of sequential processing but not the postulate of accumulation" (Kaiser & Wehrle, in press).

Ihrer regulierenden Funktion entsprechend, ist von einer natürlicherweise kurzfristigen Wirksamkeitsdauer der Affekte auszugehen. Sowohl Chronifizierungen als auch Ausfälle verfehlen diese Funktionen (Krause 1990).

Als affektauslösende Stimuli möchte Scherer (1990) nur diskrete Ereignisse oder Reize verstanden wissen[4]; „Diese Reize können tatsächlich aufgetreten sein oder nur in der Vorstellung eines Menschen existieren (mit anderen Worten: allein die mentale Repräsentation eines für die Zukunft erwarteten Ereignisses kann eine Emotion auslösen)" (a.a.O. 6). Frijda (1996a) spricht von Emotion als Reaktion auf ein „bedeutungsvolles Ereignis". Die Stimuli, Reize oder Ereignisse müssen als wichtig für die wesentlichen Bedürfnisse und Ziele bewertet werden. „Ein wichtiges Bestimmungsstück von Emotionen ist somit immer die hohe Ich-Beteiligung, das ‚involvement' des Organismus, aufgrund der

4 Durch diese Einschränkung grenzt er Emotionen von „Stimmungen" ab, die sich auf länger andauernde Veränderungen des externen oder internen Milieus beziehen.

hohen Bedeutung des Reizes oder des Ereignisses für die eigenen Ziele (auch wenn dies nur auf der subjektiven Einschätzung beruht)" (Scherer 1990, 6)[5].

Als Verursacher von Emotionen werden in der Regel genannt: das Selbst, andere und „natural agents" (Merten 1995). Außer bei natural agents wird das Objekt oder das Selbst als solches nicht emotionsauslösend sein. Ein anderer löst nicht deshalb eine Emotion aus, weil er *ist*, sondern weil er sich in bestimmter Weise (dem Subjekt gegenüber) *verhält*, weil ihm bestimmte Qualitäten und Intentionen zugeschrieben werden. Hieran wird deutlich, daß die Frage der *Intentionalität* des Verursachers eine wichtige Einflußvariable darstellt. Die Bedeutung der Intentionalität des Subjekts wurde schon oben angesprochen.

Emotionsauslösende „Reize" oder Stimuli sind also im wesentlichen Beziehungskonstellationen im zwischenmenschlichen Bereich, bzw. deren subjektive Interpretation. Werden unbelebte Objekte zu emotionsauslösenden Stimuli, dann meist entweder über den Mechanismus der Anthropomorphisierung der Objekte („der blöde Tisch [an dessen Kante ich mich gestoßen habe] steht hier dämlich im Weg"), oder darüber, daß die für die Situation Verantwortlichen zum Adressaten des Affekts werden („die bescheuerten Verkehrsplaner schalten alle Ampeln auf rot!"). Anders mag es sich bei der Auslösung von Angst verhalten, die auch in bezug auf unbelebte Gegenstände und Naturkatastrophen Sinn macht.

Es sind also nicht (oder in den seltensten Fällen) objektive Ereignisse per se, die Affekte auslösen, sondern zwischen Stimulus und Reaktion treten kognitive oder proto-kognitive Bewertungsprozesse (Frijda 1986; Scherer 1988; auch Lazarus 1991). Diese Bewertungsprozesse sind nicht bewußt und können auf einer verhaltens-biologisch evolutionären Ebene betrachtet werden (Krause 1990, siehe unten), zudem ist anzunehmen, daß sie hochgradig von der individuellen Lebensgeschichte abhängen (siehe Kap. 1.8). Wenn man von emotionalen Stimuli spricht, muß die vollständige Situation und deren subjektive Wahrnehmung und Interpretation (Frijda 1986, 1996) in Rechnung gestellt werden.

5 Jacobson (1971) allerdings unterstreicht, „daß wir selbst bei sehr ‚unbeteiligten' Ich-Zuständen und Ich-Funktionen niemals ohne Emotionen und Gefühle sind" (a.a.O., 21).

Welche Emotion in welcher Situation ausgelöst wird, ist also von mehreren Faktoren abhängig. Zudem verfügt jede Kultur über spezifische *Gefühlsregeln*. Die *feeling rules* (Hochschild 1979) kodifizieren, welche Emotion (und in welcher Intensität) für einen bestimmten Situationstyp als für die betroffene Person angemessen gilt und sozial erwartet wird.

> There seem to be relatively clear cultural expectations as to how appropriate particular emotions and particular intensities of emotion are in particular situations (Scherer et al. 1983, 360f).

In allgemeiner Form läßt sich dies so ausdrücken: „Wenn eine Situation gedeutet wird als vom Typ X, ist es angemessen und wird sozial erwartet, ein emotionales Erleben vom Typ Y zu haben" (Fiehler 1990, 78).

Die *display rules* hingegen regeln, in welcher Situation welches Gefühl (und wie intensiv) zum Ausdruck gebracht werden darf und soll.

> Even Aristotle [...] has stated that it is very important to show appropriate emotions in an appropriate fashion in appropriate situations, if one does not want to be treated as a fool and as socially unskilled (Scherer et al. 1983, 360).

Die allgemeine Form der *display rules* lautet: „Wenn eine Situation gedeutet wird als vom Typ X, ist es angemessen und wird sozial erwartet, Manifestationen des Typs Y in interaktionsrelevanter Weise zu zeigen" (Fiehler 1990, 78). Des weiteren nennt Fiehler (1990) noch Korrespondenzregeln, in denen festgelegt sei, mit welcher Emotion und/oder Manifestation auf die einem Interaktionspartner zugeschriebene Emotion reagiert werden sollte: „Wenn gedeutet wird, daß der Interaktionspartner die Emotion X hat, dann ist es angemessen und wird sozial erwartet, daß man eine korrespondierende Emotion Y hat und/oder interaktionsrelevant manifestiert" (Fiehler 1990, 79).

Die Gefühlsregeln stellen also kulturspezifische soziale Normen dar und haben die Form von Wenn-Dann-Aussagen. Sie regeln die Emotionalität eines Individuums gewissermaßen von außen, wobei davon auszugehen ist, daß die überwiegende Mehrheit der Angehörigen einer Kultur diese Regeln via Sozialisation internalisiert hat, und sie eine Art kulturspezifische prototypische emotionale Reaktionen innerhalb bestimmter Situationstypen darstellen, was auch den Sozialpartnern das Verstehen des Individuums erleichtert.

Die Interpretation einer je gegebenen Situation und damit auch die ausgelösten Emotionen sind aber zum anderen auch in starkem Ausmaß abhängig von gemachten Vorerfahrungen und den dem Subjekt zur Verfügung stehenden Regulierungskompetenzen, mit anderen Worten: von Qualität und Inhalt seiner Selbst- und Objektrepräsentanzen (siehe Kap. 1.8). Aber auch durch diese inneren Komponenten wird die Emotionsauslösung nicht beliebig, allenfalls komplexer. Frijda (1996) spricht von *Gesetzen der Emotionen.* Als eine Art Grundgesetz sieht er das *Gesetz der subjektiv wahrgenommenen Bedeutung*:

> *Emotionen werden durch den Bedeutungsgehalt eines Ereignisses ausgelöst, und eine spezifische Emotion ist die spezifische Antwort auf einen spezifischen Bedeutungsgehalt.* Welche Emotion auftritt, ist durch den Bedeutungsgehalt streng determiniert (Frijda 1996a, 208, Hervorhebungen im Original).

Hier wird klar, daß die durch die *Gesetze* ausgelöste Emotion durchaus von der durch die *Regeln* erwartbare abweichen kann[6].

Allerdings kann davon ausgegangen werden, daß weder durch kulturelle Gefühlsregeln noch durch subjektive Bedeutungszuschreibungen die den einzelnen Emotionen inhärenten situativen Strukturaspekte aufgehoben werden. So ist bspw. ein wesentliches Bestimmungsstück von Angst der Aspekt des Bedrohtseins (Ulich & Mayring 1992). Zwar können die angst-auslösenden Ereignisse durch kulturelle Gefühlsregeln und/oder subjektive Bedeutungszuschreibungen variieren – diese Variation betrifft aber nicht den Aspekt des Bedrohtseins per se, sondern das Bedrohtsein wird mit unterschiedlichen Ereignissen verbunden. Das gleiche gilt auch für die Variation individueller Angstauslöser.

Zusammengenommen können also drei Ebenen der Antezedenzien unterschieden werden: eine universelle, kulturübergreifende Ebene, eine kulturspezifische Ebene und die Ebene des Individuums.

---

6 Die Übereinstimmung in den Abweichungen von *Regeln* und damit eine Übereinstimmung der individuellen *Gesetze* ist sicher ein wesentlicher Faktor bei der Konstitution von gesellschaftlichen, kulturellen und politischen Subgruppen.

1.3 Emotionsausdruck

Emotionen können in vielfacher Weise Ausdruck finden. In einer Übersichtsarbeit nennen Scherer & Wallbott (1990) vor allem die Kanäle „Mimik“, „Stimme“ sowie die „übrige Motorik“. Ein Großteil der empirischen Forschung zum Emotionsausdruck beschäftigt sich mit der Mimik. Da auch in dieser Arbeit das mimisch-affektive Verhalten im Zentrum der Untersuchung steht, werde ich mich im weiteren auf die mit der Mimik in Verbindung stehenden Konzepte und Forschungsergebnisse konzentrieren.

Mimisches Ausdrucksverhalten läßt sich (mit Ausnahme etwa von Erröten und Perspiration) im wesentlichen mit Muskelaktivität gleichsetzen. Im Gegensatz zur übrigen Muskulatur, die eine Vielzahl von Funktionen zu erfüllen hat, ist die Funktion der mimischen Muskulatur weitgehend die des Emotionsausdrucks (siehe Scherer & Wallbott 1990). Die Mimik wird von den motorischen Zentren des cerebralen Kortex gesteuert. Die Areale für die Gesichtsmuskulatur nehmen, neben denen für die Handmuskulatur, den größten Bereich aller motorischen Effektoren ein, was als Hinweis für die immense Bedeutung der Mimik gesehen werden kann.

Es wurden eine Vielzahl von Verfahren zur Erfassung des mimischen Affektsausdrucks entwickelt. Ekman (1982b) hat in einer Übersichtsarbeit allein vierzehn Kodiersysteme zusammengestellt und diskutiert. Die inzwischen am weitesten verbreitete Methode zur Erfassung mimischen Verhaltens ist das von Ekman & Friesen (1978) vorgelegte *Facial Action Coding System* (FACS). FACS bzw. EmFACS (eine Variante, die sich auf die Erfassung von potentiell mit Emotionsausdrücken in Verbindung stehende mimische Aktivität beschränkt) werden in Kap. 4.1.1 näher erläutert, da EmFACS-Kodierungen von Therapeuten und Patienten Teil der Datenbasis dieser Arbeit sind.

In der Forschung lassen sich Enkodier-, Dekodier- und Interaktionsstudien unterscheiden (Bänninger-Huber 1996). In Enkodierstudien wird die Frage untersucht, ob das Ausdrucksverhalten Aussagen über intrapsychische emotionale Zustände erlaubt. In Dekodierstudien geht es um die Frage, zu welchen Schlüssen über das innere Erleben eine außenstehende Versuchsperson aufgrund eines Ausdrucksverhaltens kommt und welche Rolle verschiedene Kontextinformationen dabei spielen. Die

Ergebnisse einer Übersichtsarbeit zu Dekodierungsstudien mit Berücksichtigung verschiedener Kontextinformationen von Wallbott (1990) werden in Kap. 1.7 dargestellt. Echte Interaktionsstudien sind selten[7]. In der hier vorliegenden Arbeit wird das Ausdrucksverhalten in realen Interaktionen untersucht. Einige ausgewählte Interaktionsstudien und deren Ergebnisse werden in Kap. 1.9 und in Kap. 2.3 dargestellt.

Bei der Untersuchung des affektiven Ausdrucksverhaltens in realen Interaktionen wird die Berücksichtigung von Kontrollprozessen relevant. Wie in Kap. 1.2 dargestellt, unterliegt der Emotionsausdruck, zumindest bei Erwachsenen, bestimmten Regeln. Das Erlernen und die Verinnerlichung dieser Regeln wird als wesentlicher Bestandteil der Affektsozialisierung angesehen. Empirische Untersuchungen weisen darauf hin, daß die Fähigkeit zur Kontrolle über den Affektausdruck sich im Laufe der kindlichen Entwicklung herausbildet (z.B. Malatesta & Haviland 1982), ebenso die Fähigkeit willkürliche Ausdrucksmuster zu imitieren und sie als solche zu erkennen (Cole 1985, zitiert nach Bänninger-Huber 1996).

Kontrolltechniken, durch die ein mimischer Affektausdruck modifiziert werden kann, werden von Ekman & Friesen (1975) beschrieben. Einem Affektausdruck, der dem erlebten entspricht, kann ein zusätzlicher Affektausdruck hinzugefügt werden, gleichsam als Kommentar (Qualifizierung). Die Intensität eines Affektausdrucks kann verändert werden, durch die Dauer des Ausdrucks, durch eine Reduktion der innervierten Gesichtsmuskeln und/oder durch die Ausprägung der Innervationen. Weiter kann ein Affektausdruck simuliert werden. Es kann versucht werden, den Affektausdruck zu neutralisieren, entweder durch Entspannen, durch Einfrieren oder durch Tarnen (z.B. mit der Hand). Oder es wird der Ausdruck einer erlebten Emotion durch einen anderen Affektausdruck überdeckt (z.B. Ärgerausdruck durch ein Lächeln maskiert). Die Autoren gehen aber davon aus, daß ein Beobachter solche Kontrollprozesse wahrnehmen kann, und zwar durch das „facial leakage“ und „deception clues“. Letztere weisen darauf hin, daß Kontrollprozesse stattfinden, ohne Aussagen über den kontrollierten Affektausdruck zu machen, so z.B. der Eindruck des Gefrorenen beim

7 Im Gegensatz zu Bänninger-Huber (1996) würde ich auch die Untersuchungen zum *social referencing* (siehe Kap. 1.8) zu den Interaktionstudien zählen, auch wenn das Verhalten der einen Person (der Mutter) sich nach den Anweisung des Versuchsleiters richtet.

Pokerface. Bei facial leakage sickern gewissermaßen Teile des kontrollierten Affektausdrucks durch oder werden als „micro-expressions“ zwar vollständig aber extrem kurz innerviert. Eine weitere Möglichkeit der Modifikation findet sich in der Lokalisation des mimischen Affektausdrucks innerhalb des übrigen Verhaltensstromes, also des simultanen Kontextes, z.B. andere nonverbale Verhaltensweisen oder sprachlicher Inhalt. „Veränderungen hinsichtlich der Lokalisation als Folge von Kontrollversuchen können wohl intuitiv erfaßt werden, sind bis heute jedoch kaum empirisch untersucht“ (Bänninger-Huber 1996, 45). Insgesamt scheint es schwierig zu sein, einen Affektausdruck gänzlich zu unterdrücken: von Versuchspersonen, die aufgefordert wurden, ihre Emotionen zu verbergen, während sie streßauslösende Filme ansahen, waren nur 10 % in der Lage, jegliches facial leakage zu vermeiden (Ekman 1984).

1.4 Ausdruck und Erleben

Eine immer wieder diskutierte Frage ist die nach dem Zusammenhang von Emotionserleben und Emotionsausdruck.

> Traditionellerweise wird das mimische Verhalten als Resultat eines ‚Ausdrucksprozesses‘ aufgefaßt, welches primär intern ablaufende, subjektive Prozesse widerspiegelt (Bänninger-Huber 1996, 35).

Dem entspricht, daß ein Großteil der empirischen Forschung zum mimischen Affektausdruck Dekodierungsstudien sind, bei denen gefragt wird, welches innere Erleben ein bestimmter Ausdruck anzeigt. Es wird dabei also von einer Kongruenz ausgegangen. Die Frage ist aber mit Dekodierungsstudien empirisch nicht zu beantworten (allenfalls indirekt), da die Versuchspersonen nur Vermutungen über die inneren Zustände der Sender angeben können. Die Frage der Kongruenz kann empirisch nur mit Enkodierungsstudien untersucht werden. Hier stellt sich aber meist das Problem, ob die Emotionsinduktionstechniken auch wirklich die beabsichtigte Emotion in der Versuchsperson induzierten. Eine Enkodierungsstudie, in der dieses Problem berücksichtigt wurde, indem die

Versuchspersonen direkt im Anschluß an die Induktionsphase (während derer sie gefilmt wurden) einen Fragebogen bezüglich ihres Erlebens in dieser Phase auszufüllen hatten, legten Ekman, Friesen & Ancoli (1980) vor. Die Untersuchung des Zusammenhangs zwischen berichtetem Erleben und gezeigtem Ausdrucksverhalten während der Induktionsphase ergab eine hohe Kongruenz, entlang der positiv-negativ Dimension, die sich sogar auf die Intensität erstreckte. Allerdings handelt es sich hierbei um eine monadische Studie (die Versuchspersonen wurden videographiert während sie Filmausschnitte ansahen) und die Übertragung der Ergebnisse auf reale Interaktionen ist von daher fraglich.

Interaktionsstudien, insbesondere wenn sich die Interaktion über einen längeren Zeitraum erstreckt, bergen das Problem der zeitlichen Zuordnung des Erlebens zum Ausdruck: werden die Interaktanten nach Ablauf der Interaktion über ihr emotionales Erleben während der Interaktion befragt, ist eine solche Zuordnung nicht möglich; korrelative Zusammenhänge der Häufigkeit einzelner Verhaltenskategorien zum nachher berichteten Erleben sind aus diesem Grunde mit einer Vielzahl von Fehlerquellen behaftet. Zum einen sind Affektexpressionen in eine Vielzahl von Kontextvariablen eingebettet, die die Bedeutung des Ausdrucks beeinflussen. Zum anderen ist vollkommen ungeklärt, ob man hier überhaupt von linearen Zusammenhängen ausgehen kann, also ob mehr Ausdruck mit einem Mehr an Erleben einher geht. Die Darstellung einer Interaktionsstudie, in der unter anderem die Kongruenz zwischen Erleben und Ausdruck untersucht wurde, findet sich in Kap. 1.9.2. Ein Ansatz zur Lösung des Problems der zeitlichen Zuordnung in realen Interaktionen ist die Methode des *video-stimulated recall*, wobei die Interaktanten sich ihre eigene Interaktion anschauen und Auskunft über ihr Erleben in der gerade laufenden Szene geben; für einige Erlebenskategorien gelang auf diese Weise die Zuordnung zu bestimmten Ausdrucksmustern (Rosenberg & Ekman 1994). Hierbei besteht allerdings die Möglichkeit, daß die Versuchspersonen eine Dekodierung ihres eigenen Verhaltens vornehmen.

Eine weitere Frage betrifft die „Richtung" der Beeinflussung von Ausdruck und Erleben. Gemäß der allgemeinen Bedeutung des Wortes „Ausdruck" könnte man annehmen, daß einer mimisch-affektiven Ausdrucksbewegung ein entsprechender „innerer" Zustand oder Prozeß zugrunde liegt. Wie allerdings aus der Abb. 1 mit der Unterscheidung in *occuring* und *experienced emotions* deutlich wird, ist es durchaus möglich, daß es Affekte geben kann, die nicht bewußt erlebt werden. So sprechen Scherer & Wallbott (1990) bei der Beschreibung der Determinanten des Ausdrucks von Push-Faktoren; damit sind (physiologische) „Veränderungen in organismischen Subsystemen, die eine direkte Auswirkung auf Art und Intensität des motorischen Ausdrucks haben“ (a.a.O., 354) und die weitgehend unwillkürlich wirken, gemeint (hierbei geht es also nicht um innere Zustände im Sinne einer subjektiv erlebten Emotion). Die „Pull-Faktoren“ dagegen bestehen aus externen Vorgaben und Normen; darunter fallen „sozial normierte Situationsanforderungen“, Signalübertragungsbedingungen“ oder auch „Selbstdarstellungsabsichten“ (siehe auch oben: Gefühlsregeln, Kontrollprozesse).

Vor dem Hintergrund der sozialen Regulierungsfunktion von mimisch-affektivem Verhalten wurde der Zusammenhang zwischen Ausdrucksverhalten und inneren Emotionszuständen generell in Frage gestellt. Fridlund (1994, 1996) bezweifelt, daß mimisch-affektive Verhaltensweisen überhaupt mit Emotionen zusammenhängen. Für ihn ist die Mimik ein soziales Signalsystem „in the service of social motives“ Fridlund (1996, 23), ohne daß damit Emotionen ausgedrückt würden. Er stellt die Sichtweise der Ausdrucksfunktion mimischen Verhaltens einer verhaltensökologischen Sichtweise der sozialen Signalfunktion gegenüber: So würde ein Ärgergesicht eben keinen Ärger ausdrücken, sondern dem Gegenüber die „readiness to attack“ signalisieren („Back off or I'll attack“). Daß Menschen auch in nicht-sozialen Situationen Affektmimiken zeigen erklärt er damit, daß sie entweder sich selbst zum sozialen Objekt nehmen oder daß sie sich soziale Interaktionen imaginieren. Zur Kritik an Fridlunds Sichtweise siehe Frijda (1996b). Daß sich Ausdrucksfunktion und soziale Signalfunktion nicht ausschließen sondern im Gegenteil eher ergänzen wird auch in Kap. 1.5 deutlich gemacht werden.

Was den Zusammenhang von Ausdrucksverhalten mit bewußtem Erleben angeht, so ist eine verbreitete Annahme die der sog. facial-feedback-Hypothese (z.B. Tomkins 1962/63; Izard 1977; Ekman 1984), welche besagt, daß die Wahrnehmung des eigenen motorisch-expressiven Verhaltens die Voraussetzung des emotionalen Erlebens ist. Dabei wird zwar eingestanden, daß es Emotionserleben auch ohne (mimischen) Ausdruck geben kann; Ekman (1984) geht aber z.B. davon aus, daß Emotionserleben immer mit efferenten Impulsen für ein Gesichtsausdrucksmuster einhergeht, auch wenn diese Impulse unter bestimmten

Bedingungen nicht zu einem sichtbaren Ausdruck führen müssen. Für die sog. strukturellen Affekte (Stolz, Schuld, Scham und *elation*) stellt sich hier allerdings das Problem, daß für diese kein eindeutiges mimisches Ausdrucksmuster besteht, so daß die Annahme eines facial-feedback als Voraussetzung zum Erleben dieser Affekte schwierig wird.

Die Sichtweise, daß bewußtes emotionales Erleben durch die Wahrnehmung und Interpretation von Körperphänomenen und/oder Verhalten zustande kommt, hat eine lange Tradition. James (1884, zitiert nach LeDoux 1998) behauptete, daß wir beispielsweise angesichts eines Bären nicht weglaufen, weil wir uns fürchten, sondern daß wir uns fürchten, weil wir weglaufen. Die Frage, wie es, ausgehend von einem Reiz, zu einem bewußt erlebten Gefühl kommt, beschäftigt die Emotionsforschung bis heute. Ein historischer Abriß der Antworten auf diese Frage findet sich in LeDoux (1998). LeDoux macht anhand der neurophysiologischen Forschung deutlich, daß Emotionen unbewußte Prozesse sind, „denen manchmal bewußte Inhalte entspringen" (a.a.O., 290) und räumt den körperlichen Rückmeldungen (nicht nur den mimischen) einen hohen Stellenwert bei der Bewußtwerdung der Emotionen ein. Die eigentliche Emotion ist primär nicht mit bewußtem Erleben verbunden:

> Evolutionär sind die Emotionen nicht als bewußte, sprachlich oder sonstwie differenzierte Gefühle entstanden, sondern als Hirnzustände und körperliche Reaktionen. Die Hirnzustände und körperlichen Reaktionen sind die grundlegenden Tatsachen einer Emotion und die bewußten Gefühle sind die Verzierungen, die dem emotionalen Kuchen zu einen Zuckerguß verhalfen (LeDoux 1998, 325).

Insgesamt gehe ich davon aus, daß sich im affektiven Ausdrucksverhalten spezifische innere Prozesse widerspiegeln, auch wenn diese Prozesse nicht in jedem Fall von bewußtem emotionalen Erleben begleitet werden. Wenn dem nicht so wäre, wenn Ausdrucksverhalten und innerpsychischer Emotionsprozeß zwei entkoppelte Dinge wären, würde das nonverbale Affektverhalten kaum mehr eine so wirksame Interaktionsregulierung darstellen können, weil der Interaktionspartner permanent zu Fehlschlüssen über die Innenwelt / Bewertungen / Intentionen seines Gegenübers gelangen würde.

1.5 Primäraffekte und ihre Funktionen

Unter „Primäraffekten“ (Krause 1983), „primary motives“ (Tomkins 1982), „basic emotions“ (Ekman 1992) werden eine begrenzte Anzahl von Affekten verstanden, die, ausgehend von Untersuchungen des motorisch-expressiven Anteils (insbesondere der Mimik), als zu einem hohen Grade kulturinvariant[8] angesehen werden (Ekman, Friesen & Ellsworth 1982). Ekman (1992) nennt Ärger, Angst, Trauer, Freude, Ekel und Überraschung für welche die Kulturinvarianz als gesichert erscheint; gewöhnlich wird auch Verachtung (z.B. Krause 1990) zu den Primäraffekten gezählt. Diese Kulturuniversalität wurde durch Vorlage visuellen Reizmaterials untersucht, so daß sich die Primäraffekte auf mimisch-affektive Ausdrucksmuster beziehen, denen die entsprechenden Emotionen zugeschrieben werden. Die empirische Evidenz stammt also größtenteils aus Dekodierungsstudien und nicht aus Enkodierungstudien. Trotzdem „lassen die [...] Befunde aus der vergleichenden Verhaltensforschung, Beobachtungen an Taub-blind-Geborenen und indirekte Hinweise aus Dekodierungs- und Fragebogenuntersuchungen die Existenz mimischer ‚Universalien' wahrscheinlich erscheinen“ (Scherer & Wallbott 1990, 384).

Bezüglich der Funktion von Affekten kann generell zwischen intrapsychischen und interaktiven Funktionen unterschieden werden. Intrapsychisch können Affekte eine Indikatorfunktion für das Subjekt haben: der Affekt gibt dem Individuum Rückmeldung über das Ergebnis der stattgefundenen Bewertungsprozesse. Als weitere intrapsychische Funktion haben Emotionen eine motivationale Komponente: Emotionen versetzen das Individuum in spezifische Zustände von „Handlungsbereitschaften“ (Frijda 1996a); Lazarus (1991) spricht jeder Emotion ein „core relationship theme“ zu, das wiederum mit einer angeborenen „action tendency“ verbunden ist. Für Izard (1993) stellen die Emotionen das primäre Motivationssystem dar, ebenso für Tomkins: „It is the affects, rather than the drives, that are the primary human motives“ (Tomkins 1982, 357). Auch Kernberg (1991) dreht das Verhältnis von Trieb und Affekt um, indem er Triebe als hierarchisch übergeordnete

8 Diese Kulturinvarianz wurden von Russell (1994) bestritten; siehe aber die Replik von Ekman (1994b).

Integrationsprodukte der entsprechenden hedonischen bzw. anhedonischen Affekte betrachtet; Affekte seien die Bausteine der Triebe. Krause (1998) betrachtet Affekte als „die psychischen Repräsentanzen von hierarchisch organisierten, aus dem Körperinneren und durch externe Reize aktivierbaren zielorientierten Motivsystemen“; weiter schreibt er: „Die Triebe zeigen sich also meist in Form spezifischer Appetenzen, d.h. als Affekte“ (Krause 1998, 49).

Es wird deutlich, daß das Verhältnis zwischen Affekten und Motiven/Trieben letztlich nicht geklärt ist, was m.E. vor allem daran liegt, daß der Motiv- bzw. Trieb-Begriff sehr unterschiedlich verwendet wird. Versteht man unter Motiv eine aktuelle Handlungsbereitschaft oder action tendency, dann ist das Motiv eher ein Teil des Affekts. Wird unter Motiv/Trieb ein hierarchisch übergeordnetes Ziel verstanden, wie z.B. das nach Bindung oder Status oder, noch weiter oben angesiedelt, das nach Selbsterhaltung oder Fortpflanzung, dann erscheint eine Gleichsetzung von Motiv und Affekt wenig glücklich: Die Annahme, es gäbe ein biologisch verankertes Motiv, sich zu ärgern, Angst zu haben oder zu trauern, erscheint wenig plausibel. Meiner Ansicht nach sind Affekte weder mit Motiven gleichzusetzen, noch sind sie Repäsentanzen, noch Bausteine dieser. In Relation zu hierarchisch übergeordneten, biologisch verankerten Motivsystemen verstehe ich *Affekte als Werkzeuge der Motive*. Je nach aktiviertem Motivsystem und situativen Bedingungen bzw. deren Interpretation durch das Subjekt stellen Affekte mehr oder weniger adäquate Werkzeuge zur Bewältigung der Situation im Hinblick auf das Motiv dar (vgl. Krause 1997, 1998). Einmal aktiviert, schränken Affekte die Wahrnehmung der aktuellen Situation ein und sind verbunden mit spezifischen Handlungsbereitschaften (Frijda 1996a).

Über die Ausdrucksmuster gewinnen die Primäraffekte beziehungsregulierende und interaktionssteuernde Funktionen. Den einzelnen Affekten werden von Krause (1990) innerhalb einer „propositionalen Struktur“ spezifische Regulationswünsche zugesprochen, entsprechend des Ortes des Objekts in Relation zum Subjekt, der Basalklassifikation des Objekts und der Attribuierung der Handlungsmacht als für die Auslösung relevante Komponenten.

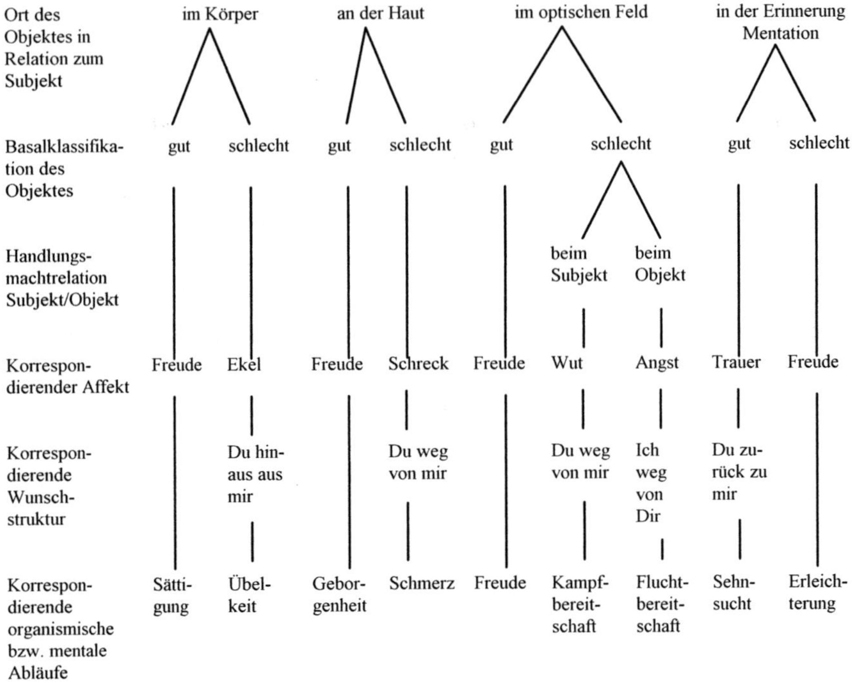

Abb. 2: Die propositionale Struktur der Affekte (nach Krause, 1990).

Die Primäraffekte können also als „Ankündigung von Handlungen" charakterisiert werden, wobei es in der Struktur dieser Handlungen ein Subjekt, ein Objekt und eine gewünschte Interaktion zwischen beiden gibt (Krause 1990, 639). Ausgehend vom Ausdrucksverhalten werden die Affekte hier in erster Linie als Intentionsankündigungen an den Interaktionspartner gesehen (Steimer-Krause 1996), wobei zu bedenken ist, daß die den Affekten in diesem Modell zugeschriebenen Funktionen auf einer evolutionären Perspektive beruhen und damit in gewissem Sinne so etwas wie eine basale, rudimentäre Ebene der Funktionalität darstellen.

Zum anderen beinhalten die Affekte je spezifische Bewertungsmuster des Ereignisses bzw. des Objektes auf das sich der Affekt bezieht. So ist in Abb. 2 mit den Affekten Ekel, Schreck, Ärger und Angst zwingend eine negative Bewertung der Objekte verbunden.

Durch die einem Affekt inhärente Proposition ist es einem Interaktionspartner oder auch einem externen Beobachter möglich, Rückschlüsse auf die Interpretation der Situation bzw. der Objekte durch das Subjekt und dessen Intention vorzunehmen. Durch die Expression eines Affektes einer Person A kann eine Person B Rückschlüsse auf den subjektiven Bedeutungsgehalt/Bewertung einer Situation oder eines Sachverhaltes für Person A ziehen, und entsprechend kann Person B sein folgendes Interaktionsverhalten darauf ausrichten. Hier wird deutlich, daß die Frage, ob das mimische Verhalten in erster Linie das Ergebnis eines *Ausdrucksprozesses* ist oder ob dessen *interaktive Wirkung* die eigentliche Funktion darstellt (Fridlund 1996), falsch gestellt ist (vgl. Bänninger-Huber 1996). Mimisches Verhalten ist ein Ausdrucksphänomen *und* hat interaktive Wirkung.

Im folgenden soll nun eine Übersicht über die den einzelnen Affekten und ihren Expressionen zugeschriebenen Funktionen gegeben werden. Dabei werde ich mich auf die im empirischen Teil dieser Arbeit untersuchten Affekte Ekel, Verachtung, Ärger und Freude beschränken:

Ekel

Der mimische Ekelausdruck kann schon unmittelbar nach der Geburt beobachtet werden, und zwar nach Verabreichung bitter schmeckender Flüssigkeiten (Dornes 1993). Dies spricht dafür, daß es sich beim Ekel zunächst um eine reflexhafte Ausstoßungsreaktion handelt (Jacobson 1978). Das deckt sich mit der von Krause (1990) beschriebenen propositionalen Struktur des Ekels mit dem Wunsch, das (schlechte) Objekt aus dem Körperinneren heraus zu stoßen („Du heraus aus mir").

Die Ausstoßungsreaktion bezieht sich nicht nur auf Gegenstände oder Substanzen im realen Körper, sondern auf Objekte im weitesten Sinne, die sich im psychischen Binnenraum des Subjektes befinden. Objekte (soziale oder internalisierte) werden als fremd und unassimilierbar in bezug zum eigenen Selbst erlebt. „Ein ekelhaftes Objekt hat sich stets bereits im Subjekt eingenistet. [...] Wer sich vor allem ekelt, ist von der Phantasie heimgesucht, alle Objekte hätten freien Zugang zum Subjektbereich" (Krause 1990, 641). Auch Tomkins (1982) geht von einer Ausweitung des Ekels auf einen eher psychischen Binnenraum aus:

> Biologically, disgust and contempt are drive auxiliary responses that have evolved to protect the human being from coming too close to noxious-smelling objects and to reurgitate these if they have been ingested. Through learning, these responses have come to be emitted to biologically neutral stimuli, including, for

example, disgusting and dirty thoughts. [...] the disgusting other is to be kept at a safe distance permanently" (a.a.O. 378).

Kluitmann (1999) diskutiert die Funktion des Ekelaffektes aus klinischer Sicht. Ihr zufolge dienen „Ekel und die mit ihm verknüpften unwillkürlichen Reaktionen [...] dem Schutz eines fragilen Ich vor psychotischer Dekompensation und restituieren die Grenzen zwischen Ich und außen (a.a.O., 267).

Angesichts der bisher betrachteten Hauptfunktion des Ekels, die sich aus der Ausstoßungsreaktion ableiten, erscheint die Bestimmung einer sozialen Signalfunktion erst einmal schwierig. Wenn sich das schlechte Objekt im Körperinneren befindet, der Ekelausdruck sich aber an der Perepherie festmacht, kann der Ausdruck eigentlich nicht diesem Objekt als Signal dienen, sondern wäre eher als mimische Begleiterscheinung einer direkten Ausstoßungsreaktion des Objektes aus dem Subjektbereich zu betrachten. Der Ausdruck könnte allerdings als Signal für die Pflegeperson fungieren, daß sich ein schlechtes Objekt im Körperinneren des Säuglings befindet.

In dem obigen Zitat von Tomkins klingt eine mögliche soziale Signalfunktion an: ein Ekelgesicht könnte dem Objekt signalisieren, daß es vom Subjekt als „schlecht" bewertet wird und auf Distanz bleiben soll. Moser & von Zeppelin (1995) zufolge soll Ekel dem Objekt signalisieren, „daß dessen Regulierungsbeitrag und dessen Verhalten überhaupt negativen Effekt hat. Es bedeutet, ‚etwas, was mir nicht bekommt, stammt von Dir'" (Moser & von Zeppelin 1995, 35). Die Auoren setzen Ekel mit „Abneigung" gleich.

Kluitmann (1999) betrachtet, in Anlehnung an Krause, die Funktion des Ekels innerhalb des psychischen Apparates:

> Vom Ich zur Grenzsicherung verwandt, scheint er [der Ekel] im Über-Ich in Form des Selbstekels mit destruktivem Gesicht wiederzukehren. Selbstekel ist emotionale Folge der Differenz zwischen ‚sein' und dem aus Introjektionen der Eltern bzw. aus Identifizierungen mit den Eltern erwachsenen, im Über-Ich und Ich-Ideal aufgehobenen Wertvorstellungen des ‚sein sollen'. Sind diese rigide, eng und wenig beweglich, so provozieren sie die immerwährende Selbstzerstörung durch die Forderung: ‚Das an Dir ist ekelhaft, wirf das heraus aus Dir' (a.a.O., 279).

Die Verinnerlichungsfunktion der elterlichen Ekelsignale kann aber auch weniger pathogen verstanden werden. So ist sie wohl ubiquitärer

Teil der Reinlichkeitserziehung: das Ekelsignal der Pflegeperson zeigt dem Kind, daß z.B. die Exkremente etwas sind, mit dem man nicht herumschmiert („das ist bä!“). Hier finden Verinnerlichungsprozesse statt, die eher dem *social referencing* ähnlich sind (vgl. Kap. 1.8). Entscheidend ist, worauf sich das Ekelsignal der Pflegeperson bezieht: auf das gesamte Selbst des Kindes oder Teile davon, auf bestimmte Teile des Körpers, auf bestimmte Verhaltensweisen oder auf Objekte, die sich in der Nähe des Kindes befinden.

Daß der Ekelausdruck eine über die Ausstoßung aus dem Körperinneren hinausgehende Funktion hat, legen auch die Untersuchungen von Alltagsdyaden gesunder Interaktionspartner nahe, wobei die Ekelexpression bei weiblichen Interaktanten nach Freude und Verachtung der dritthäufigste Affektausdruck, bei männlichen nach Freude der zweithäufigste war (Frisch 1997).

Man kann also davon ausgehen, daß beim Ekel sich das Objekt zumindest in unerwünschte Nähe zum Binnenraum befindet; wenn es nicht schon drinnen ist, so soll ein weiteres Nähern verhindert werden; durch Ekel soll also Distanz geschaffen und/oder bewahrt werden. Das Referenzobjekt ist in jedem Falle „schlecht“ und für das Subjekt unverträglich.

Verachtung

Krause (1990) bezeichnet Verachtung als das soziale Derivat von Ekel, da sich die benutzten mimischen Signalanteile zum Teil entsprechen. Ausgehend von Befunden, daß Verachtung nach Freude der häufigste gezeigte Affektausdruck in Interaktionen ist (zumindest bei Frauen, s.o.), daß interkulturell aber Ärger der introspektiv am häufigsten erlebte Affekt ist, geht er von einer Ersetzungsregel aus, nach der Ärger als Verachtung encodiert wird.

> Verachtung soll beim Interaktionspartner ‚Scham‘ hervorrufen und ihn zum Verlassen des ideellen eigenen Binnenraumes veranlassen. Dieser Binnenraum dehnt sich im Laufe der Entwicklung aus der Sphäre des eigenen Körperselbst über den ‚personal space‘ auf die zum Selbst gehörig erlebten Gebiete (die Heimat) aus (a.a.O. 666).

Während also bei Krause sich die Funktionen von Ekel und Verachtung sehr ähnlich sind, und durch die postulierte Ersetzungsregel vom Ärgererleben zum Verachtungsausdruck die Unterscheidung zwischen diesen beiden Affekten unscharf wird, sprechen Moser & von Zeppelin (1995) der Verachtung eine durchaus andere Bedeutung als Ekel oder Ärger zu: „Bei Verachtung wird signalisiert, daß eine Disruption der Beziehung kommen wird, sofern sich das Objekt (resp. sein Verhalten) nicht ändert“ (a.a.O. 36).

Im Gegensatz zu Ekel steht m.E. bei der Verachtung die Entwertung, Herabsetzung, Geringschätzung des Objektes oder dessen Tun im Vordergrund (vgl. Ulich & Mayring 1992) – das Subjekt erhebt sich über das Objekt, signalisiert ihm dessen „Nichtswürdigkeit“ und die eigene Überlegenheit, so kann eine Demütigung/Herabsetzung durch demonstratives (und damit demütigendes) Ignorieren der Wünsche, Handlungen oder gar der Existenz des Objektes erfolgen. Beim Ekel darf das Objekt, wenn es denn mal raus ist und keine Anstalten macht wieder hereinzukommen, also die Distanz wahrt, gewissermaßen „entlassen“ weiterexistieren; darüber hinaus fehlt beim Ekel der Selbsterhöhungsaspekt.

Ärger / Wut

Der mimische Ausdruck von Ärger taucht im Alter von 3-4 Monaten auf und nimmt mit ca 6 Monaten deutlich zu (Dornes 1993). Krause (1990) zufolge dient Wut „explizit der Distanzregulierung, der Verteilung der Individuen auf den ihnen angemessen erscheinenden Raum und der Verteilung von Sexualpartnern. Das Subjekt behauptet den Raum und das Objekt soll vertrieben werden“ (a.a.O. 663). Das Objekt ist „schlecht“, die Handlungsmacht attribuiert das Subjekt bei sich selbst: „Du weg von mir“. Ethologische Studien zeigen, daß neben dieser raumbehauptenden Funktion aggressives affektives Verhalten „auch dem Zusammenhalt der Gruppe [dienen kann], wenn zum Beispiel die Fluchtreaktionen der rangniederen Tiere durch die aggressiven Hütetechniken der Ranghöheren verhindert werden“ (a.a.O. 639); wobei auch hier das aggressive Verhalten vom statushöheren, mächtigeren, stärkeren Individuum gezeigt wird.

Dieser bindungserhaltende aber verändertes Verhalten verlangende Aspekt von Wut/Ärger wird auch von anderen Autoren unterstrichen. So betrachtet Bowlby (1980) Zorn als ein Druckmittel, um die Bindung aufrechtzuerhalten. Moser & von Zeppelin (1995) schreiben: „Ärger signalisiert dem anderen Unzufriedenheit. Das Objekt soll etwas ändern, aber es soll in der Beziehung bleiben“ (a.a.O. 36). Diese Sichtweise wird von Untersuchungen an Kleinkindern unterstützt, denen zufolge regelmäßig Ärger auftritt, wenn dem Kind etwas weggenommen wird, wobei der Ärger ausgeprägter war, wenn dies von der Mutter erfolgte (Stenberg et al. 1983, zitiert aus Dornes 1993), oder die Mutter nach kurzen Trennungen das Kind nicht hochnahm (Malatesta 1985), also der Erwartung von Wiederherstellung der Bindung und Nähe nicht entsprach.

Die von Krause postulierte Handlungsmacht findet sich insofern in den mehr bindungsorientierten Konzepten wieder, wenn bspw. Steimer-Krause (1996) davon ausgeht, daß Wut „eine gewisse Bindungssicherheit voraussetzt", oder Moser & von Zeppelin (1995) von einem „intakten Kern-Selbst" des Kindes sprechen.

Freude

Wie aus der Abb. 2 hervorgeht, taucht Freude im Kontakt mit „guten" Objekten auf oder wenn ein „schlechtes" Objekt nicht anwesend ist. Krause (1990) zufolge fungiert Freude als „ubiquitäres Selbst- und Fremdbelohnungssystem, das keinen Änderungswunsch in bezug auf eine Objektbeziehung reflektiert" und hat die Propositionsstruktur: „Du mach weiter so mit mir" (a.a.O, 664). Einen umfangreichen Überblick über verschiedene mimische Ausdrucksformen und deren Funktionen gibt Bänninger-Huber (1996). Lächeln und Lachen als Ausdruck von Freude wird eine „wichtige Rolle für die Etablierung und Aufrechterhaltenung einer affektiven Bindung zwischen Personen" (Bänninger-Huber 1996, 72) zugeschrieben. Lächeln wird allerdings auch im Umfeld negativer Emotionen, z.B. bei Spannungen, Unsicherheit, Mißerfolg oder bei drohendem aggressiven Verhalten des Gegenübers, enkodiert.

> Als Resonanzsignal dient Lächeln der Aufrechterhaltung der affektiven Bindung. Lächeln ist besonders dann wichtig, wenn die Beziehungsregulierung der Interaktionspartner durch das Auftreten negativer Affekte wie beispielsweise Ärger, Wut oder Verachtung gestört wird (Bänninger-Huber 1996, 75).

1.6 Interaktive Verschaltung von Affekten

Die im Kap. 1.5 dargestellten Funktionen von Affekten sowie die Korrespondenzregeln legen es nahe, daß sich aus dem affektiven Verhalten einer Person regelhafte Reaktionen des jeweiligen Interaktionspartner vorhersagen lassen. Daß dies aber nicht so einfach, geschweige denn in Form einer eins zu eins Zuordnung möglich ist, will ich am Beispiel von Ärger und Angst verdeutlichen.

Das Problem bei der Beschreibung von Verschaltungsregeln von Affekten besteht in der Vielfalt der hierbei wirksamen Randbedingungen. Gehen wir von der propositionalen Struktur (vgl. Abb. 2) aus. In diesem Modell sind schon wesentliche Randbedingungen beschrieben. Zeigt Person A gegenüber Person B Ärger und schreibt Person B die größere Handlungsmacht Person A zu, so wird Person B aller Wahrscheinlichkeit mit Angst reagieren. Je nachdem, in welchem Situations- und Beziehungskontext dies stattfindet, z.B. in einem Raumverteilungskonflikt oder bei mißbilligtem Verhalten, wird Person B die Flucht ergreifen oder eben versuchen, sein Verhalten zu ändern. Ist die Handlungsmachtattribuierung aber unklar oder Gegenstand der „Verhandlung“, so ist es ebenso möglich, daß Person B ebenfalls mit Ärger reagiert und es zum offenen Kampf kommt. Schreibt sich Person B hingegen selbst die größere Handlungsmacht zu, so könnte sie den Ärgerausdruck von A vielleicht anfangs „belächeln“, was in diesem Fall eher Ausdruck von Verachtung ist; beim Überschreiten eines bestimmten Schwellenwertes ist davon auszugehen, daß Person B dann ihrerseits Ärger mobilisiert, um die „Verhältnisse“ wieder klarzustellen.

Zudem ist davon auszugehen, daß die emotionale Reaktion höchst idiosynkratisch ist; d.h. ob jemand bspw. auf eine ihm gegenüber ausgedrückte Verachtung mit Scham, Schuld, Angst oder Trauer reagiert oder seinerseits mit Verachtung, Ärger oder Abscheu, ist, neben der Beziehungs- und Statusfrage, auch abhängig von den gemachten Beziehungserfahrungen und den daraus entstandenen Beziehungsmustern und Regulierungskompetenzen (siehe Kap. 1.8). Erschwerend kommt die Möglichkeit hinzu, Affekte mit anderen Affekten abzuwehren: z.B. wird davon ausgegangen, daß die Signalisierung von Verachtung beim Interaktionspartner Scham hervorrufen soll; die Scham kann z.B. mit

Ärger abgewehrt werden, so daß Scham gar nicht erst bewußt erlebt würde.

Riedel (1999) untersuchte das emotionale Erleben in Reaktion auf mimische Affektausdrücke. Dabei wurden männlichen und weiblichen Versuchspersonen Gesichter mit ausgeprägten Affekt-Displays vorgelegt. Die Versuchspersonen sollten sich vorstellen, das dieses Gesicht ihnen gegenüber zum Ausdruck gebracht werde und sie sollten dann angeben, wie sie sich in Reaktion darauf fühlen würden. Untersucht wurden die Reaktionen auf Angst-, Ärger-, Ekel-, Verachtungs- und Freudegesichter (jeweils ein männliches und ein weibliches, ohne wietere Kontextangaben). Zudem wurden von den Versuchspersonen ein Fragebogen zu häufig erlebten Emotionen (DAS-Trait, Fuenzalida et al. 1981) und zu Kontrollüberzeugungen (IPC, Krampen 1981). Es fanden sich eine Fülle von interessanten Ergebnissen. Einerseits zeigten sich typische Reaktionsmuster auf die verschiedenen Stimulusgesichter. Andererseits zeigten die moderierenden Variablen Geschlecht, Emotionsdispositionen und Kontrollüberzeugungen starke Einflüsse auf die emotionalen Reaktionen. So reagierten beispielsweise Männer, die sich als stärker external kontrolliert einschätzen, gegenüber den mimischen Stimuli mehr mit Angst, Scham und Schuld, allerdings nur gegenüber weiblichen Stimulusgesichtern. Männer, die angaben im allgemeinen häufig Scham zu erleben, reagierten signifikant geringer mit Ärger und Verachtung auf die dargebotenen Gesichter. Umgekehrt reagierten Männer, die im allgemeinen häufig Ärger erleben, auf die dargebotenen Gesichter signifikant weniger mit Scham und Schuld (Riedel 1999). Zwar war dies keine Interaktionsstudie und die Übertragung auf reale Situationen kann somit nicht ohne weiteres unternommen werden. Die Untersuchung der Reaktionen in diesen gewissermaßen „phantasierten Interaktionen“ ergibt aber einen Eindruck von der Komplexität emotionaler Austauschprozesse und gleichzeitig wird deutlich, daß diese Verschaltungen trotz ihrer Komplexität nicht beliebig sind.

1.7 Emotionsattribuierung

Im Kapitel 1.2 wurde deutlich, daß spezifische Emotionen in erster Linie durch spezifische Bewertungen (appraisals) von Reizen / Situationen entstehen und daß durch das Ausdrucksverhalten den Sozialpartnern das Ergebnis dieser appraisals (sowie die damit verbundene Handlungsankündigung) mitgeteilt wird. Damit ein solches affektives Kommunikationssystem funktioniert, müssen die Zeichen von den Sozialpartnern verstanden werden können, sie brauchen den gleichen Code. Die universelle Dekodierungsfähigkeit der mimischen Affektausdrücke, zumindest der Primäraffekte, spricht dafür, daß auf dieser Ebene ein gemeinsamer Code vorhanden ist. Eine weitere Informationsquelle, die zur Beurteilung der Emotion einer anderen Person herangezogen wird, ist die Situationsinformation, d.h. in welcher Situation sich die Person, deren Emotion eingeschätzt werden soll, gerade befindet[9].

Im folgenden soll eine Übersicht über Studien gegeben werden, bei denen Ausdruck und Situationsinformationen isoliert untersucht wurden. Dabei handelt es sich naturgemäß nicht um Interaktionsstudien. Aus diesem Grunde kann auch nicht ohne weiteres angenommen werden, daß den von den Versuchspersonen vorgenommenen Emotionsattribuierungen die gleichen Prozesse zugrunde liegen, wie sie für die Empathie beschrieben werden. Während z.B. Bischof-Köhler (1989) die Empathie als „Induktion“ des Zustandes des anderen konzipiert, die ohne Mitwirkung höherer kognitiver Funtkionen auskommt, ist bei der Emotions-

9 Das Verstehen von Emotionen bei anderen wird gemeinhin als *Empathie* oder auch *affektive Perspektivenübernahme* bezeichnet. Bezüglich der Konzepte Empathie und Perspektivenübernahme herrscht eine relative Begriffsverwirrung. Steins & Wicklund (1993) unterscheiden drei Arten von Perspektivenübernahme: räumlich-visuelle, konzeptuelle und affektive. Letztere wird häufig mit Empathie gleichgesetzt und diese wiederum häufig mit prosozialer Motivation oder Altruismus. Innerhalb der Empathie-Literatur wird häufig zwischen „kognitiver“ und „affektiver“ Empathie unterschieden (Holz-Ebeling & Steinmetz 1995), was sich auf die Art der Erfassung der Bewußtseinsinhalte anderer beziehen kann (Verstehen oder stellvertretendes Erleben) oder darauf, was erfaßt wird (Kognition oder Emotion). Ein komplexes Model empathischer Prozesse wurde von Bischof-Köhler (1989) vorgelegt. Sie unterscheidet zwischen ausdrucksvermittelter und situationsvermittelter Empathie und beschreibt die entwicklungspsychologischen Voraussetzungen für diese Prozesse.

attribuierung auf der Grundlage von bildlichem oder schriftlichen Reizmaterial in einer Untersuchungssituation wohl von einer stärkeren Beteiligung solcher kognitiver Funktionen auszugehen.

Wie schon oben erwähnt, wurden die Primäraffekte durch Vorlage visuellen Reizmaterials untersucht, so daß sie sich auf mimisch-affektive Ausdrucksmuster beziehen, denen die entsprechenden Emotionen zugeschrieben werden (Ekman 1982). Das Reizmaterial bestand in Form von Fotographien mimischer Ausdrucksmuster und wurde ohne Kontext präsentiert.

Wallbott (1990, 2000) allerdings betont die Bedeutung von Kontextinformationen bei der Emotionsattribuierung. Er liefert eine umfassende Übersicht über die verschiedenen Untersuchungen zur Emotionserkennung unter detaillierter Berücksichtigung verschiedener Möglichkeiten der Reiz- und Kontext-Vorgaben.

> Die Frage, [...] , ist somit nicht, ob und inwieweit wir nonverbales Verhalten anderer Personen zu Rückschlüssen auf deren Emotionen und Stimmungen heranziehen. Daß dies der Fall ist, ist aus der alltäglichen Erfahrung nur zu bekannt. Die Frage ist vielmehr die nach der relativen Bedeutsamkeit nonverbalen Verhaltens und des situativen Kontextes beim Erkennen von Emotionen. In alltäglichen Interaktionen werden wir in den seltensten Fällen mit einem isolierten Gesichtsausdruck oder ‚isolierter Sprache' einer anderen Person konfrontiert (Wallbott 1990, 13).

Selbst bei der Vorgabe von isolierten Gesichtsausdrücken (statisch-visuell ohne jegliche Kontextangaben) versuchen Beurteiler sich eine Vorstellung über emotionsauslösende Situationen zu machen, und dies wohl deshalb, weil normalerweise Situationen die Ursache für Emotionen bilden (Wallbott 1990, 14). Als Kontext bei der Emotionserkennung gilt aber nicht nur die auslösende Situation, sondern ebenfalls das simultan zum untersuchten Verhalten (z.B. mimischer Affektausdruck) ablaufende gesamte übrige Verhalten (z.B. Blickverhalten, Gestik, Sprache etc.), darüber hinaus sollte idealerweise auch der zeitliche Verlauf Berücksichtigung finden. Wallbott gibt folgenden Überblick über die bei der Perzeption von Emotionen aufgrund nonverbalen Verhaltens zu berücksichtigende Kontextaspekte:

	Kontext innerhalb eines Verhaltens-kanals	Kontext des übrigen Verhaltens	Situativer Kontext
Simultan (Räumliche Parallelität)	Simultaner Intrakanalkontext; z.B.: verschiedene Komponenten eines mimischen Ausdrucks	Simultaner Verhaltenskontext; mimisches Verhalten begleitet von Gestik und Körperhaltungen	Simultaner Situationskontext; mimisches Verhalten begleitet von Situations-informationen
Kontingent (Raumzeitliche Kontinuität)	Kontingenter Intrakanalkontext; z.B.: verschiedene aufeinanderfolgende mimische Ausdrücke)	Kontingenter Verhaltenskontext; mimischer Ausdruck, dem andere Verhaltensweisen vorausgehen oder folgen	Kontingenter Situationskontext; einem mimischen Ausdruck vorausgehende oder nachfolgende Situationen

Abb. 3: Zu berücksichtigende Kontextaspekte bei der Perzeption von Emotionen aufgrund nonverbalen Verhaltens (aus Wallbott 1990, 14).

In der Abb. 3 ist der mimische Ausdruck das Zentralereignis, welches üblicherweise in Form von Fotographien oder Videosequenzen und mit jeweils unterschiedlichen Kontextinformationen externen Beurteilern dargeboten wird.

In mehreren Untersuchungen zur relativen Bedeutsamkeit verschiedener Verhaltenskanäle bei der Emotionsattribution wurde eine generelle Dominanz des visuellen Kanals gefunden, allerdings nur, wenn es sich um mimischen Ausdruck handelt. Die Vorgabe des Körpers der Stimulusperson ohne den Gesichtsausdruck in Kombination mit verschiedenen vokalen Kanälen führte zu schlechteren Urteilleistungen (Wallbott 1990).

Generell kann nicht von einer einfachen additiven Strategie bei der Integration der Informationen aus verschiedenen Kanälen ausgegangen werden. Dies wird immer dann deutlich, wenn auf verschiedenen Kanälen diskrepante Informationen dargeboten werden:

> Auch hier konnte gezeigt werden, daß bei diskrepanten Botschaften der visuelle Kanal etwa doppelt so viel Varianz der Urteile als der verbale oder der vokale aufklärte. [...] Neben dieser generellen Dominanz des visuellen Kanals konnten allerdings noch kompliziertere Integrationsstrategien der Beurteiler beobachtet werden. War entweder der Inhalt *oder* die vokale Übermittlung einer Botschaft negativ oder sind schließlich beide Aspekte negativ, so wurde auch die gesamte Botschaft als negativ beurteilt. Dies bedeutet, daß in Fällen, wo entweder der verbale Inhalt oder die vokale Darstellung diskrepant zu dem jeweils anderen

> Kanal ist, die positive Information auf dem anderen Kanal völlig unterdrückt oder ‚discountet' wird. [...] Schon eine negative Komponente reicht aus, um ein Gesamturteil negativ zu gestalten (Wallbottt 1990, 90).

Man könnte dies als *Dominanz der negativen Botschaft* bezeichnen. Über die Gründe dieser Dominanz läßt sich nur spekulieren. Sie könnte Sinn machen, wenn man davon ausgeht, daß negative Botschaften im allgemeinen dem Interaktionspartner signalisieren, daß vom ihm eine Veränderung seines Verhaltens erwartet wird (siehe oben) und daß, sollte diese Veränderung nicht vorgenommen werden, negative Konsequenzen für den weiteren Verlauf der Interaktion drohen. Von daher tut jeder gut daran, den negativen Botschaften in einer Signalkonfiguration Beachtung zu schenken. Bei einem „Übersehen" von positiven Botschaften sind diese Konsequenzen für die gerade laufende Interaktion nicht zu erwarten.

Zusammenfassend schreibt Wallbott zum relativen Gewicht des mimischen Ausdruckskanals in bezug auf die Emotionsattribuierung:

> Über alle Untersuchungen hinweg betrachtet, läßt sich sagen, daß dem mimischen Ausdruck, also der Personeninformation, größere Bedeutung für Emotionsattributionen zukommt als situativen Kontextinformationen. [...] Man kann allerdings nicht sagen, daß die Personeninformation Kontextinformation vollständig determiniert. Im Gegenteil zeigt eine Vielzahl der hier aufgeführten Analysen, daß Kontextinformationen immer in Emotionsurteile eingehen. Mimikinformation dominiert also Kontextinformationen nicht absolut, sondern nur relativ (Wallbott 1990, 208f).

Bei einer visuell-dynamischen Präsentation von Kontextinformationen (Video-Szenen) verringert sich allerdings die Dominanz des mimischen Ausdrucks, d.h. in dieser Präsentationsform werden Kontextinformationen stärker gewichtet in die Emotionsattribution mit einbezogen, wohl wegen größerer „Unmittelbarkeit" dynamischer Situationsinformationen (a.a.O., 210). Unter bestimmten Bedingungen verliert die mimische Information also ihre Dominanz und statt dessen werden Informationen über den situativen Kontext ausschlaggebend für die Emotionsattribution:

> Bei konsonanten Kombinationen sind Person- und Kontextinformationen nahezu gleichgewichtig, d.h. es wird relativ viel ‚situativ' attribuiert, während bei diskrepanten Kombinationen die Bedeutung der Personeninformation dominiert, also ‚personal' attribuiert wird. [...] Bei dynamischer Präsentation ergab sich genau

das umgekehrte Ergebnis. Hier war bei diskrepanten Kombinationen die *Kontextinformation* sehr viel bedeutsamer als bei der konsonanten Kombination (Wallbott 1990, 213)[10].

Wallbott nimmt an, daß bei einer dynamischen Präsentation der „logische" Reihenfolgeeffekt wirksam wird, welcher besagt, daß eine Situation als Auslöser einer emotionalen Reaktion interpretiert wird und damit dieser auslösenden Situation das größere Gewicht in der Determination von Urteilen zugebilligt wird.

Die dynamische Präsentation ist deutlich realitätsnäher als alle statischen, so daß, gemessen an Attribuierungsprozessen in realen Situationen, die Dominanz der mimischen Information ein Artefakt sein könnte. Aus den Ergebnissen läßt sich schließen, daß in der Realität der Situationsinformation entscheidendes Gewicht beikommt. In Anlehnung an die Terminologie von Bischof-Köhler (1989) könnte man von einer *Dominanz der situationsvermittelten Emotionsattribuierung* sprechen.

Die Untersuchung von Emotionsattribuierungen aufgrund isolierter Situationsinformationen muß sich auf die Vorlage schriftlicher Situationsbeschreibungen beschränken. Filmische Situationsdarstellungen sind zwangsläufig mit Ausdrucksverhalten (Mimik, Stimme, Gestik, Körperhaltung) gekoppelt. Üblicherweise wird hier so vorgegangen, daß Personen Situationen beschreiben sollen, in denen sie eine bestimmte Emotion erlebt haben. Diese Situationsbeschreibungen werden dann wiederum anderen Versuchspersonen mit der Aufforderung vorgelegt, die Emotion des erzählenden Subjekts der Geschichte zu benennen.

So konnte gezeigt werden, daß Versuchspersonen zu relativ einhelligen Emotionsattribuierungen allein aufgrund von schriftlichen Situationsbeschreibungen gelangen (Schwartz & Weinberger 1980; Doré & Kirouac 1986; Conway & Bekarian 1987), und dies auch über verschiedene Kulturen hinweg (Boucher & Brandt 1981). Bei diesen Studien ist allerdings unklar, inwieweit die Situationsbeschreibungen von Hinweisen auf die subjektive Interpretation des Erzählers „gereinigt" wurden. Lediglich Boucher & Brandt (1981) geben an, die Situationsbeschreibungen von Hinweisen auf die Zielemotion befreit zu

10 Diese Dominanz der Situationsinformation bei dynamischer Präsentation gilt stärker bei der Einschätzung der Emotionen von Männern (Wallbott 2000).

haben. Werden Hinweise auf die Zielemotionen[11] oder auch Hinweise auf die vom Erzähler vorgenommenen Situationsbewertungen nicht aus den Situationsbeschreibungen eliminiert (was meines Wissens in keiner der vorliegenden Studien gemacht wurde), so haben wir es mit einem hermeneutischen Zirkel zu tun, da die in den Geschichten mitgelieferten appraisals von den Versuchspersonen zur Emotionsattribuierung herangezogen werden können.

Wettengel (1999) legte solchermaßen bereinigte Situationsbeschreibungen Versuchspersonen zur Emotionsattribuierung des Protagonisten vor. Im wesentlichen konnten die Ergebnisse der oben genannten Studie bestätigt werden. Außer bei Verachtungssituationen waren die Versuchspersonen durchweg in der Lage die Zielemotion zuzuschreiben. Bei Verachtungssituationen scheint das Fehlen der Informationen über die vom Protagonisten vorgenommen Bewertung eine Attribuierung zu erschweren; in den Verachtungssituationen wurde den Protagonisten in höherem Maße Ärger attribuiert. Interessant waren auch die angegebenen Gefühlsmischungen. So wurde beispielsweise in Ärgersituationen auch ein hohes Maß an Trauer angegeben, allerdings nur, wenn die an der Situation verantwortliche Person eine nahe Bezugsperson war.

In realen Situationen besteht die Reizgrundlage zum Erkennen von Emotionen bei anderen immer aus einer Kombination von Situationsinformation und Ausdruck. Das Ausdrucksverhalten gibt dem Betrachter Hinweise über das Ergebnis der vom Subjekt vorgenommenen appraisals. Wenn nur eine Quelle zur Verfügung steht (wie in vielen Dekodierungsstudien), dann phantasieren sich die Versuchspersonen die fehlenden Informationen dazu. Bei der isolierten Vorlage von Ausdrucksinformationen wird eine Situation hinzuphantasiert (Wallbott 1990, siehe oben). Ebenso ist anzunehmen, daß bei der Vorlage von schriftlichen Situationsbeschreibungen diese von den Versuchspersonen in bildhafte Szenen (inklusive Mimik, Stimmlage, Gestik usw.) umgesetzt werden, so daß man von einer *phantasierten Empathie* sprechen könnte. Hier ist die Frage, ob diese Leerstellenausfüllung nach Maßgabe von sozialem

11 Hierzu zählen m.E. auch die Beschreibung von Handlungen als Reaktion auf den „Reiz", da über die Handlungen Rückschlüsse auf die motivationale Komponente und damit auf die Zielemotion getroffen werden können.

Wissen erfolgt oder nach Maßgabe eigener Bewertungstendenzen bzw. emotionaler Reaktionsdispositionen.

Letztlich ist über die Prozesse der Emotionsattribuierung, also über das *Wie* der Zuschreibung, wenig bekannt. Wallbott (1990, 114f) diskutiert verschiedene denkbare Mechanismen, von „Feature“-Detektoren, über Empathie, Lernprozessen, soziales Wissen bis hin zu „Prototypen“-Vorstellungen, die nach Ähnlichkeit mit dem Reizmaterial (Mimik oder Situationsbeschreibungen) verglichen werden. Wallbott hält das Prototypen-Modell für wahrscheinlich.

Die dargestellten Studien zur Emotionserkennung gingen von einem externen Beobachter aus. Um die Situation mit in die Emotionsattribution einzubeziehen, wenn der Beurteiler selbst an dieser Situation teilnimmt, muß er die Fähigkeit haben, sein eigenes Verhalten zu reflektieren; er muß die Szene, die er gerade mitgestaltet, also gewissermaßen von außen betrachten können, was im Umfeld der psychoanalytischen Diagnostik als „szenisches Verstehen“ (Argelander 1970; siehe Kap. 2.2.1) bezeichnet wurde.

1.8 Affekte, Internalisierungen und die Entwicklung von Regulierungskompetenzen

In den vorangegangenen Kapiteln wurde deutlich, daß bei der Frage mit welcher Emotion eine Person in einer je gegebenen Situation reagiert, neben „objektiven“ Situationscharakteristika, der Relevanz dieser für die Ziele der Person usw. der subjektive Bedeutungsgehalt (Frijda 1996a, siehe oben) dieser Situation und die individuellen Bewältigungsmöglichkeiten eine entscheidende Rolle spielen. Welche Faktoren beeinflussen nun diesen subjektiven Bedeutungsgehalt; wieso bedeutet die gleiche Situation für Person A dieses und für Person B jenes? Warum bleibt Person A nichts anderes übrig in einer Situation so und nicht anders zu reagieren, während Person B ein breiteres und damit u.U. adaptiveres emotionales Reaktionsrepertoire zur Verfügung steht? Der objektive Reiz trifft auf eine subjektive psychische Innenwelt und wird nach Maßgabe dieser verarbeitet. Es geht also um die Frage nach der psychischen „Innenwelt“, deren Entwicklung und darum, wie diese den Umgang mit sich und der Welt determiniert.

Mit der Frage nach der Entstehung von psychischen Innenwelten und damit auch der subjektiven Bedeutungsgehalte und individuellen Bewältigungsmöglichkeiten hat sich die Psychoanalyse intensiv beschäftigt. Im folgenden will ich versuchen, einen Überblick über die psychoanalytischen Vorstellungen der Entwicklung dieser Innenwelten zu geben, bei denen Verinnerlichungsprozesse eine entscheidende Rolle spielen.

Dabei soll zwischen *interaktionsgeleiteter* und *modellgeleiteter* Identifizierung unterschieden werden. Diese Unterscheidung wird bei der Beschreibung der Veränderungsprozesse in der Psychotherapie wichtig werden.

In der psychoanalytischen Literatur finden sich eine Vielzahl von Begriffen und Konzepten, die zur Beschreibung der Innenwelt einer Person herangezogen werden, sei es der „psychische Apparat“ und die „Instanzen“ (Freud 1933, 1940), das „innere Arbeitsmodell“ (Bowlby 1973), „Selbst- und Objektrepräsentanzen“ (Jacobson 1964; Kernberg 1976), „dynamische Schablonen“ (Sandler & Sandler 1984), „unbewußte Schemata“ (Thomä 1999) usw. Den Konzepten gemeinsam ist, daß sie sich auf den Aufbau einer psychischen Innenwelt und die Ersetzung von äußeren Handlungsregulationen durch subjektinterne Regulierungen beziehen.

Die Prozesse dieser Ersetzung und den Aufbau einer psychischen Innenwelt werden als Internalisierungen bezeichnet. Nach Schafer (1968) bezieht sich Internalisierung auf alle Prozesse mit denen ein Subjekt reale oder vorgestellte Merkmale seiner Umgebung in innere Regulationen und Merkmale umwandelt. Es werden drei Teilprozesse der Internalisierung unterschieden: die Inkorporation, die Introjektion und die Identifizierung. Eine gute Übersicht über die unterschiedliche Verwendung dieser Begriffe bei verschiedenen Autoren findet sich bei Schneider (1995).

Der klassische psychoanalytische Fall eines solchen Verinnerlichungsprozesses ist die Überich-Bildung.

> Ein Stück der Aussenwelt ist als Objekt, wenigstens partiell, aufgegeben und dafür (durch Identifizierung) ins Ich aufgenommen, also ein Bestandteil der Innenwelt geworden. Diese neue psychische Instanz setzt die Funktionen fort, die jene Personen der Aussenwelt ausgeübt hatten, sie beobachtet das Ich, gibt ihm

> Befehle, richtet es und droht ihm mit Strafen, ganz wie die Eltern, deren Stelle es eingenommen hat (Freud 1940, 136).

Aber schon bei Freud wird deutlich, daß diese psychische Instanz kein einfaches Abbild der äußeren Verhältnisse darstellt, insofern als z.B. das Überich oft strenger ist als die realen Eltern, was er damit erklärt, daß diese Überstrenge der Abwehr entspricht, die gegen die Versuchungen des Ödipuskomplexes aufgewendet wurde. Freuds Instanzen sind also personifizierte Komponenten der Innenwelt, die untereinander Beziehungen pflegen, und innerhalb dieser Beziehungen entstehen, ebenso wie in Außenbeziehungen, Affekte, wodurch diese Innenwelt überhaupt erst ihre steuernde Funktion erfüllen kann.

> Die Qual der Gewissensvorwürfe entspricht genau der Angst des Kindes vor dem Liebesverlust, die ihm die moralische Instanz ersetzt hatte. Auf der anderen Seite, wenn das Ich einer Versuchung widerstanden hat, etwas zu tun, was dem Über-Ich anstößig wäre, fühlt es sich in seinem Selbstgefühl gehoben und in seinem Stolz bestärkt, als ob es eine wertvolle Erwerbung gemacht hätte. In solcher Art setzt das Über-Ich fort, die Rolle einer Außenwelt für das Ich zu spielen, obwohl es ein Stück Innenwelt geworden ist (Freud 1940, 137).

Zwar bleiben die Instanzen in Freuds Beschreibungen personifiziert und damit dem Anschein nach in gewisser Weise getrennt voneinander; im allgemeinen wird die Identifizierung aber als „reifer“ Mechanismus angesehen, der sich von „unreiferen“ (wie die Introjektion) dadurch unterscheidet, daß eine Integration der von der Außenwelt aufgenommen Qualitäten in das Selbst stattgefunden hat, und damit z.B. das Überich zum integralen Bestandteil des psychischen Apparates geworden sind, und eben nicht als gewissermaßen isolierter Fremdkörper im Inneren wirkt.

Im Unterschied dazu behalten Introjekte einen konkret-realistischen Charakter und werden als innerlich anwesend erlebt (Schafer 1968). Aber auch die Introjekte sind keine getreuen Abbilder der äußeren Objekte oder deren Merkmale, da ihre Modellierung unter der Mitwirkung von Phantasien und Projektionen geschieht[12]. Introjekte entstehen

12 Durch diese „Aufladung“ der Instanzen verlieren sie eben auch den Charakter von einfachen Abbildungen der realen Beziehungen. Dies ist ein Spezifikum des psychoanalytischen Denkens, worin sich die Psychoanalyse von der Bindungstheorie und der sog. neuen Säuglingsforschung unterscheidet (siehe unten).

in krisenhaften Situationen (z.B. bei Objektverlust oder Frustrationen) und haben eine Unabhängigkeit von der konkreten Anwesenheit der äußeren Objekte zum Ziel.

Introjektion nach Sandler & Rosenblatt (1962) bedeutet, „daß das Kind in der Abwesenheit der Eltern so reagiert, als seien sie anwesend [...] Es ist so, als ob das Kind zu sich selbst sagen würde: ‚Ich werde sein, was meine Eltern von mir zu sein verlangen, als seien sie jetzt hier'. Und nicht: ‚Ich werde wie meine Eltern sein'" (a.a.O., 254). Letzteres wäre die Identifikation, bei der es darum geht „so zu werden wie oder sich so zu verhalten wie", also im Sinne einer Angleichung von Subjekt und Objekt.

Die Introjekte werden also meist als handelnd auf das Selbst konzeptualisiert. Mit diesen Introjekten kann sich das Selbst nun wiederum identifizieren (introjektive Identifzierung) und über diesen Umweg dessen Merkmale doch noch in die Selbststruktur integrieren (Hinshelwood 1991; Sandler & Rosenblatt 1962; Schafer 1968; Meissner 1981), doch noch „so werden wie". Geschieht diese Identifizierung mit dem Introjekt bzw. inneren Objekt nicht, so behalten sie ihren konkretrealistischen Charakter innerhalb des Selbst-als-Ort (Schafer 1968). Die Erfahrung, wie die Pflegepersonen auf Bedürfniszustände des Kindes reagieren, wird internalisiert, bildet sich als Introjekt im Inneren ab; entsprechende Reaktionen werden später vom Subjekt auch wieder bei entsprechenden Zuständen mobilisiert. Zudem werden die Introjekte projektiv aufgeladen; insbesondere dann, wenn dem Kind eben durch die unangemessenen Reaktionen der Pflegepersonen keine adäquaten Regulierungen bei intensiven negativen Zuständen zur Verfügung stehen.

Diese affektive Regulierungsfunktion der Eltern wurde auch unter dem Begriff des Containing (Bion 1961) beschrieben: die Mutter nimmt die negativen Affekte des Kindes in sich auf, verarbeitet diese und gibt sie dem Kind in verarbeiteter und damit erträglicherer Form zurück (siehe auch Kap.2.2.1)[13]. War das Containment ungenügend bzw. die Reaktionen der Pflegeperson zu heftig, abweisend, widersprüchlich usw. und/oder wurden durch das Kind projektiv derart aufgeladen, daß sie für die Integration bzw. Verwendung zur Selbstregulierung nicht geeignet

13 Fonagy et al. (1995) sehen im Konzept des Containment vor allem zwei miteinander verbunden Funktionen: Spiegeln und Bewältigen, „the caregiver reflects appreciation of the infant's emotional states, *in combination* with her own adult mastery of it" (a.a.O., 243).

sind, müssen die sich widersprechenden Introjektqualitäten getrennt gehalten werden, was durch die Mechanismen der Spaltung, Verleugnung usw geschehen kann, und zu den entsprechenden psychopathologischen Phänomenen führt (Kernberg 1975). Die innere Welt dieser Patienten ist gewissermaßen bevölkert mit einer Gesellschaft aus derart extremen inneren Gestalten, die nicht zur dauerhaften Identifizierung geeignet sind, weil sie z.B. jeweils andere Selbstaspekte zerstören würden. Daher ist auch der Aufbau einer integrierten psychischen Innenwelt oder psychischen Struktur durch die Ersetzung von äußeren Handlungsregulationen durch subjektinterne Regulierungen nicht möglich. Statt dessen müssen die Regulierungen weiterhin zum großen Teil durch projektiv oder projektiv-identifikatorisch veränderte äußere Objekte erfolgen.

In all diesen Konzeptualisierungen der Entwicklung der Repräsentanzenwelt eines Menschen spielen Affekte explizit oder implizit eine entscheidende Rolle. Die Entwicklung der psychischen Innenwelt kann nicht getrennt von emotionalen Erfahrungen gesehen werden (Stern 1986; Emde 1983).

> In der Entwicklung der Objektbeziehungen (d.h. der strukurierten Rollenbeziehungen) hat die affektive Erfahrung eine entscheidende Funktion. Eine Erfahrung ist oder bleibt nur dann wichtig für das Kind, wenn sie mit Gefühlen verknüpft ist. Wir nehmen an, daß letztlich jede Bedeutung sich entwicklungsgeschichtlich und funktionsmäßig auf Gefühlszustände beziehen läßt, und daß eine Erfahrung, die nicht in irgendeiner Verbindung mit einem Gefühlszustand steht, für den Menschen keinerlei psychologische Bedeutung hat (Sandler & Sandler 1978, 292, zitiert aus Mentzos 1984).

Es geht also um emotionale Erfahrungen. Entsprechend werden auch keine affektneutralen Qualitäten der Objekte verinnerlicht, bzw. es wird davon ausgegangen, daß der Kern dessen, was verinnerlicht wird, in der affektiven Qualität der Beziehung zwischen Subjekt und Objekt besteht. So sind nach Kernberg (1976) die Introjekte keine „‚frei schwebenden' inneren Objekte" (a.a.O., 31), sondern *Interaktionsrepräsentanzen*, d.h. „die Reproduktion und Fixierung einer Interaktion mit Hilfe eines strukturierten Bündels von Gedächtnisspuren, das mindestens drei Komponenten enthält: 1. ein Objektbild, 2. ein Selbstbild in Interaktion mit diesem Objekt, und 3. die affektive Färbung sowohl des Objektbildes als auch des Selbstbildes unter dem Einfluß der Triebrepräsentanz zum

Zeitpunkt der Interaktion" (a.a.O., 25). Diese Beschreibung ähnelt in gewisser Weise den sog. RIGs (Stern 1986). Eine RIG (Representation of Interactions that have been Generalized) ist eine Art generalisierte Episode, eine zum Prototyp erhobene Durchschnittserfahrung.

> Die generalisierte Episode ist keine spezifische Erinnerung. Sie bezeichnet kein Ereignis, das wirklich einmal genauso geschehen ist. [...] Sie stellt eine Struktur des wahrscheinlichen Ereignisverlaufs dar, die auf durchschnittlichen Erfahrungen beruht (Stern 1986, 142).

Die realen Interaktionssequenzen sind durch verschiedene Attribute (d.h. sie begleitende Empfindungen, Wahrnehmungen, Handlungen, Gedanken, Affekte, Vitalitätsaffekte[14] und Ziele) gekennzeichnet. Insbesondere auf der Basis des affektiven Gehalts können Ähnlichkeiten zwischen verschiedenen Interaktionssequenzen erkannt werden.

> Dabei darf man nicht vergessen, daß RIGs flexible Strukturen sind, die den Durchschnitt mehrerer realer Episoden darstellen und einen Prototyp bilden, der sie alle repräsentiert. Eine RIG ist etwas, das noch nie in genau dieser Weise geschehen ist, und doch enthält sie nichts, das nicht schon einmal wirklich geschehen wäre (Stern 1986, 160).

Zwar sind in den RIGs die Subjekt- und Objektrepräsentanzen nicht explizit unterschieden, dennoch ist in einer RIG vor allem auch die Art und Weise repräsentiert, wie der andere in Interaktion mit dem Subjekt die Affekte, Intensitäten usw. des Subjekts regulierte. Die Bezugsperson ist für den Säugling ein *das Selbst regulierender anderer*. Eine RIG ist also der Prototyp mehrerer Interaktionserfahrungen, in der der Säugling erlebt hat, daß der andere seine Affekte regulieren[15] konnte (oder auch nicht konnte). Wird nun eine RIG durch Hinweisreize (Handlung, Affekt, Bedürfnis usw.) aktiviert, so wird immer auch der Prototyp des in dieser RIG gespeicherten anderen erinnert; Stern nennt dies den *evozierten Gefährten* (evoced companion). Diese evozierten Gefährten ermöglichen es dem Säugling, Situationen auch in Abwesenheit der Bezugsperson zu bewältigen. Zwar vermeidet Stern Begriffe wie Intro-

14 Dies sind Qualitäten wie z.B. Form, Intensitäten, Verlaufsmuster.

15 Wobei der durch den anderen veränderte Gefühlszustand nach Stern weiterhin dem Kernselbst des Säuglings zugeschrieben bleibt, so daß es zu keinen Verschmelzungszuständen kommt.

jekte und Identifikationen[16], wie hier aber deutlich geworden ist, unterscheidet sich seine Konzeption der Innenwelt, insbesondere was die Resultate von Verinnerlichung von Regulierungskompetenzen des anderen in der Beziehung mit dem Subjekt angeht, nicht wesentlich von den vorher dargestellten psychoanalytischen Ansätzen. Was in Sterns Ansatz allerdings fehlt, ist die projektive Veränderung der in den RIGs gespeicherten Objekte (siehe obiges Zitat: Stern 1986, 160); der evozierte Gefährte ist der Durchschnitt des realen Objektes, nicht mehr und nicht weniger.

Diese eher am realen Verhalten orientierte Konzeptualisierung der inneren Repräsentanzen findet sich schon bei Bowlby, der die innere Welt als „eine einigermaßen genaue Widerspiegelung dessen, was eine Person in der äußeren Welt erlebt hat“ (Bowlby et al. 1986, zitiert aus Dornes 1998) sieht. Bowlby (1958, 1969) postulierte eine von sexuellen und aggressiven Triebbedürfnissen (relativ) unabhängige angeborene Neigung, die Nähe einer vertrauten Person zu suchen, und betrachtete das Bindungssystem als eigenständiges Motivationssystem, dessen Ziel das (anfänglich mit der räumlichen Nähe zur Bezugsperson verbundene) Sicherheitsgefühl darstellt. Je nach den mit der Pflegeperson gemachten Erfahrungen resultieren unterschiedliche Qualitäten eines sich aus diesen Realerfahrungen entwickelnden Bindungsgefühls. Bowlbys Theorie hat eine rege Forschungstätigkeit und heftige Kontroversen innerhalb der Psychoanalyse angeregt. Es kann hier nicht der Ergebnisstand der Bindungsforschung referiert werden. Einige Grundzüge sollen aber kurz dargestellt werden. Aus den in der sog. „Fremde-Situation“ gefundenen drei Kategorien von Bindungsqualitäten (Ainsworth et al. 1978) sind mittlerweile vier geworden (Main 1995): sicher gebunden, unsicher vermeidend gebunden, unsicher ambivalent gebunden und desorganisiert gebunden (wobei für jede dieser Kategorien noch Subgruppen unterschieden werden). Die *Bindungsqualität* wird üblicherweise im Alter von einem Jahr erhoben, scheint aber relativ konstant zu sein (zumindest bis in die Pubertät hinein) und ein guter Prädiktor für eine Reihe von

16 In seiner jüngeren Arbeit (Stern 1995), in der er die RIGs durch die „Repräsentanz einer subjektiven Erlebnisweise von Beziehungen“ ersetzt, wendet er sich explizit gegen das Wirken von Inkorporation und Identfikationen, weil es nicht darum ginge, etwas von Außen hereinzunehmen. Diese Repräsentanzen seien sehr komplex und beinhalten verschiedene Komponenten, die sowohl integriert als auch separat abrufbar seien.

Variablen sozialen Verhaltens (Grossmann & Grossmann 1995). Als wesentliche Determinante der Bindungsqualität wird die *mütterliche Feinfühligkeit* im Umgang mit dem Kind betrachtet[17]. Dabei korrelieren spezifische Verhaltensstile der Mütter mit spezifischen Bindungsqualitäten. Die Bindungsqualität der Kinder wird ebenfalls wesentlich beeinflußt von den Bindungsrepräsentanzen der Mütter[18], wie in mehreren prospektiven Studien gezeigt werden konnte (z.B. Fonagy et al. 1991, 1993). Die mütterliche Feinfühligkeit (also ihr Interaktionsverhalten) wird als Verbindungsglied zwischen ihren Repräsentanzen und der Bindungssicherheit ihrer Kinder betrachtet, da die elterlichen Repräsentanzen signifikant mit ihrem Verhalten den Kindern gegenüber zusammenhängt (Übersicht siehe Van Ijzendoorn 1995). Im Groben ergibt sich also folgende intergenerationelle „Wirkungskette“: Bindungsrepräsentanz der Eltern → Interaktionsverhalten dem Kind gegenüber → Bindungsqualität des Kindes. Wie immer bei Ergebnissen sozialwissenschaftlicher empirischer Forschung ließen sich natürlich keine 1-zu-1-Zusammenhänge finden. Das könnte zum einen daran liegen, daß die Erhebungsmethoden z.B. wichtige Determinanten des mütterlichen Verhaltens nicht erfassen. Als weitere Einflußfaktoren auf die Bindungsqualität werden z.B. das Temperament der Säuglinge, der ökologische Kontext und spezifische elterliche Phantasien diskutiert (Dornes 1998). Letztlich ist die Transmission der Bindungsqualitäten zwischen den Generationen bei weitem noch nicht geklärt.

Mit der Einbeziehung der Phantasie nähert sich die Bindungsforschung wieder dem originär psychoanalytischen Denken. So wird die relativ niedrige Konvergenz der Bindungstypen zwischen Geschwistern und insbesondere zwischen Zwillingen damit erklärt, daß die Mütter verschiedene Phantasien über ihre Kinder haben, was dann auch in einem unterschiedlichen Verhalten den Kindern gegenüber resultiert

---

17 Merkmale der mütterlichen Feinfühligkeit: a) Die Wahrnehmung des Verhaltens des Säuglings, b) die zutreffende Interpretation dieses Verhaltens, c) die prompte Reaktion darauf und c) die Angemessenheit dieser Reaktion (Grossmann et al. 1989).

18 In dem von Mary Main entwickelten „Adult-Attachment-Interview“ werden Erwachsene über ihre vergangenen Bindungserfahrungen befragt. Wesentliches Kriterium für die Zuordnung zu einer der vier Kategorien ist nicht so sehr der Inhalt der Erfahrungen, als viel mehr die Art und Weise, wie darüber gesprochen wird (siehe Köhler 1992).

(eindrucksvolle Beispiele für solche spezifischen, oft unbewußten, die Interaktion mit dem Kind in spezifischer Weise beeinflussenden Phantasien finden sich in Stern 1971, Dornes 1993).

Zum zweiten werden auch die Phantasien der Kinder vermehrt untersucht. Während die Bestimmung der Bindungsqualität der Einjährigen (Fremde-Situation) anhand des Verhaltens der Kinder erfolgt, werden bei älteren Kindern neben formalen Verhaltensvariablen (z.B. Flüssigkeit des Spiel bzw. der Sprache) auch deren Phantasien mit in die Erhebung einbezogen: Dreijährige sollten bspw. Puppengeschichten (die um bindungsrelevante Themen zentriert waren) zu Ende spielen; Sechsjährigen wurden Bilder vorgelegt, auf denen Trennungssituationen dargestellt waren und die Kinder wurden gefragt, wie sich das Kind auf dem Bild fühlen könnte und was es als nächstes vermutlich tun wird (Main 1995). Mit solchen Methoden konnten auf den Ebenen des symbolischen Spiels bzw. der Phantasie deutliche Unterschiede zwischen Kindern mit unterschiedlichen Bindungsqualitäten (erhoben mit 1 Jahr) festgestellt werden[19].

Insgesamt liefern die Ergebnisse der Bindungsforschung deutliche Belege dafür, daß intergenerationelle Weitergabe von Bindungsqualitäten (sowohl auf der Verhaltensebene als auch auf der Ebene der Repräsentanzen) stattfindet, und daß die Mechanismen dieser Weitergabe schon sehr früh wirksam werden.

Was beinhaltet nun aber das Konzept der Bindungsqualität? Eine Kernvariable dürfte der Umgang mit Affekten sein. So wird bei den unsicher ambivalent gebundenen von einer Unterkontrolle, bei den unsicher vermeidenden von einer Überkontrolle von Affekten ausgegan-

---

19 Während sicher gebundene Kinder bereitwillig die Trennungsgeschichten zu Ende spielten, verweigerten sich unsicher gebundene häufiger dem Spiel, ihnen fiel z.B. nichts ein, wie es weitergehen könnte, oder sie wollten etwas anderes spielen; im Spiel ließen die Elternpuppen das verletzte Kind z.B. liegen oder die Puppen wurden z.B. so plaziert, daß sie sich nicht ansehen konnten (Bretherton et al. 1990). Sicher gebundene Kinder im Alter von 6 J. verfügen über eine klare situationsangemessene Wahrnehmung und hatten Ideen zu möglichen Problemlösungen; unsicher gebundene Kinder konnten zwar ebenfalls häufig den Gefühlszustand der in Trennungssituationen abgebildeten Kinder benennen, ihnen fiel aber nichts ein, was die Kinder tun könnten; desorganisiert gebundene Kinder gaben sich widersprechende oder unangemessene Antworten auf die Frage nach dem Gefühlszustand der Kinder auf den Bildern und schlugen als mögliche Problemlösung bspw. vor, sich im Klo einzuschließen oder sich umzubringen (Main 1995).

gen. In diesem Umgang mit Affekten – man könnte auch sagen: *der affektiven Regulierungskompetenz* – spiegelt sich die Abwehr der Bezugsperson. So beschreiben Fonagy et al. (1995) Beispiele, wie Mütter die durch ihre Säuglinge in ihnen ausgelösten Affektzustände abzuwehren versuchen und wie diese Abwehr zu einem den kindlichen Bedürfnissen unangemessenen Interaktionsverhalten führt. Diese Affektabwehr wiederum kann vom Kind verinnerlicht werden: „This defensive behaviors may be specific to the adult and frequently appear to be ‚borrowed' from the caregiver, or, in psychoanalytic jargon, adopted by a process of identification/internalisation" (a.a.O., 244).

Die Bindungsforschung stellt bei der Entwicklung von psychischen Innenwelten reale Umweltfaktoren in den Vordergrund: Sowohl die Aufrechterhaltung eines einmal entwickelten Bindungstypus als auch der Wechsel von einem zum anderen erfolgt maßgeblich unter dem Einfluß der Realität. Der Phantasie wird hier, im Gegensatz zu psychoanalytischen Vorstellungen, eine eher untergeordnete Rolle beigemessen. Das gleiche gilt auch bei der Entstehung von psychischen Störungen:

> Neurosen oder gar schwerere seelische Erkrankungen entstehen nicht durch Phantasien; sie werden allenfalls in ihrer sehr persönlichen Ausprägungsform durch Besonderheiten des Phantasielebens *beeinflußt*, nicht aber durch sie *hervorgerufen* (Dornes 1998, 332).

Das ist sicher richtig, wenn auch etwas verkürzt. Denn Phantasien sind zwar das Resultat von Interaktionen, und insofern stehen eben konkrete, reale Interaktionserfahrungen am Beginn einer pathologischen Entwicklung. Versteht man aber die Konsequenz von mißlungenen Interaktionserfahrungen in erster Linie als eine mangelnde affektive Regulierungskompetenz, so ist zu fragen, was mit diesen Affekten passiert. Wie sich aus den Antworten und den Spielszenarios der untersuchten Kinder ergibt[20], scheinen sich die Affekte, die durch die Interaktion mit der Bezugsperson nicht adäquat reguliert werden konnten, an Phantasien

20 Die anfänglich zu beobachtende Antwort- bzw. Spielverweigerung unsicher gebundener Kinder zeugt von einer Abwehr schon in frühem Alter. Ist diese Wiegerung erst einmal überwunden, zeigen sich affektiv hoch aufgeladene Phantasien: Häuser brennen, Eltern haben tödliche Autounfälle, Kinder bringen sich am besten um (Dornes 1998).

anzuheften bzw. wirken bei der Gestaltung der Phantasien maßgeblich mit. Dabei ist nicht davon auszugehen, daß sich in diesen Phantasien die reale Interaktionserfahrung widerspiegelt. Die irrealen Phantasien bieten aber die Möglichkeit der Verarbeitung realer affektiver Zustände und Erfahrungen. Der mit den realen Erfahrungen verbundene *affektive Gehalt wird in eine entsprechende Phantasie gegossen.* Werden diese affektiv hoch aufgeladenen Phantasien wiederum nicht durch reale Interaktionserfahrungen relativiert und dadurch integrierbar, führen sie ein Eigenleben. Wenn das alleine noch nicht reicht, um einer Phantasie eine Pathogenität zuzuschreiben, so bekommt sie diese Qualität spätestens dann, wenn sie (und sei es nur symbolisch) „realisiert" wird oder auch nur in die assoziative Nähe einer „Realisierung" gerät, und dadurch eben für das Subjekt den Phantasie-Charakter verliert.

Bei der Bildung der psychischen Repräsentanzen geht es im wesentlichen also darum, mit welchen affektiv getönten Handlungen ein Objekt auf das Subjekt reagiert bzw. sich dem Subjekt gegenüber verhält, in welchen Affektzuständen sich das Subjekt in dieser Beziehung befindet, und welche Möglichkeiten es hat, seine Affektzustände und damit auch die Beziehung zu regulieren. Letzterer Punkt kann allgemein als Regulierungskompetenz beschrieben werden. Regulierungskompetenz kann sich zum einen auf die subjekt-interne Regulierung von emotionalen Zuständen beziehen, zum anderen auf die interaktive Regulierung der Beziehung zu äußeren Objekten[21].

Die Vielzahl ähnlicher Beziehungserfahrungen werden in RIGs, schemata-of-being-with, Interaktionsrepräsentanzen, inneren Arbeitsmodellen, man könnte auch sagen Regulierungsschemata oder, noch allgemeiner, Beziehungsmuster zusammengefaßt abgespeichert[22]. Sandler & Sandler (1984) sprechen von „dynamischen Schablonen". Diese Schablonen legen gewissermaßen die Grenzen dessen, was in Beziehungen möglich ist, fest, mit entsprechenden Erwartungen und (affektiven) Reaktionsmöglichkeiten. Eben diese Schablonen sind es auch, die

21 Moser et al. (1981) sprechen von „Regulierungskompetenz", und meinen damit die Fähigkeit, mit sich und den eigenen Gefühlen umgehen zu können, und von „Interaktionskompetenz", das ist die Fähigkeit, den Umgang mit anderen Menschen positiv gestalten zu können.

22 Diese Schemata beinhalten auch Erwartungen über den zeitlichen Verlauf von Interaktionen (z.B. Stern 1996). Dieser Aspekt soll hier aber nicht weiter erörtert werden.

sich in Variationen innerhalb realer Beziehungen entäußern, sie werden inszeniert.

Ein wesentlicher Faktor in bezug auf die Integration einer Persönlichkeit ist nun, ob und inwieweit die Selbstrepräsentanzen innerhalb der verschiedenen Regulierungsschemata noch miteinander in Einklang zu bringen sind. Zwar unterscheiden sich auch bei gesunden Individuen die Selbstrepräsentanzen innerhalb verschiedener Schemata[23], es besteht aber eine grundsätzliche Identität oder Selbst-Invarianz zwischen diesen, so daß auch bei aktueller Aktivierung eines bestimmten Schemas grundsätzlich das Wissen und die Möglichkeit der Einfühlung in den eigenen Zustand und die eigenen Reaktionen innerhalb eines anderen Regulierungsschemas bestehen[24].

Internalisierungen beziehen sich also auf Qualitäten des Subjekts, des Objekts und den Affekten in der direkten Interaktion zwischen den beiden. Dies läßt sich vereinfachend in der Formel zusammenfassen: „Ich verhalte mich anderen und mir selbst gegenüber so, daß sich darin ursprüngliche Qualitäten der Beziehungen zwischen mir und meinen Bezugspersonen abbilden". Dies gilt sowohl für die klassischen psychoanalytischen Konzepte als auch für das Konzept der RIGs oder des schema-of-being-with. Diese Art der Internalisierung kann als *interaktionsgeleitet* bezeichnet werden, da sie aus der direkten Beziehungserfahrung mit direkt auf das Subjekt gerichteten Handlungen, auf das Subjekt gerichteten Affekten des Objektes und den affektiven Zuständen des Subjekts in dieser Beziehung, entspringt.

Eine etwas andere Art der Internalisierung sehe ich in den am Modell-Lernen (Bandura 1976) orientierten Identifizierungen. Dabei müssen sich die Merkmale und Fähigkeiten des Objekts, die gelernt werden bzw. mit denen sich identifiziert wird, nicht in der direkten, auf das Subjekt gerichteten Handlung zeigen. Solche Identifizierungen sind vielleicht eher im pädagogischen Umfeld angesiedelt, wobei ja auch hier bekanntermaßen die emotionale Beziehung eine tragende Rolle spielt. Das Subjekt identifiziert sich hier mit dem Umgang des Objekts mit

---

23 Sandler & Rosenblatt (1962) nennen das die *Gestalten der Selbstvorstellung*.

24 Hier ist wohl auch einer der grundlegenden Unterschiede zwischen den reifen, neurotischen Störungen und den sog. strukturellen Störungen: bei Letzteren besteht diese grundsätzliche Kohärenz der Selbstrepräsentanzen innerhalb verschiedener Schemata nicht, und damit auch keine Möglichkeit der Empathie für sich selbst innerhalb anderer als des gerade aktivierten Schemas.

einem Gegenstand, Sachverhalt oder einer anderen Person. Dies kann durchaus über den Weg der Imitation als Vorstufe einer solchen *modellgeleiteten* Identifizierung geschehen. Über die Herstellung einer Identität im Sinne einer „Wesensverwandtschaft“ (Bischof-Köhler 1989) kann sich das Subjekt mit den Haltungen, Problemlösungswegen oder Regulierungskompetenzen des Objektes gegenüber Dritten identifizieren. Beispielsweise kann sich eine Tochter mit der männerverachtenden Haltung ihrer Mutter identifizieren, was nicht zur Voraussetzung hat, daß sich die Mutter auch der Tochter gegenüber verachtend verhält. Auch in der psychoanalytischen Literatur finden sich Beispiele für modellgeleitete Internalisierungen. Auszüge aus einem Fallbeispiel:

> Für das Selbstbewußtsein der Patientin gab es keine Orientierungslinie: Sie hatte kein Vorbild dafür, daß eine tüchtige Frau auch mit einem tüchtigen Mann verheiratet sein kann. Sie kannte nur die supertüchtige Mutter mit dem Versager als Ehemann und die drohnenhafte Großmutter, die Hausmädchen brauchte und vom eigenen Ehemann nicht geachtet wurde. [...] Sie verurteilte auch die hochfahrende Art ihrer Mutter dem Vater gegenüber, konnte es aber natürlich nicht vermeiden, daß sie doch Eigenschaften der Mutter introjizierte und damit das abschätzige Verhalten dem Vater gegenüber in ihre ersten Männerbeziehungen mit hineinnahm. Gleichzeitig wurde von ihr aber auch die sehnsuchtsvolle Werbung der Mutter um den übermächtigen Großvater übernommen, der in die konflikthafte Beziehung aller Familienmitglieder ein besonderes Element von Mißachtung hineingenommen hatte (Dührsen 1981, 97f).

Aber schon im Konzept der Identifikation mit dem Aggressor (A. Freud 1936) ist die modellgeleitete Identifikation enthalten. Es werden ja vom Knaben nicht nur das Inzestverbot und die Kastrationsdrohung verinnerlicht, sondern auch die Haltung des Vaters gegenüber seiner Frau (dies wird zum Ideal), denn mit dieser Haltung konnte der Vater ja schließlich die Mutter „erobern“. Komplizierter sind die Verhältnisse, wenn bspw. die Mutter die Haltung des Vaters miß- oder verachtet. Dann bildet sich der Konflikt der Eltern untereinander im Knaben ab. Dieser nun innere Konflikt kann sich dann entweder intrapsychisch manifestieren und/oder interpersonell entäußert werden (z.B. in der Beziehung zur eigenen Frau).

Die Beziehung der Eltern eines Patienten, der mit depressiven Beschwerden in die hiesige Beratungsstelle kam, war dadurch gekennzeichnet, daß die Mutter den Vater wegen dessen legerer, „unkultivierter“ Art häufig angriff und sich bei jeder Gelegenheit äußerst abfällig über die „ungebildete“ polnische Herkunftsfamilie des Vaters äußerte;

sie konnte es nicht ertragen, nur die Frau eines Dorfpfarrers zu sein, und delegierte ihre eigenen (gescheiterten) Karriere-Ambitionen an die Kinder. Der Patient heiratete eine tschechische Frau und machte ihr nun die gleichen Vorwürfe, wie einst seine Mutter ihrem Mann. Der Patient identifizierte sich mit den Ansprüchen der Mutter und deren Abwertung aller „slawischen Untüchtigkeit", wehrte die Identifikation mit eben dieser Seite seines Vaters ab. Der Konflikt wurde durch die Heirat einer Frau mit slawischer Herkunft entäußert und interaktiv reinszeniert.

Es kann also im Umgang der Bezugspersonen untereinander eine weitere bedeutsame Quelle für Identifizierungen gesehen werden, neben dem direkten Umgang der Bezugspersonen mit dem Kind. Auch hierbei spielt die Emotionalität eine entscheidende Rolle. Zum einen in bezug auf die emotionale Beziehung zwischen Modell und Subjekt, zum anderen hinsichtlich der Inhalte dessen, womit sich das Subjekt identifiziert; hier sehe ich in erster Linie die affektiven Regulierungskompetenzen; z.B. wie reguliert das Modell seine Beziehungen gegenüber anderen, welche Affekte beherrschen diese Beziehungen, wie löst es Konflikte.

Selbstverständlich kann auch hier nicht von einer 1-zu-1-Übernahme ausgegangen werden. Vielmehr ist anzunehmen, daß auch diese „hineingenommenen" Regulierungskompetenzen entsprechend der vorhandenen Strukturen, Repräsentanzen, Phantasien und inneren Konflikte, modifiziert werden. Ebenso wie bei den interaktionsgeleiteten Verinnerlichungen, können die über modellgeleitete Internalisierungen übernommenen Regulierungskompetenzen mehr oder weniger in die Selbststruktur integriert sein.

Die modellgeleiteten Verinnerlichungen sind als ein ontogenetisch eher späterer Prozess anzusehen[25], da hierfür bestimmte affektiv-kogni-

25 Als Früh- bzw. Vorform modellgeleiteter Identifizierungen kann das *social referencing* (Klinnert et al. 1983) angesehen werden: Wird das Kind mit einer ungewissen Situation konfrontiert, z.B. mit einem herumfahrenden Spielzeugroboter, schaut es i.d.R. zur Bezugsperson; signalisiert diese Angst oder Ärger, meidet das Kind den Roboter, zeigt die Bezugsperson Freude oder Interesse, so erkundet das Kind die neue Situation (Emde 1988). Vgl. auch die Experimente mit der visuellen Klippe (Klinnert et al. 1983): Bevor das Kind wagt, eine dicke Glasplatte zu überqueren, unter der der Boden abfällt, schaut es zur Mutter; lächelt die Mutter, dann überquert es die Klippe, schaut die Mutter ängstlich, dann unterläßt es dies .Zwar können diese Prozesse auch einfach als Indiz für Gefühlsansteckung gesehen werden (Bischof-Köhler 1989), interessant scheint mir an dem Phänomen des social referencing aber, daß beim Kind die Zuordnung des Affektes der Bezugsperson (der affektiven Bewertung) zu dem bestimmten Gegenstand oder der bestimmten

tive bzw. strukturelle Voraussetzungen erfüllt sein müssen, wozu insbesondere das Vorhandensein eines von der Außenwelt getrennten Selbstkonzeptes, die Fähigkeit zur Perspektivübernahme bzw. die Möglichkeit einer „Perspektivinduktion“ (Bischof-Köhler 1989) gerechnet werden müssen. Als Mechanismus, über den die modellgeleitete Identifikation zustande kommt, könnte die *situationvermittelte Empathie* (Bischof-Köhler 1989) gesehen[26] werden. Die Ergebnisse dieser modellgeleiteten Verinnerlichungen ähneln freilich denen der interaktionsgeleiteten: Es resultiert eine mentale Repräsentanz des Selbst in der Beziehung zu einem Objekt mit jeweils für beide spezifischen Rollen und affektiven Reaktionen.

Dies waren nun lange Ausführungen zur Beantwortung der eingangs des Kapitels gestellte Frage nach dem Ursprung des für die individuelle emotionale Reaktion auf eine spezifische Situation so zentralen subjektiven Bedeutungsgehalt. Die Antwort auf die Frage, warum Person A in der gleichen Situation u.U. völlig anders reagiert als Person B.: weil die gleiche Situation bei verschiedenen Personen u.U. völlig unterschiedliche Repräsentanzen aktiviert, welche sich durch die oben beschriebenen Prozesse entwickeln. Die aktuelle Situation wird gewissermaßen danach gescanned, ob eine (graduelle) Passung mit einem Prototyp vorliegt oder nicht. Man kann sich vorstellen, daß verschiedene individuelle Prototypen unterschiedliche Schwellenwerte aufweisen, ab wann der Prototyp aktiviert wird. Ähnlich wie in Instinktmodellen (Baerend 1956; zitiert nach Krause 1998), könnte die Aktivierung eines Schemas andere Schemata hemmen. Das kann dazu führen, daß schon die Situation unterschiedlich interpretiert wird; aber

---

Situation erhalten bleibt. Das Kind nutzt die affektive Bewertung des Gegenstandes durch die Bezugsperson zur eigenen Verhaltensregulierung.

26 „Mit der situationsvermittelten Empathie ist nämlich erstmals die Möglichkeit gegeben, den anderen *stellvertretend für sich selbst Erfahrungen machen zu lassen* und gegebenenfalls aus diesen zu lernen, ohne die Kosten selbst aufbringen zu müssen. Vorausgesetzt ist dabei nur, daß eine Situation potentielle Relevanz hat, daß sie einen also betreffen würde, wenn man sich tatsächlich an der Stelle des Akteurs befände“ (Bischof-Köhler 1989, 69). „Die Einsicht, die man aus der synchronen Identifikation mit dem anderen gewinnen kann, reicht also über die sozial-kognitive Funktion hinaus, sie eröffnet die evolutionär neue Möglichkeit, durch Beobachtung *aus der Erfahrung des anderen zu lernen*“ (Bischof-Köhler 1989, 71).

selbst bei ähnlicher Interpretation der Situation können sich die affektiven Reaktionsmöglichkeiten deutlich unterscheiden[27].

Die Unterscheidung zwischen *interaktionsgeleiteter* und *modellgeleiteter* Verinnerlichung habe ich deshalb eingeführt, weil sie mir insbesondere für die spätere Beschreibung der Veränderungsprozesse in der Psychotherapie, speziell der Funktionen des mimisch-affektiven Verhaltens der Therapeuten, als hilfreich und wichtig erscheint (siehe Kap. 3).

1.9 Ergebnisse der Forschung zum nonverbalen Verhalten in realen Interaktionen

Selbstverständlich kann hier nicht die gesamte Ergebnislage zum nonverbalen Verhalten in Interaktionen dargestellt werden. Ich werde mich im folgenden auf eine kurze Darstellung derjenigen Ergebnisse beschränken, die in unmittelbarem Zusammenhang mit der Fragestellung dieser Arbeit stehen.

1.9.1 Mimisch-affektives Verhalten in Alltagsgesprächen

Die Saarbrücker Arbeitsgruppe unter der Leitung von Rainer Krause untersuchte das mimisch-affektive Verhalten von Versuchspersonen mit verschiedenen psychischen Störungen im Gespräch mit gesunden Versuchspersonen (Steimer et al. 1988; Hufnagel et al. 1991; Sänger-Alt et al. 1989; Steimer-Krause et al. 1990; Schwab et al. 1994; Schwab & Krause 1994; Merten 1995; Steimer-Krause 1996). Die in diesen Projekten untersuchten Patientengruppen waren hospitalisierte schizophrene Männer, ambulant behandelte schizophrene Männer, männliche Personen mit einer Colitis Ulcerosa, weibliche Personen mit Colitis

---

27 Siehe oben: sicher gebundene und unsicher gebundene Kinder interpretierten die auf Bildern dargestellten Trennungssituationen in ähnlicher Weise; sie unterscheiden sich aber deutlich darin, ob und welche Ideen über Lösungsmöglichkeiten entwickelt werden konnten (Main 1995).

Ulcerosa und männliche an funktionellen Wibelsäulenbeschwerden leidende Personen. Jede Patientengruppe war durch 10 Personen vertreten, die in einer dyadischen Situation 20 Minuten lang mit einer gesunden Versuchsperson, die über die Erkrankung des Gesprächspartners nicht informiert wurde, über Politik sprachen. In den Kontrollgruppen interagierten Gesunde mit Gesunden.

Dabei fand sich bei den Schizophrenen und den männlichen Colitis-Patienten eine deutliche Reduktion des mimisch-affektiven Verhaltens im Vergleich zu den Wirbelsäulen-Patienten und den Kontrollgruppen. Reduziert sind hauptsächlich Lächeln, soziales Lächeln und die sog. Illustratoren (die allg. als Indikatoren von „Besetzung" betrachtet werden). Diese Reduktion bezieht sich allerdings nicht gleichermaßen auf alle Affekte: innerhalb der Störungsgruppen bleibt meist ein bestimmter Affektausdruck von der Reduktion ausgenommen bzw. übersteigt in seiner Häufigkeit sogar diejenige bei den Kontrollgruppen. Dieser prominente Affektausdruck wird als „Leitaffekt" bezeichnet. Bei den Schizophrenen ist der Leitaffekt Verachtung, bei den männlichen Colitis-Patienten Ekel. Die Patienten mit funktionellen Wirbelsäulenbeschwerden weisen keine so starke Reduktion auf, vielmehr findet sich hier ein hoher Anteil an sog. Blenden und Maskierungen (das sind gleichzeitige Innervationen verschiedener Affektexpressionen, z.B. Verachtung und Freude). Es lassen sich also störungsspezifische Muster auf der Ebene des mimisch-affektiven Verhaltens erkennen. Interessanterweise passen sich die gesunden Gesprächspartner fast perfekt den jeweiligen Häufigkeitsmustern der Patienten an (im Überblick: Krause 1997), so daß hier die interaktive Implantierung störungsspezifischer Interaktionsmusters gezeigt werden konnte.

1.9.2 Affektausdruck und Erleben in Interaktionen

Schwab & Krause (1994) haben die verschiedenen Zusammenhänge von Affektausdruck und Erleben und die hierbei in Frage kommenden Mechanismen systematisiert. Die beschriebenen Mechanismen sind: Ansteckung, Selbstkongruenz, Projektion, Identifikation, Empathie, Ähnlichkeit und Urteilsgültigkeit, wobei Krause (persönliche Mitteilung) im Normalfall von einer ständigen Fluktuation zwischen diesen Mechanismen ausgeht.

Diese Zusammenhänge wurden in Interaktionen zweier gesunder Gesprächspartner[28] korrelativ untersucht[29]. Dabei zeigte sich, daß eine Kongruenz, in dem Sinne, daß ein Zusammenhang z.B. zwischen der Häufigkeit gezeigter Freude und dem Erleben von Freude, nicht gefunden werden konnte. Auch Empathie, also z.B. Zusammenhänge zwischen gezeigter Freude von Person A und B's Freudeattribution an A, fanden sich nicht. Das gleiche gilt für negative Affekte. Nichtsdestotrotz hat der mimische Affektausdruck eine hohe Wirkungsmacht auf das Erleben beider Interaktanten. So korreliert der Freudeausdruck negativ mit dem Erleben und der Fremdattribution negativer Emotionen wie Verachtung, Ekel und Ärger. „Obwohl es also keine Kongruenz gibt, hat die gezeigte echte Freude eine außerordentlich mächtige Wirkung auf die Unterdrückung negativer Modellbilder über sich selbst und den Partner“ (Krause 1997, 75). Der Ärgerausdruck korreliert ausschließlich mit den Ratings des Partners, und zwar positiv mit dessen Erleben und seiner Fremdattribuierung von Freude, und negativ der Fremdattribuierung von Angst.

Krause (1997) vermutet daher naheliegend, daß die negativen Affektexpressionen in diesen Dyaden von Gesunden nicht der Beziehungsregulierung im engeren Sinne dienen, sondern daß damit die „affektive Valenz“ (a.a.O., 77) des Gesprächsinhaltes ausgedrückt wird, und daß aber andererseits die Freudeexpressionen explizit beziehungsregulierend sind; durch die Freudeausdrücke könnte dem Interaktionspartner signalisiert werden, daß die negativen Affekte nicht ihm, sondern dem kognitiven Objekt gelten.

Bei den untersuchten psychisch Kranken (Schizophrenie, Colitis Ulcerosa, funktionelle Wirbelsäulenbeschwerden), im gleichen Setting in Interaktion mit einem Gesunden, sind die eben für die Gesunden beschriebenen Regulierungen außer Kraft gesetzt.

Aus diesen Ergebnissen wird deutlich, daß bei der Untersuchung der Funktion von mimischen Affektexpressionen unterschieden werden

---

28 Die Versuchspersonen kannten sich vorher nicht und sollten sich in 20 Minuten über die 3 wichtigsten demnächst in der Bundesrepublik zu lösenden politischen Probleme verständigen.

29 Es wurden die Häufigkeiten der mimischen Affektausdrücke während der Gepräche mit danach abgegebenen Selbst- und Fremratings über das emotionale Erleben (erfaßt mit der Differentiellen Affekt Skala, Merten & Krause 1993) korreliert.

muß, *wem* oder *was* der gezeigte Affekt gilt. Es geht also um die Frage der *Referenz* eines Affektes (siehe Kap. 1.12).

Merten (1995) unternahm eine Referenzbestimmung mimisch-affektiver Zeichen mittels einer Kontextanalyse. Als Kontext wurde das Blickverhalten und das paraverbale Verhalten der Interaktanten untersucht. Dabei zeigte sich, daß in Dyaden von Gesunden negative Affekte (Ärger, Verachtung, Ekel) seltener gezeigt werden, wenn der mimisch Aktive alleine zum Partner blickt oder bei mutuellem Blickkontakt, daß sie aber deutlich häufiger als zufällig erwartet gezeigt werden, wenn nur der Partner hinblickt, der mimisch Aktive aber wegblickt; bei beidseitigem Wegblicken konnte kein bedeutsamer Unterschied zum Erwartungswert festgestellt werden. „Mit dem mimischen Display der Affekte anger, contempt und disgust ist also gehäuft dann zu rechnen, wenn der Partner blickt, der mimisch Aktive aber wegblickt" (Merten 1995, 172). Die Referenzbestimmung wird hier also am Kontext des Blickverhaltens und paraverbalen Verhaltens festgemacht. Aus den Ergebnissen wurde geschlossen, daß diese Kontextvariablen dem Partner Hinweise darüber geben, ob der gezeigte Affekt ihm (dem Partner) gilt oder einem anderen (mentalen) Gegenstand.

In beiden dargestellten Untersuchungen wurde die Beantwortung der Frage nach dem Referenzpunkt und somit nach der Funktion eines mimischen Affektausdruckes aus den vorliegenden dargestellten Ergebnissen erschlossen. In beiden Fällen ergab sich die Schlußfolgerung, daß, zumindest in Dyaden mit gesunden Interaktionspartnern, der größte Teil der negativen Affektexpressionen (Ekel, Ärger, Verachtung) keine direkte interaktive Funktion hat, sondern sich auf die Gesprächsinhalte bezieht und somit eine Bewertung des jeweiligen Gesprächsinhaltes darstellt. Folgerichtig wäre eine Untersuchung des verbalsprachlichen Kontextes der Affektexpressionen. Dies soll in dieser Arbeit versucht werden, allerdings nicht anhand von Alltagsinteraktionen, sondern von psychotherapeutischen Dyaden.

Wenn sich durch die mimischen Affektexpressionen, insbesondere die negativen, der gesunden Probanden die „affektive Valenz" (s.o.) des Gesprächsinhaltes ausdrückt, dann ist auch die von Krause (1997) gezogene Schlußfolgerung, daß bei Gesunden die Nicht-Kongruenz zwischen Ausdruck und Erleben der Normalfall sei, noch einmal zu überdenken. Die Häufigkeit negativer Affektausdrücke zeigte keinen Zusammenhang mit dem Erleben. Nun ist aber anzunehmen, daß sich die

Erlebens-Ratings auf das Erleben in der Gesprachssituation und die Beziehung zum Gesprächspartner beziehen und eben nicht auf das Erleben in bezug auf bestimmte Gesprächsinhalte. Würde man die Versuchspersonen fragen, wie sie sich in bezug auf die verhandelten Inhalte gefühlt haben, so könnten sich hier durchaus Kongruenzen mit dem Ausdrucksverhalten während des Sprechens über eben diese Inhalte ergeben. Die Ergebnisse von Rosenberg & Ekman (1994, siehe oben Kap. 1.4) mit der Video-stimulatad-recall Methode unterstützen diese These.

Ich gehe also davon aus, daß zur Interpretation von mimischen Affektausdrücken in Interaktionen der Bezugspunkt des Affektes von entscheidender Bedeutung ist, daß also nicht alle Affektausdrücke als direkt beziehungsregulierend betrachtet werden können, sondern daß sie sich auch auf mentale Sachverhalte beziehen können, über die sich wiederum sprachlich ausgetauscht werden kann. In den folgenden beiden Kapiteln soll sich daher dem Zusammenhang zwischen Affekten, Vorstellungen und Sprache zugewandt werden.

1.10 Affekte und Vorstellungen

Wie schon im Kap 1.2 „Auslöser von Affekten" angedeutet, läßt sich das Verhältnis von Affekt und Vorstellung folgendermaßen hypostasieren: ebenso wie Beziehungen und Handlungen in der Realität von Emotionen begleitet und gesteuert werden, werden auch die Beziehungen und Handlungen in der Phantasie von Emotionen begleitet gesteuert. Bischof (1989) spricht in diesem Zusammenhang vom internen Umweltsimulator:

> Erstmals auf Menschenaffenniveau taucht nun ein drittes Verfahren auf. Es beruht darauf, die Probehandlung von der Realitätsebene auf die Ebene eines internen Umweltsimulators zu verlegen. Ich spreche von der Erfindung der Phantasie oder, was dasselbe ist, des produktiven Denkens. [...] statt seine Umwelt zu manipulieren, wird das Individuum also allenfalls noch durch umherschweifende Blicke erkennen lassen, daß es sich in einem Zustand hoher intensiver Aktivität befindet. Diese Aktivität ist aber nun auf die Ebene eines inneren Umwelt-Simulators verlagert. Der Zustandspunkt wird dabei nur imagi-

när verschoben; erst wenn dieses Manöver erfolgreich erscheint, wird es in reale Handlung umgesetzt (Bischof 1989, 201).

Dabei geht Bischof allerdings davon aus, daß die Welt in diesem inneren Umweltsimulator ohne „Gefühlstönung, sondern gewissermaßen objektiv, als neutrales Betätigungsfeld für beliebige instrumentelle Bewegungsimpulse“ (a.a.O., 201) abgebildet wird. Daß dem nicht so ist, daß statt dessen auch das Probehandeln in Phantasie und Imagination von Emotionen begleitet ist bzw. sein kann, zeigt sich bspw. regelmäßig in den verschiedensten therapeutischen Settings. Ein emotionsfreies Imaginieren wäre zudem auch evolutionär nicht sonderlich adaptiv, weil dann die Simulation, das Probehandeln eines der wesentlichen Verhaltenssteuerungssysteme in der Realität nicht in Rechnung stellen würde. Statt dessen gehe ich davon aus, daß auch die mentale Simulationen emotionsauslösende Stimuli darstellen (vgl. Scherer 1990; Frijda 1996a) und daß die durch mentale Simulation generierten Emotionen nicht simuliert sind, sondern real. Zwar ist wohl von einer geringeren Intensität auszugehen, um Bewegungen und Handlungen, die aufgrund zu heftiger Emotionen in der Realität nicht möglich wären, in der Phantasie zu ermöglichen. Das Individuum braucht aber das emotionale Feedback auch in der mentalen Simulation, da ihm ansonsten Kriterien für die Realisierbarkeit fehlen. Freud hatte diese Verknüpfung, im Zusammenhang mit der Konzeption der Auslösung der Verdrängung, gesehen:

> Das Denken ist ein probeweises Handeln mit kleinen Energiemengen, ähnlich wie die Verschiebung kleiner Figuren auf der Landkarte, ehe der Feldherr seine Truppenmassen in Bewegung setzt. Das Ich antizipiert also die Befriedigung der bedenklichen Triebregung und erlaubt ihr, die Unlustempfindungen zu Beginn der gefürchteten Gefahrensituation zu reproduzieren. Damit ist der Automatismus des Lust-Unlust-Prinzips ins Spiel gebracht, der nun die Verdrängung der gefährlichen Triebregung durchführt (Freud 1933, 524).

Der Zusammenhang zwischen Vorstellung und affektiven Prozessen wird mittlerweile auch von Kognistionswissenschaftlern gesehen. Dennett (1999), der die Phylogenese des Bewußtseins diskutiert, nennt Geschöpfe, die die Fähigkeit zum mentalen Probehandeln besitzen „Poppersche Geschöpfe“[30]:

30 Nach dem Wort von Sir Karl Popper, „daß unsere Hypothesen an unserer Stelle sterben“.

> Um eine nützliche Vorauswahl [von Verhaltensweisen, C.B.] zu treffen, bedienen sich die Popperschen Geschöpfe unter anderem folgender Methode: Sie bringen die in Frage kommenden Verhaltensmöglichkeiten vor das Schiedsgericht des Körpers und nutzen die in seinem Gewebe angesammelten Erkenntnisse, so veraltet oder kurzsichtig sie auch sein mögen. Lehnt sich der Körper auf – beispielsweise in so typischen Reaktionen wie Übelkeit, Schwindelgefühl, Angst oder Zittern –, ist das ein halbwegs verläßliches Anzeichen (besser als das Werfen einer Münze), daß die in Betracht gezogene Handlung vielleicht nicht gut wäre (Dennett 1999, 112).

Die Evolution schließe Verhaltensweisen dadurch aus,

> daß der Gedanke daran mit starken negativen Empfindungen beantwortet wird und deshalb den Wettbewerb um die Verwirklichung höchstwahrscheinlich nicht gewinnt. Die Information im Körper, die diese Reaktion auslöst, kann entweder durch die genetische Bauanleitung oder durch spätere individuelle Erfahrungen dorthin gelangt sein (Dennett 1999, 112).

Auch Dennet konzipiert den Zusammenhang zwischen Vorstellung und Affekt also nach dem Muster eines mentalen Simulators, wobei die Affekte gewissermaßen als Prüfkriterien bzw. Entscheidungshilfen bei der Auswahl von möglichen Verhaltensweisen fungieren.

Dornes (1995) unterscheidet zwischen sensorischen und symbolischen / symbolisierten Affekten, wobei die sensorischen Affekte durch Wahrnehmungen und Körperempfindungen ausgelöst werden, symbolisierte Affekte hingegen durch eine Phantasie.

> Unter einem symbolisierten Affekt verstehe ich, daß wir uns Personen oder Situationen vorstellen können, und daß solche Vorstellungen einen Affekt auslösen können (Dornes 1995, 34).

Diese an das evokative Gedächtnis bzw. die Symbolfunktion gebundene Affektauslösung kann mithin erst im Alter zwischen 12-18 Monaten stattfinden. Während Affekte vor dem Erwerb der Symbolfunktion also von der aktuellen (interaktionellen) Realität abhängen, können Affekte durch die Kopplung an die Phantasie auch durch aktuell nicht vorhandene Realitäten ausgelöst oder aufrechterhalten werden.

Die Möglichkeit der phantasiebedingten Affektauslösung verändert die Gefühlswelt des Menschen also in mehrfacher Hinsicht. Zum einen können aktuelle Zustände/Affekte durch das Evozieren von Phantasien reguliert werden; zum anderen können die Affekte durch Kopplung an entsprechende Phantasien erheblich intensiviert werden und durch die anhaltende oder wiederholte Aktivierung einer Phantasie zu einer Art Dauerzustand werden, wodurch die ursprünglich adaptive Funktion des Affektes verloren gehen kann. Letzteres trifft natürlich auch und gerade dann zu, wenn es sich um eine unbewußte Phantasie handelt oder um ein unbewußtes Schema (Thomä 1999), wodurch die aktuellen Beziehungen gemäß diesem Schema affektiv eingefärbt werden. Wird in einer aktuellen Beziehung, durch welche Merkmale dieser Beziehung oder der Sozialpartner auch immer, ein vorhandenes unbewußtes Beziehungsschema aktiviert, dann werden auch die in diesem Schema enthaltenen affektiven Reaktionen ausgelöst (vgl. Kap: 1.8).

Die bisher dargestellen Konzepte implizieren eine Wirkrichtung: Vorstellungen lösen Affekte aus. Aber Denkprozesse haben nicht nur Einfluß auf die Affektivität sondern auch umgekehrt. So geht bspw. Bower (1981) in seinem assoziativen Netzwerkmodell des stimmungsabhängigen Erinnerns von einer bidirektionalen Aktivierbarkeit zwischen Emotionsknoten und den damit verknüpften Komponenten (z.B. Ereigniseinheiten) aus. Auch die neurophysiologische Forschung legt eine Beeinflussung von kognitiven Vorstellungsinhalten durch Emotionen nahe:

> Wie die Dinge heute liegen, hat die Amygdala einen größeren Einfluß auf den Kortex als der Kortex auf die Amygdala, so daß emotionale Erregung das Denken dominieren kann (LeDoux 1998, 325).

Ciompi (1997), der den Zusammenhang von Affekt und Kognitionen unter chaostheoretischer Perspektive[31] betrachtet, betont, daß „emotionale und kognitive Komponenten – oder Fühlen und Denken, Affekte und Logik – in sämtlichen psychischen Leistungen untrennbar verbunden sind und gesetzmäßig zusammenwirken“ (Ciompi 1997, 46). Er postuliert hier also eine Untrennbarkeit und damit gewissermaßen eine „Gleichwertigkeit“ von Kognition und Emotion. Insgesamt wird in sei-

31 Auch Scherer (2000) fordert, nach der Diskussion der gegenwärtigen Ansätze innerhalb der Emotionsforschung, einen Paradigmenwechsel hin zu einer dynamisch-systemtheoretischen Perspektive. Unter Rückgriff auf die von Haken (1983) entwickelte Synergetik konzeptualisiert Scherer Emotionen als Attraktoren. Normalität sei durch eine chaotische Organisation gekennzeichnet, während Emotionen als geordnete Attraktoren von kurzer Dauer, hingegen Pathologien als langandauernde, stabile Attraktoren gesehen werden könnten.

ner Arbeit aber immer wieder deutlich, daß Ciompi den Emotionen doch eine Dominanz über die Kognitionen einräumt:

> Ebenfalls im sozialen Feld lassen sich zudem vorauslaufende affektive Gestimmtheiten gut als typische Attraktoren verstehen, die jeweils darüber entscheiden, welche Kognitionen überhaupt beachtet und in die eigenen affektiv-kognitiven Bezugssysteme eingebaut (oder in-formiert) werden (Ciompi 1997, 250).

> Insgesamt hat sich gezeigt, daß tatsächlich auf allen untersuchten mikro- und makrosozialen Ebenen prinzipiell ähnliche mobilisatorische, organisatorische und integratorische Schaltwirkungen von Affekten auf Denken und Verhalten am Werk sind (Ciompi 1997, 262).

Meiner Ansicht nach gehen diese Schaltwirkungen sogar noch über die Selektion und emotionale Einfärbung von Kognitionen hinaus, in dem Sinne, daß Affekte eine aktive Rolle bei der Gestaltung von Phantasien haben können, wie sich an den in Kap. 1.8 beschriebenen sehr drastischen Phantasien unsicher gebundener Kinder zeigt: die Phantasien geben den mit Bindungssituationen verbundenen Affekten eine kognitive Gestalt, einen zum Affekt passenden kognitiven Rahmen. Andererseits waren der Ausgangspunkt hier ebenfalls Vorstellungen und keine realen Gegebenheiten, die Kinder sollten Geschichten (mit einem Bindungsthema) weiterphantasieren. Man könnte also auch von einer *Gestaltungswirkung* der Affekte auf die Vorstellungswelt sprechen. Es ist von einem echten Wechselwirkungsprozeß zwischen Vorstellungen und Affekten auszugehen. Phantasien können Affekte auslösen, gleichzeitig haben Affekte wiederum organisierende Gestaltungswirkung auf die Wahrnehmung, das Denken und Handeln[32].

---

32 Durch diese Wechselwirkungen wird auch die Möglichkeit der Abwehr eines Affektzustandes durch einen anderen Affekt verständlicher. Dabei wird nicht einfach ein Affekt durch einen anderen ersetzt, so daß man ersteren nicht mehr empfinden muß, vielmehr werden mit der Mobilisierung eines Affektes eben auch bestimmte kognitive Repräsentanzen aktiviert. So ist aus der klinischen Erfahrung bspw. bekannt, daß Scham durch Wut abgewehrt werden kann. Scham ist mit einer bestimmten, defizitären Selbsteinschätzung verbunden, Moser & v. Zeppelin (1995) zufolge mit einem beeiträchtigten „Kern-Selbst". Durch die Mobilisierung von Wut wird gleichzeitig eine Selbstrepräsentanz aktiv, in der das Subjekt über Handlungsmacht verfügt, jemand anderes kann nun als Urheber des Selbstwertdefizites erscheinen, und dieser andere kann jetzt, wenn auch vielleicht nur in der Phantasie, bekämpft werden, Wut ist Moser & v. Zeppelin (1995) zufolge mit einem intakten

1.11 Affekte und Sprache

In der therapeutischen Situation offenbaren sich die Beziehungsschemata (vgl. Kap. 1.8 und Kap. 2.1) der Patienten einmal in der aktuellen Beziehung zum Therapeuten (Übertragung), zudem aber auch in den Erzählungen der Patienten über vergangene Interaktionen mit seinen Sozialpartnern. Die systematische Herausarbeitung dieser Beziehungsmuster (mitsamt ihren emotionalen Reaktionen und deren Bedeutung für die Selbstregulation) anhand von Erzählungen vergangener Beziehungsepisoden nimmt in fast allen Therapiemethoden einen großen Raum ein. Die Sprache ist und bleibt dabei ein wesentliches Mittel Inhalte und Bedeutungen zu transportieren. Durch Sprache haben wir die Möglichkeit uns über unsere Vorstellungsinhalte und den damit verbundenen Emotionen auszutauschen, zu verständigen, uns gegenseitig zu beeinflußen und somit diese an sich höchst subjektiven Innenwelten zum Gegenstand einer gemeinsam geteilten und gemeinsam konstruierten intersubjektiven mentalen Welt zu machen.

Bühler (1934) unterscheidet drei Hauptfunktionen der Sprache bzw. der Sprachzeichen. Sprachzeichen können als *Symptom* zum Ausdruck des inneren Zustandes des Sprechers, als *Signal* an den Hörer und als *Symbol* zur Darstellung von Gegenständen oder Sachverhalten fungieren. Die Liste der Sprachfunktionen wurde im Laufe der Zeit erweitert (z.B. Jakobson 1960; Halliday 1975), wobei die Mehrzahl der Sprachfunktionen mit der Möglichkeit verbunden ist, Emotionen Ausdruck zu verleihen (Battacchi et al. 1996). Ausgehend von der assoziativen Netzwerktheorie des Gedächtnisses (Bower 1981; Bower & Cohen 1982) und dem Mannheimer Modell der Sprachproduktion (Herrmann 1982, 1985; Herrmann & Grabowski 1994) entwickeln Battacchi et al. (1996) ein Modell zur Einwirkung von Emotionen auf die Sprachproduktion. Es soll hier nicht näher auf dies Modell und die damit zusammenhängenden Probleme eingegangen werden, da das den Rahmen dieser Arbeit sprengen würde. Auch auf die Darstellung der sogn. affektiven Inhaltsanalysen (z.B. Gottschalk & Gleser 1969) und Vokabularanalysen (z.B. Hölzer et al. 1992) wird verzichtet, da das Interesse dieser

---

Kern-Selbstempfinden verbunden. (Zur „Affektersetzung“ siehe auch Krause 1998).

Arbeit nicht der Untersuchung von Emotionsmanifestationen innerhalb der Sprache ist, sondern die Frage nach der Funktion mimischer Affektausdrücke von Therapeuten im Therapieprozeß. Der Sprachinhalt wird hier als Kontext des mimischen Verhaltens betrachtet, der zur funktionalen Interpretation der mimischen Zeichen herangezogen wird. Daher soll kurz auf die funktionalen Verbindung zwischen Sprachinhalt und mimischen Affektausdruck eingegangen werden, um sodann die Untersuchungen zum Zusammenhang zwischen mimisch-affektiven Verhalten und Sprachinhalt zu sichten (Kap. 1.11.1) .

Während der Ausdruck von Affekten zu Beginn des Lebens wohl als ausschließlich selbst[33]- und beziehungsregulierend in bezug auf die aktuell gegebene Situation des Subjekts und dessen Selbstempfindungen (Stern 1986) gesehen werden kann, und somit einen direkten spezifischen Aufforderungscharakter für die Pflegeperson enthält, bindet sich der Affektausdruck im Laufe der Entwicklung zunehmend an die Sprache.

Stone (1981) beschreibt Sprache als eine primäre Brücke über die zunehmende körperliche Getrenntheit zwischen Mutter und Kind; Sprache ersetzt in Erwachsenenbeziehungen weitgehend die frühe körperliche Intimität. Meiner Ansicht nach kann dies auf drei Ebenen geschehen: 1) über paraverbale Verhaltensabstimmung, wie Wechsel, Ton, Rhythmus[34]; 2) über Sprache und Sprechen als direktes interaktives Verhalten (z.B. entsprechend des SASB-Prozeß-Modells); 3) über den Sprachinhalt bewegen sich beide Partner in einem gemeinsamen mentalen Raum und können sich über Vorstellungsinhalte, Erlebnisse und den damit verbundenen Emotionen austauschen. Dabei kommt der Erzählung eine besondere Rolle zu. In der Psychotherapie geschieht dieser Austausch zu einem Großteil durch die Erzählung von Beziehungsepisoden.

Mit der Frage, wie dem Zuhörer die mit einem erzählten Ereignis verbundenen Emotionen vermittelt werden können, haben sich in erster Linie Sprachwissenschaftler beschäftigt. Fiehler (1990) z.B. nennt vier mögliche Zusammenhänge zwischen Emotion und Erzählung:

---

33 Sofern zu diesem Zeitpunkt überhaupt schon von einem „Selbst“ gesprochen werden kann.

34 Entsprechend der Vitalitätsaffekte (Stern 1985) könnte man von *diachronem attunement* sprechen.

> 1) Jemand erzählt von erlebensrelevanten Ereignissen, um einem anderen sein Erleben bzw. seine Emotionen, die er in der erzählten Situation hatte, zu vermitteln und zu verdeutlichen. Aktuelle Emotionen spielen in der Erzählsituation keine Rolle. 2) Jemand erzählt von erlebensrelevanten Ereignissen, und primär geht es um die Ereignisse. Die Ereignisse sind aber mit einem spezifischen Erleben verbunden, und dieses Erleben in der erzählten Situation wird dem Hörer implizit in der Erzählung mitvermittelt. 3) Jemand erzählt von erlebensrelevanten Ereignissen und kommuniziert dabei seine emotionale Stellungnahme zu den Ereignissen. Es handelt sich um Emotionen in der Erzählsituation, die aber möglicherweise schon in der erzählten Situation so vorhanden waren und nun reaktualisiert werden. 4) Jemand erzählt von erlebensrelevanten Ereignissen unter bewußter Aussparung der Erlebensdimension. D.h. alle Formen der Manifestation von Emotionen werden in der Erzählsituation bewußt gemieden (Fiehler 1990, 231).

Fiehler geht davon aus, daß, auch wenn der emotionale Gehalt einer erzählten Situation nicht thematisiert oder non-verbal vermittelt wird, der Hörer trotzdem ein Verständnis der Emotionalität der berichteten Situation erlangen kann.

> Das Fehlen aller Mittel der Manifestation von Emotionen ist so auch ein konventionalisiertes Mittel, den Hörer aufzufordern, das Erleben auf der Grundlage von Emotionsregeln zu *erschließen* (Fiehler 1990, 232).

Daß Menschen auch bei purifizierten Situationsbeschreibungen zu hohen Übereinstimmungen beim Erschließen der in dieser Situation vom Erzähler erlebten Emotion gelangen können, hat Wettengel (1999, vgl. Kap. 1.7) gezeigt.

Im Unterschied zu den Fällen 1), 2) und 4) der oben von Fiehler genannten Zusammenhänge zwischen Emotion und Erzählung, bei denen es um die Vermittlung von erlebten Emotionen in der erzählten Situation oder nur um die erzählte Situation geht, bezieht sich Fall 3) auf die aktuelle Bewertung der erzählten Situation (bzw. der darin vorkommenden Personen und deren Verhalten). Eine Erzählung kann natürlich immer auch beides enthalten, die Vermittlung vergangener Emotionen und die aktuelle Bewertung der berichteten Situation; wobei die Bewertung schon in der damaligen Situation bestanden haben kann, sich erst hinterher deutlich herauskristallisiert oder auch sich nachträglich vollständig ändert.

> Für die Kommunikation einer emotionalen Stellungnahme in der Erzählsituation stehen die üblichen Mittel zur Verfügung. Sie kann durch Benennung und Beschreibung thematisiert und/oder sie kann manifestiert werden, z.B. durch Wortwahl und Formulierungen, durch Strukturierung, Proportionierung und Perspektive der Erzählung, aber insbesondere auch durch paralinguistische und nonverbale Mittel wie Intonation, Modulation, Akzentuierung, Sprechtempo, Mimik, Gestik etc. (Fiehler 1990, 237).

Dem nonverbalen Verhalten wird eine besondere Bedeutung bei der Vermittlung der „emotionalen Stellungnahme" beigemessen. Hier geht es allerdings nur um *inhaltsbezogene Affekte*. Der aktuell *interaktive* Aspekt von Affekten findet hier keine Berücksichtigung. Für die Untersuchung der Funktion von Affekten in interaktiven Prozessen ist aber gerade die Unterscheidung zwischen inhaltsbezogenen und interaktiven Affekten zentral. Denn nicht jeder mimische Affektausdruck innerhalb eines Gespräches ist ausschließlich „emotionale Stellungnahme" zu den Erzählinhalten, sondern kann sich eben auch direkt auf den Interaktionspartner beziehen. Der Interaktionspartner wiederum braucht Indikatoren, wann er ein affektives Zeichen auf den Gesprächsinhalt und wann auf sich beziehen soll.

Bevor auf die Referenzpunkte mimisch-affektiver Zeichen weiter eingegangen wird (siehe Kap. 1.12), sollen nun die empirischen Untersuchungen dargestellt werden, die sich mit dem Zusammenhang von mimisch-affektivem Verhalten und Sprachinhalt befaßt haben.

1.11.1 Untersuchungen zum Zusammenhang von mimisch-affektivem Verhalten und Sprachinhalt

Es liegen nur äußerst wenige Untersuchungen vor, die den Zusammenhang von mimisch-affektivem Verhalten und Sprachinhalt innerhalb realer Interaktionen zum Gegenstand haben. Das ist um so erstaunlicher, als dem Kontext eines affektiven Gesichtsausdrucks im allgemeinen eine große Bedeutung bei der Beurteilung der Funktion eines Ausdrucks beigemessen wird (z.B. Wallbott 1990; Bänninger-Huber 1996; Krause 1997), und der simultan zur Mimik gesprochene Text mit Sicherheit als eine wichtige Kontextvariable angesehen werden kann. Wenn „verbales" Material als Kontext mimischen Verhaltens untersucht wurde, dann entweder in Form von Situationsbeschreibungen bei nicht-interaktiven

Dekodierungsstudien (Wallbott 1990), oder zwar in Form des simultan gesprochenen Textes, dann aber eher als heuristische Interpretationshilfe (Bänninger-Huber 1996). Systematische Untersuchungen, die sich sowohl auf der Ebene der Mimik als auch auf der Ebene des Sprachinhaltes klar definierter Kategorien bedienen und diese in Beziehung setzen, sind rar.

Bloom & Beckwith (1989) fanden heraus, daß zu Beginn der Sprachentwicklung, in der Phase der „First Words" (um den 13. Lebensmonat), noch keine Anbindung von non-verbalen Affektexpressionen[35] an die Produktion von Worten existiert, daß aber mit dem Erreichen der Phase des „Vocabulary Spurt" (um den 19. Lebensmonat) eine überzufällige Kopplung von Wortproduktion und non-verbalem Affektausdruck zu beobachten ist, gleichwohl der größte Teil der Wortäußerungen ohne gleichzeitige nonverbale Affektexpressionen auftritt. Die Autoren gehen von einem Ressourcenproblem aus, in der Form, daß die Wortproduktion anfangs so viele kognitive Ressourcen beansprucht, daß die Affektexpression unterdrückt wird. Sie sehen dies durch ihre Ergebnisse bestätigt, denen zufolge nonverbale Affektexpressionen unmittelbar vor einer Wortäußerung reduziert sind, unmittelbar danach aber gehäuft auftreten[36]; des weiteren sind die mit nonverbalen Affektexpressionen zusammenfallenden Worte größtenteils solche aus dem schon zu Beginn erworbenen Wortschatz. Das Zusammenspiel von Sprache und Affektausdruck sehen die Autoren resümierend so:

> The power of expression comes with the ability to take something that is hidden within the individual and make it manifest, to put in a public place. Hidden within the individual are the contents of feelings, beliefs, and desires. Affect and language are two modes of expression that allow us to attribute such internal properties to the expressor. Affect can express how the infant feels about such mental contents. By learning language, the infant comes to express and articulate *what these contents are* and to attribute such contents to others (a.a.O. 336; Hervorh. im Orig.).

Der Affektausdruck gibt dieser Konzeption zufolge also Informationen darüber, wie das Kind die „mentalen Inhalte" seiner Innenwelt bewer-

---

35 Über die Messung dieser machen die Autoren leider keine genaueren Angaben.

36 Da die weitaus meisten Affektexpressionen positiv getönt waren, könnte dies Ergebnis, so auch die Autoren, im Sinne einer Freudereaktion nach „erfolgreicher Problemlösung" oder einer „concentrated attention" gesehen werden.

tet[37], mit der Entwicklung der Sprache können diese Inhalte dann auch benannt werden.

V.Salisch (1991) untersuchte das verbale und nonverbale Interaktionsverhalten von 20 gleichgeschlechtlichen Freundespaaren (fünfte Schulklasse) bei einem Computerspiel. Dabei wurden Konfliktepisoden analysiert, die nach dem Absturz eines von beiden gemeinsam zu lenkenden Flugzeugs auf dem Bildschirm eintraten. Von dieser sehr umfangreichen Untersuchung sollen hier nur die Ergebnisse, die den Zusammenhang zwischen verbalem und nonverbalem Verhalten betreffen wiedergegeben werden. Untersucht wurde der Zusammenhang zwischen den nonverbalen Kategorien „emotionales Lächeln" bzw. „negative Gefühle" (Sammelkategorie für alle negativen nonverbalen Ausdrücke) und den verbalen Kategorien „Vorwurf", „Rechtfertigen" und „Zugeben". Vorwürfe waren zu 36% von negativen Ausdrücken begleitet und ebenso häufig (38%) von emotionalem Lächeln. Rechtfertigen trat zu 36% gemeinsam mit negativen Ausdrücken auf und zu 23% gemeinsam mit emotionalem Lächeln. Zugeben wurde zu 27% von negativen Ausdrücken begleitet und zu 33% von emotionalen Lächeln. Der hohe Anteil von Vorwürfen, die von einem emotionalen Lächeln begleitet wurde interpretiert die Autorin dahingehend, „daß die Kinder recht häufig bestrebt waren, die Schärfe des Vorwurfes durch ein Lächeln zu mildern" (v.Salisch 1991, 82). Beim Rechtfertigen taucht weniger Lächeln auf als negative Ausdrücke, beim Zugeben verhält sich dies Umgekehrt. Eine statistischen Prüfung auf systematische Abweichung von Erwartungswerten wurde hier nicht unternommen (da die Fragestellung auf Unterschiede zwischen Geschlechtern und verschiedenen Intensitäten der Freundschaft gerichtet war), aber die Prozentverteilungen scheinen hier keine ausgeprägte Spezifität anzuzeigen, was daran liegen könnte, daß alle verbalen Kategorien eher negative Kommunikationen darstellen und in einem insgesamt negativen Interaktionskontext erhoben wurden. Untersucht und statistisch geprüft wurden Unterschiede zwischen Paaren verschiederen Freundschaftsintensität

37 Dies scheint mir eine etwas zu grobe Vereinfachung bzw. eine unglückliche Beschreibung, denn gerade im Kleinkindalter muß doch eher davon ausgegangen werden, daß der Affektausdruck direkt den inneren Zustand des Individuums widerspiegelt und darüber eine Appellfunktion auf die Pflegepersonen bekommt, und eben nicht die Bewertung eines inneren Zustandes darstellt, sondern den Zustand selbst ausdrückt.

und Geschlechtereinflüsse. Geschlechtsunterschiede zeigten sich darin, daß Mädchen sich häufiger mit einem Lächeln begleitet rechtfertigen und ihre Vorwürfe aussprechen, als dies bei Jungen der Fall ist. Die Rechtfertigungen der Mädchen waren zudem häufiger von negativen Ausdrücken begleitet als die der Jungen. Außerdem gab es noch Interaktionseffekte zwischen den Variablen Geschlecht und Freundschaftsintensität: sehr eng befreundete Jungen beschuldigten einander sehr viel seltener mit einem begleiteten Lächeln als dies sehr eng befreundete Mädchen taten; ebenso verhält es sich beim Rechtfertigen in Verbindung mit einem Lächeln.

Die Sprache bzw. das Sprechen wurde hier ausschließlich als Handlung im Sinne von illokutiven Akten erfaßt, entsprechend der Bühlerschen Signalfunktion. Zudem wurden ausschließlich negative verbale Verhaltenskategorien erhoben. Daher wundert es nicht, daß sich aus dieser Untersuchung wenig Aussagen über eine etwaige systematische Verkoppelung von verbalem und nonverbalem Verhalten machen lassen. Die Ergebnisse sprechen eher gegen eine solche Spezifität: alle drei verbalen Verhaltenskategorien sind häufig sowohl von negativen Ausdrücken als auch von Lächeln begleitet, was die beziehungserhaltende Funktion des Lächelns unterstreicht.

Bänninger-Huber, Moser & Steiner (1990) und Bänninger-Huber & Steiner (1992) untersuchten das mimisch-affektive Verhalten eines Ehepaares, welches über Ärgersituationen spricht. Dabei wird das verbale Verhalten zwar in die Beschreibung der sog. „prototypischen affektiven Mikrosequenzen" (PAMS) miteinbezogen. Aussagen über den Zusammenhang von Mimik und Sprache werden aber nur für den Einzelfall und hier auch nur für die gerade beschriebene Sequenz gemacht (ausführlichere Erläuterungen zu PAMS sowie zum Psychotherapie-Forschungsansatz von Bänninger-Huber siehe Kap. 2.3.1).

Reinhardt (1996) untersuchte den Zusammenhang zwischen Indikatoren von Angst und Aggressionen auf der Sprachinhaltsebene (erhoben mit dem Gottschalk-Gleser-Verfahren) und dem mimischen Ausdruck von Ekel und Verachtung bei einer Borderline-Patientin in zwei Psychotherapie-Stunden. Ekel und Verachtung waren die mit Abstand häufigsten mimischen Affektexpressionen dieser Patientin, und die Vermutung lag nahe, daß sich speziell in den Ekelexpressionen die für Borderlinepatienten als typisch postulierte Wut ausdrücken könnte. Die beiden untersuchten Stunden (Stunden 7 u. 10 von insgesamt 15) zeigen große Unterschiede: in der 7. Stunde fielen 64% der mimischen Ekelexpressionen und 66% der Verachtungsexpressionen mit verbalen Aggressionsäußerungen zusammen, in der 10. Stunde kehrte sich dies Verhältnis um. Leider wurden keinerlei statistischen Verfahren zur Absicherung dieser Ergebnisse eingesetzt, obwohl dies bei der Datenstruktur durchaus möglich gewesen wäre.

Insgesamt ist die Befundlage bezüglich des Zusammenhangs von mimisch-affektivem Verhalten und Sprachinhalt also äußerst dürftig.

1.12 Referenzen mimisch-affektiver Zeichen

Wie an mehreren Stellen der vorangegangenen Kapitel angesprochen, läßt sich die interaktive Funktion eines mimischen Affektausdruck nicht aus dem Zeichen per se ablesen. Die entscheidende Variable bei der Funktionszuschreibung eines Zeichens dürfte sein, auf wen oder was sich das Zeichen bezieht – der Referenzpunkt des Zeichens.

Ausgehend von Bühlers (1934) Unterscheidung in Symptom, Signal und Symbol mit den korrespondierenden Funktionen des Ausdrucks, des Appells und der semantischen Darstellung, nennt Krause (1990, 1997) drei mögliche Beziehungen zwischen Zeichen und Bezeichneten: a) der Affekt ist indikativ für den Zustand des Senders; b) der Affekt ist indikativ für den Zustand der Beziehung, c) der Affekt bezieht sich auf ein mentales Objekt, über das sich beide verständigen.

Diese drei Möglichkeiten sind zwar theoretisch unterscheidbar, bezogen auf mimisch-affektive Zeichen in einer interaktiven Situation können sich die Funktionen aber mischen oder auch fluktuieren. So stellt der Ausdruck eines inneren Zustandes meist auch gleichzeitig ein direktes interaktives Signal dar, mit einem spezifischen Aufforderungscharakter an den Partner. Ein direkt auf den Partner oder die Beziehung als solche gerichtetes Zeichen macht auch gleichzeitig Aussagen über den inneren Zustand des Senders. Ein affektives Zeichen, das sich auf ein mentales Objekt bezieht, gibt ebenfalls Auskunft über innere Zustände des Zeichenproduzenten, z.B. über die innere Bewertung des Objektes. Das mimisch-affektive Zeichen ist hier aber kein Symbol, es steht nicht für etwas anderes, sondern ist Ausdruck eines inneren Zustandes des Senders in bezug auf einen dritten Gegenstand, auf ein mentales Objekt. Der Interaktionspartner ist in diesem Falle eher Zuschauer einer „virtuellen“ Interaktion zwischen Zeichenproduzent und mentalem Objekt.

Der Referenzpunkt des Affektausdrucks ist also das ausschlaggebende Kriterium bei der Bestimmung der Funktion. Ein Affektausdruck kann sich, grob unterteilt, direkt auf den aktuellen Gesprächspartner richten, auf das Selbst oder auf ein mentales Objekt. Im Grunde ist auch das Selbst respektive die Selbstrepräsentanz ein mentales Objekt, ein Ding, Gegenstand der affektiven Bewertung. Dem jeweiligen Referenz-Objekt (Interaktionspartner, Selbst, mentales Objekt) gelten entsprechend die dem Affekt inhärenten Bewertungen sowie die Handlungsankündigungen. In Abb. 4 sind die Verhältnisse von Funktion, Objekt und Bewertung am Beispiel des Verachtungsausdruckes dargestellt:

Mimik	Funktion	Objekt, auf den sich Zeichen bezieht	Durch Zeichen ausgedrückte Bewertung
	interaktiv	aktueller Interaktions-partner	Der Interaktions-partner, Teilaspekt dessen oder sein Verhalten wird verachtet.
Verachtung	objektbezogen	mentales Objekt	Ein mentales Objekt, Teilaspekt dessen oder sein Verhalten wird verachtet.
	selbstbezogen	das Selbst	Das Selbst, Teilaspekt dessen oder das eigene Verhalten wird verachtet.

Abb. 4: Funktionen des mimischen Verachtungsausdrucks.

Zudem kann der Affektausdruck auch eigene Handlungen oder solche anderer Personen imitieren. Eine direkte korrespondierende emotionale Reaktion des Interaktionspartners ist nur bei der interaktiven Affekt-Funktion zu erwarten. In den anderen Fällen gilt die mit dem Affekt ausgedrückte Bewertung nicht dem aktuellen Interaktionspartner. Nichtsdestotrotz haben auch sie eine interaktive Wirkung: so könnte man sich vorstellen, daß eine objektbezogene Verachtung zu einer Stellungnahme zur dadurch ausgedrückten Bewertung auffordert (z.B. ein Bekunden, daß diese Bewertung geteilt wird oder auch nicht).

In jedem Fall ist das mimische Zeichen Teil eines Austauschprozesses im „intersubjektiven Feld“ (Baranger 1993, siehe auch Krause 1997). Um aber die Funktion eines mimisch-affektiver Zeichen innerhalb diese intersubjektiven Austauschprozesses bestimmen zu können, erscheint es mir sinnvoll, hier eine Unterscheidung zu treffen. Begegnungen zweier Subjekte findet auf zwei Ebenen oder Feldern statt und entsprechend können zwei Felder der *Intersubjektivität* unterschieden werden: einmal bezieht sich der Begriff der Intersubjektivität auf das unmittelbare Beziehungsgeschehen zwischen den Interaktanten, also auf die sich zwischen beiden entwickelnde aktuelle Beziehungsgestalt; zum anderen kann sich Intersubjektivität auf eine gemeinsam geteilte mentale Welt beziehen. Je nach Bezugsfeld haben gleiche Verhaltensweisen unterschiedliche Funktionen und tragen in unterschiedlicher Weise zur Qualität der aktuellen Beziehung bei.

Woher weiß der Interaktionspartner nun aber, worauf sich ein mimischer Affektausdruck, insbesondere ein negativer, bezieht? Wodurch wird ihm das Bezugsfeld des mimischen Zeichens seines Gegenübers ersichtlich? Das mimische Zeichen per se kann diese Information nicht vermitteln. Das Bezugsfeld, der Referenzpunkt eines mimischen Affektausdrucks muß dementsprechend aus dem Kontext zu erschließen sein. Krause (1997; vgl. Kap. 1.9.2) vermutet nach der Analyse von Alltagsdyaden, daß durch die Freudeausdrücke dem Interaktionspartner signalisiert wird, daß die negativen Affekte nicht ihm, sondern dem kognitiven Objekt gelten. Merten (1995) macht die Referenzbestimmung am simultan zum Affektausdruck realisierten dyadischen Blickverhalten und dem Sprecherzustand fest (siehe ebenfalls Kap. 1.9.2). Danach signalisiert der mimisch Aktive durch Wegblicken, daß der negative Affektausdruck nicht dem Interaktionspartner gilt.

In dieser Arbeit soll die Referenzbestimmung der mimisch-affektiven Zeichen von Psychotherapeuten durch die Untersuchung des simultan zum Affektausdruck gesprochenen Textes versucht werden. Dem liegt die Annahme zugrunde, daß, zumindest in gut verlaufenden Behandlungen, die beiden Verhaltenskanäle mimischer Affektausdruck und Sprache nicht unabhängig voneinander sind, sondern im Gegenteil, daß sie systematisch verkoppelt sind. Der simultane Kontext „Sprachinhalt“, im Verbund mit Blickverhalten und paraverbalem Verhalten, sollte dem Interaktionspartner, hier dem Patienten, Informationen darüber vermitteln, auf wen oder was sich der jeweilige Affektausdruck bezieht.

1.13 Zusammenfassung

Das Affektsystem wird von vielen Autoren als aus mehreren Komponenten zusammengesetzt verstanden. Affekte sind maßgeblich an der Steuerung mentaler Prozesse, offenen Verhaltens und physiologischer Zustände beteiligt. Ein Affekt wird nicht durch einfache Reiz-Reaktions-Kopplung ausgelöst, sondern ist das Produkt eines mehrdimensionalen Bewertungsprozesses. Auslösende Reize sind in erster Linie zwischenmenschliche Situationen oder deren mentale Simulation. Neben der Wirksamkeit von kulturellen Gefühlsregeln (die als Niederschlag gemeinsam geteilter Situationsbewertungen betrachtet werden können) sind die zentralen Bestandteile dieses Bewertungsprozesses der *subjektive Bedeutungsgehalt* eines Ereignisses (darin sind die Relevanz des Ereignisses in bezug auf die Ziele des Subjekts eingeschlossen) und die *Bewältigungsmöglichkeiten / Regulierungsmöglichkeiten* des Subjekts. Den einzelnen Affekten können innerhalb einer propositionalen Struktur spezifische Regulationswünsche und Regulationsfunktionen zugesprochen werden; Affekte versetzen das Individuum in spezifische Handlungsbereitschaften. Über den Affektausdruck können Regulationswünsche und Handlungsbereitschaften dem Interaktionspartner mitgeteilt werden; gleichzeitig kann der Interaktionspartner dadurch Rückschlüsse auf den subjektiven Bedeutungsgehalt einer Situation für den Sender ziehen.

Die Entwicklung von subjektiven Bedeutungsgehalten und affektiven Regulierungskompetenzen wurde unter dem Verinnerlichungsaspekt betrachtet. Dabei wurden *interaktionsgeleitete* Verinnerlichungen und *modellgeleitete* Verinnerlichungen unterschieden. Ergebnisse dieser Verinnerlichungsprozesse sind Repräsentanzen, welche Vorstellungen über das Selbst, das Objekt, die affektiven Reaktionen beider und über den zeitlichen Verlauf von Interaktionen beinhalten. Diese Repräsentanzen bestimmen wesentlich, wie ein Individuum soziale Situationen wahrnimmt und interpretiert, welche Emotionen eine Situation auslöst und welche Möglichkeiten der Beziehungsregulation dem Individuum zur Verfügung stehen.

Es wurde deutlich gemacht, daß bei der Untersuchung der Funktion von affektiven Zeichen (hier der mimisch-affektiven) im interaktiven Prozeß die Bestimmung des Referenzpunktes, des Bezugsfeldes eines Zeichen von ausschlaggebender Bedeutung ist. Durch die Möglichkeit mentaler Simulation und die Entwicklung der Sprache, sowie der möglichen Anbindung der Affekte an diese kognitiven Prozesse beim Menschen, erhalten affektive Zeichen erweiterte Funktionen. In einer einfachen Untergliederung wurde zwischen *interaktiven* Affekten und *objektbezogenen* Affekten unterschieden. Interaktive Affekte dienen der unmittelbaren Regulierung der aktuellen Beziehung. Ebenso wie reale Situationen sind auch mentale Simulationen von Affekten begleitet und die Affekte haben wiederum eine *Gestaltungswirkung* auf Vorstellungen. Über die Sprache können sich zwei Personen gewissermaßen in einem gemeinsamen mentalen Raum bewegen und über den Affektausdruck können Geschehnisse oder Personen in diesem mentalen Raum kommentiert, bewertet, illustriert oder imitiert werden, wodurch ein intersubjektiver Prozeß entsteht. Es wurden zwei Felder der *Intersubjektivität* unterschieden: einmal bezieht sich Intersubjektivität auf das unmittelbare Beziehungsgeschehen zwischen den Interaktanten, auf eine von beiden kreierte Beziehungsgestalt; zum anderen kann sich Intersubjektivität auf eine gemeinsam geteilte und gemeinsam konstruierte mentale Welt beziehen. Je nach Bezugsfeld haben die gleichen affektiven Zeichen unterschiedliche Funktionen und tragen in unterschiedlicher Weise zur Qualität der aktuellen Beziehung bei.

Die Fragestellung dieser Arbeit ist die nach der Funktion mimischer Affektausdrücke von Therapeuten in Psychotherapien. Im folgenden Kapitel 2 soll sich daher den Vorstellungen über den psychotherapeutischen Prozeß sowie den bisherigen Ergebnissen der Untersuchungen mimisch-affektiven Verhaltens in Psychotherapien zugewandt werden.

2 Der psychotherapeutische Prozeß

> Die in kurzer Zeit zu einem günstigen Ausgang führenden Analysen werden für das Selbstgefühl des Therapeuten wertvoll sein; für die Förderung der wissenschaftlichen Erkenntnis bleiben sie meist belanglos. Man lernt nichts Neues an ihnen. Sie sind ja nur darum so rasch geglückt, weil man bereits alles wußte, was zu ihrer Erledigung notwendig war (Freud 1918, 32)

Man sollte annehmen, daß seit diesen Worten Freuds genügend Neues gelernt wurde, und entsprechend die Fragen nach Entstehung, Aufrechterhaltung und Behandlung von psychischen Störungen geklärt seien. Mit Haynal läßt sich aber nach wie vor die Frage stellen:

> Welches sind also die Kräfte, die den Wiederholungszwang auf der psychoanalytischen Bühne in Gang halten, und welches sind die Möglichkeiten, sie zu modifizieren? (Haynal 1989, 12)

Im folgenden soll versucht werden, die gängigen Modellvorstellungen, mit denen Haynals Fragen üblicherweise beantwortet werden, kurz darzustellen. Dabei wird der Schwerpunkt auf Modellvorstellungen aus dem psychoanalytischen Bezugsrahmen liegen.

2.1 Psychische Störungen als repetitive Muster

> Interpersonelles Verhalten wird von allen wichtigen psychotherapeutischen Schulen als ein wesentlicher Faktor bei der Entstehung und Aufrechterhaltung psychischer Störungen anerkannt (Arbeitsgruppe OPD 1996, 43).

In der klinischen Literatur kursieren Beschreibungen der Charakteristika psychischer Störungen als repetitive Muster unter den verschiedensten Begriffen mit je unterschiedlichen inhaltlichen Bedeutungen. So spricht Freud (1912) von „Klischees", Lorenzer (1970) von „szenischen Mustern", Grawe (1987) von „Schemata" und Schneider (1983) von „kognitiven Systemen“, Horowitz (1979) von „states of mind“, Sampson & Weiß (1983) von „pathogenic beliefs“, Luborsky (1984) von „Zentralen Beziehungskonflikten“ und Grawe (1998) von „Störungsattraktoren“. Allen diesen Konstrukten ist gemeinsam, daß ihnen eine starke Wirkungsmacht zugeschrieben wird, daß sie das Erleben und Verhalten wiederholend und in spezifischer Weise beeinflussen.

Der perpetuierende Charakter unbewußter Konflikte wird in der psychoanalytischen Konzeption des Wiederholungszwangs deutlich, womit ein „nicht bezwingbarer Prozeß unbewußter Herkunft, wodurch das Subjekt sich aktiv in unangenehme Situationen bringt und so alte Erfahrungen wiederholt, ohne sich des Vorbilds zu erinnern [...]“ (Laplanche & Pontalis 1967, 627) bezeichnet wird. Ein Symptom beispielsweise ist dadurch definiert, „daß es mehr oder weniger verhüllte Elemente eines vergangenen Konflikts reproduziert“ (aaO, 628) [38]. In der Therapie manifestieren sich die Konflikte in der Übertragung.

> Der Beginn der Behandlung macht dieser Entwicklung (der Krankheit des Patienten) kein Ende, aber wenn die Kur sich erst des Kranken bemächtigt hat, dann ergibt es sich, daß die gesamte Neuproduktion der Krankheit sich auf eine einzige Stelle wirft, nämlich auf das Verhältnis zum Arzt (Freud 1916-17, S.462).

Sampson & Weiß (1983) sprechen von „testing the limits“: Der Patient versucht, durch sein spezifisches Interaktionsverhalten den Therapeuten zu einer bestimmten Reaktion zu bewegen, die die „pathogenic beliefs“ bestätigen, d.h. das System stabilisieren; dies allerdings mit dem zugrundeliegenden unbewußten Wunsch, der Therapeut möge sich gerade nicht entsprechend der Provokationen verhalten.

Es wird davon ausgegangen, daß die psychische Gesamtstruktur aus verschiedenen Ebenen besteht, welche hierarchisch organisiert sind, derart, daß übergeordnete Schemata, Pläne, Intentionen oder Konflikte die untergeordneten Verhaltensebenen in spezifischer Weise beeinflussen (siehe z.B. Caspar 1989).

---

38 Der Wiederholungszwang hat nach Freud noch eine übergeordnete Bedeutung, indem er diesen „als einen autonomen, letztlich nicht auf eine konflikthafte Dynamik reduzierbaren Faktor“ (aaO, 628), der sich aus der konservativen Natur der Triebe ableitet, betrachtet.

> Nehmen wir an, der Makroplan einer Person sei es, sich stets als vollkommen darzustellen, und wir würden eine solche Person als irgendwie narzißtisch beschreiben, dann werden sich die untergeordneten Verhaltensmuster so einfärben, daß die anderen Personen diesem Plan folgen müssen. Wenn nun der Makroplan für die Person selbst anstößig und unbewußt ist, findet man die den anderen steuernden Verhaltensweisen im allgemeinen nicht auf der mittleren molaren Ebene, die bewußt geplant wird, sondern auf der darunterliegenden Mikroebene, d.h., wir haben diese manchmal beobachtbare, merkwürdige Isomorphie von Minihandlungen und Makroproblemen [...] (Krause 1992a, 593)

Nach psychoanalytischen Vorstellungen bildet sich ein neurotischer Kernkonflikt in der Übertragungsbeziehung zum Therapeuten ab. Die sich wiederholenden Muster beinhalten einen (unbewußten) Interaktionswunsch und einen Satz von spezifischen, nicht notwendigerweise bewußt reflektierten Verhaltensweisen, die der Realisierung dieses Interaktionswunsches dienen, indem sie spezifische Reaktionen im Verhalten des Sozialpartners provozieren (Krause & Lütolf 1989). Der Partner wird also in das Beziehungsmodell des Patienten rekursiv eingebunden, so daß sich das Patienten-System im Laufe der Interaktionsiterationen stabilisiert, obwohl auf der bewußten Ebene Veränderungen angestrebt sein mögen. Die Wiederholung oder Inszenierung des *dysfunktionellen habituellen Beziehungsmusters* ist dadurch gekennzeichnet, daß der Patient selektiv auf bestimmte Aspekte des Verhaltens und der Persönlichkeit anderer reagiert und sich unbewußt so verhält, daß er Reaktionen hervorruft, die sich mit seinen Erwartungen decken (Arbeitsgruppe OPD 1996). Ein solches Beziehungsmuster schließt also das Verhalten der Sozialpartner mit ein.

Die Frage nach den zugrundeliegenden Ursachen für die Wiederholungen hat innerhalb der Psychoanalyse eine lange Geschichte. Wie schon oben erwähnt, erklärte Freud Wiederholungszwang, Übertragung und Widerstand mit der konservativen Natur der Triebe, sei es die Trägheit und Klebrigkeit der Libido oder sei es der Todestrieb, mit seinem Drang nach Rückkehr ins Unbelebte. Auf der anderen Seite ging Freud aber auch vom Problemlösungscharakter wiederkehrender traumatischer Ereignisse aus, insbesondere in seiner Traumtheorie. So wurde der Wiederholungszwang auch als Versuch verstanden, ausgebliebene Wunscherfüllungen nachzuholen, bzw. „traumatische Erfahrungen in einen interpersonalen Zusammenhang einzubinden, um sie auf diesem Weg psychisch integrieren zu können“ (Thomä & Kächele 1989, 121).

Krause & Lütolf (1989) gehen dagegen davon aus, daß die Wiederholungen ein „exzessives Austesten aller neuen Sozialpartner, ob sie sich wieder frustran verhalten werden", beinhalten (a.a.O., 66; vgl. auch Sampson & Weiß 1983). Als übergeordnetes Motiv für jede Art von Widerstand gegen Veränderungen in der Therapie und somit wohl auch für die Aufrechterhaltung der sich in den Wiederholungen abbildenden Muster, sehen Thomä & Kächele (1989) das Bestreben des Patienten, sein erreichtes Gleichgewicht zu erhalten, weil es Sicherheit gewährt und Angst und Unsicherheit reduziert, die Autoren bezeichnen dies als „Identitätswiderstand".

Diese, das aktuelle Verhalten und Erleben wiederholt beeinflussende Beziehungsmuster, haben ihren Ursprung in den verinnerlichten Erfahrungen mit historischen Bezugspersonen und deren Verarbeitung (siehe Kap. 1.8). Die Muster stellen also keine einfachen Abbilder kindlicher Beziehungserfahrungen dar, sondern in ihnen spiegeln sich auch Abwehrprozesse[39]. Stimmen bestimmte Merkmale einer aktuellen Beziehung mit diesen Mustern überein (oder ähneln diesen), so wird das komplette Muster/Schema aktiviert, was zum einen die Wahrnehmung und Interpretation des Verhaltens und der Intentionen des aktuellen Sozialpartners beeinflußt, inklusive der Erwartungen bezüglich dessen weiteren Verhaltens; zum anderen werden die in diesem Schema enthaltenen Affekte, Verhaltenspläne usw. des Subjektes aktiviert (siehe

39 Sandler & Sandler (1984) sprechen vom Gegenwartsunbewußten, daß zwar Impulse aus dem infantilen oder Vergangenheitsunbewußten enthält, diese aber in eine für das Erwachsenenleben angemessene Gestalt bringt. Das Vergangenheitsunbewußte enthält „die ganze Stufenleiter unmittelbarer, drängender Wünsche, Impulse und Reaktionen des Individuums, die früh in seinem Leben enstanden sind" (a.a.O., 802), inklusive der damals entwickelten Konfliktlösungen, die eine „imperative Qualität" erhalten und reaktiviert werden, „wann immer die mit dem spezifischen Konflikt (oder dem Signal eines unlustvollen Affektes) verbundene Pein oder Angst sich meldet" (a.a.O., 803). Diese (immer auch objektbezogenen) Inhalte des Vergangenheitsunbewußten werden in eine „erwachsene Form" gebracht. Diese in eine für den Erwachsenen angemessene Form übersetzten infantilen Impulse bzw. Phantasien stellen die Inhalte des Gegenwartsunbewußten dar. Das Gegegenwartsunbewußte stellt also „Modifikationen der phantasierten Interaktion zwischen Selbst und Objekt dar" (a.a.O., 806). Führen diese modifizierten Phantasien und Impulse zu keinen Konflikten, können sie ungehindert ausgelebt werden. Üblicherweise lösen aber auch die in eine erwachsene Form gebrachten Kindheitsimpulse negative Affektsignale aus, so daß eine „zweite Zensur" greift, der modifizierte Impuls muß erneut bearbeitet oder abgewehrt werden.

oben). Jedes Schema enthält Vorgaben über die Rollen sowohl des Subjekts als auch des Objekts, über den zu erwartenden zeitlichen Verlauf einer Interaktion inklusive der dem Subjekt zur Verfügung stehenden und in diesem Schema anwendbaren bzw. anzuwendenden Regulierungsmaßnahmen, sprich der dem Subjekt in einer solchen Situation möglichen affektiven Reaktionen.

In den letzten Jahren wurden eine Reihe empirischer Ansätze zur Erforschung von Beziehungsmustern entwickelt. Dazu zählen z.B. die *Structural Analysis of Social Behaviour* (SASB; Benjamin 1974; Tress 1993), das *Zentrale Beziehungskonfliktthema* (ZBKT, Luborsky 1984), die *Plan-Diagnose* (Weiss u. Sampson 1986) oder das *Cyclic maladaptive Pattern* (CMP, Strupp & Binder 1984).

Beim ZBKT werden aus den berichteten Beziehungsepisoden des Patienten die Komponenten Wunsch, Reaktionen der Objekte und Reaktionen des Subjektes bestimmt. Die jeweils am häufigsten genannten Komponenten ergeben das zentrale Beziehungskonfliktthema, was auch als zentrales Übertragungsmuster angesehen wird.

Etwas ausgefeilter präsentiert sich das CMP, welches sich eng am SASB orientiert. Die Minimalstruktur eines CMP umfaßt vier Kategorien, zwei intrapsychische und zwei interpersonelle: generalisierte Erwartungsstereotypen, das Verhalten des Patienten gegenüber anderen Personen, das Verhalten anderer dem Patienten gegenüber, das Introjekt (der Umgang des Patienten mit sich selbst). Eine ausführliche Beschreibung und Erweiterung des Modells um den Ursprung der Komponenten (durch Verinnerlichungen) findet sich in Tress et al. (1996a).

Auch in der jüngst vorgestellten *Operationalisierten Psychodynamischen Diagnostik* (Arbeitsgruppe OPD 1996) ist die Identifizierung sich wiederholender Beziehungsmuster von zentraler Bedeutung; zum einen als eine Achse des Diagnosesystems, zum anderen wird auch bei der Einschätzung der Achsen Konflikt und Struktur im wesentlichen auf Einschätzungen von Beziehungsmustern und -verhalten zurückgegriffen.

> Als *dysfunktionelles habituelles Beziehungsmuster* wird die spezifische – für den Patienten leidvolle – Konstellation bezeichnet, die sich aus seinem habituellen Beziehungsverhalten und den typischen Reaktionsweisen seiner Sozialpartner ergibt. [...] Von individuellen Beziehungsgestalten kann wiederum auf intraspsychische Konflikte geschlossen werden. [...] Das *Beziehungsverhalten* verstehen wir als Ausdruck der Dynamik zwischen den mehr oder weniger

> bewußten Beziehungswünschen, den damit verbundenen intrapsychisch wirksam werdenden Ängsten des Patienten und den Befürchtungen, wie das Gegenüber auf die Wünsche reagieren könnte. Das *habituelle* Beziehungsverhalten kann als überdauernde Kompromißbildung zwischen seinen Wünschen und seinen Befürchtungen in Beziehungen verstanden werden (Arbeitsgruppe OPD 1996, 43f).

> Bei Patienten beobachten wir deshalb häufig, daß sie mit ihren Bezugspersonen relativ stabile und gleichbleibende Themata, Handlungsbereitschaften, Gefühle und Phantasien zu realisieren versuchen. [...] Übertragungsprozesse, die unbewußte Wünsche im Rahmen von Beziehungen interaktiv verwirklicht sehen wollen, tragen dazu bei, in welche Position ein Patient in zwischenmenschlichen Beziehungen gerät und in welche Positionen er andere Menschen bringt (a.a.O., 46).

Insofern wird hier das habituelle Beziehungsverhalten als Symptom bzw. Ersatzbildung betrachtet, da es einen kompromißhaften Lösungsversuch eines zugrundeliegenden Konfliktes darstellt.

Diese Konzeption psychischer Störungen als relativ stabile, wiederkehrende, sich gewissermaßen selbst reproduzierende Muster hat in den letzten Jahren zu einer Reihe von Versuchen geführt, psychische Störungen und entsprechend auch psychotherapeutische Prozesse unter dynamisch-systemtheoretischer bzw. chaostheoretischer Perspektive zu betrachten (z.B.: Schneider 1983; Kriz 1989; Tschacher 1990; Höger 1992, Schiepek 1991, Schiepek & Tschacher 1997; Grawe 1998), wobei daran die Hoffnung geknüpft wurde, hier eine schulübergreifende Rahmentheorie für die klinische Psychologie zu finden. Mit den Konzepten System, Attraktor bzw. Ordnungsparameter, Phasenraum, Kontrollparameter, Fluktuation und Störung, Bifurkation, Versklavung und Selbstorganisation, um nur die Kernbegriffe zu nennen[40], scheinen sich wesentliche Phänomene bei psychischen Störungen und in der Psychotherapie anschaulich beschreiben zu lassen. Dabei ist insbesondere das Konzept des Attraktors populär geworden. Patienten scheinen sich in einem relativ stabilen aber eben problematischen Ordnungszustand zu befinden. Es bietet sich an, diesen Ordnungszustand als einen Attraktor zu beschreiben. Ein Attraktor stellt eine Zustandsmenge in einem Phasenraum dar, auf den sich der Systemzustand bei einer genügenden

40 Es kann an dieser Stelle nicht die dynamische Systemtheorie vorgestellt werden, siehe dazu z.B. Haken (1983), Seifritz (1987), Schiepek & Strunk (1994) Peitgen et. al. (1994), Kriz (1999).

Anzahl von Iterationen zubewegt. Außer im Falle chaotischer Attraktoren werden kleinere Fluktuationen oder Störungen absorbiert und haben keinen wesentlichen Einfluß auf die Systementwicklung. So wurde z.B. der Wiederholungszwang systemtheoretisch erklärt:

> Die Wiederholung mag einfach daher rühren, daß nach beliebigen Fluktuationen, die einer neuartigen Situation und Umweltkonstellation entspringen, das soziale System wieder den selben Attraktor ansteuert. Mit anderen Worten: das System funktioniert auf der horizontalen Ebene seiner Selbstorganisation (Tschacher, 1990, 158).

Die maladaptiven Beziehungsmuster von Patienten könnten also als *Beziehungsattraktoren* betrachtet werden; der Sozialpartner würde in den Beziehungsattraktor rekursiv eingebunden, so daß sich das System im Laufe der *Interaktionsiterationen* stabilisiert, obwohl auf der bewußten Ebene Veränderungen angestrebt sein mögen (Benecke 1994).

Das Attraktorenkonzept hat zum Teil eine geradezu inflationäre Anwendung gefunden. Allein in Grawe (1998) ist von „motivationalen Attraktoren", „emotionalen Attraktoren", „Störungsattraktoren", „interpersonellen Attraktoren", „Vermeidungsattraktoren" usw. die Rede. Nahezu jedes Verhalten, z.B. das Gehen, wird als Attraktor gedacht. Grawe setzt Attraktoren im wesentlichen mit Schemata und neuronalen Erregungsmustern gleich. Im Grunde bezieht sich aber der Begriff des Attraktors in der dynamischen Systemtheorie nur auf das Systemverhalten, d.h. auf den System-*Output* im weitesten Sinne. Der Attraktor ist also zu unterscheiden von der Organisationsstruktur eines Systems. Letztere sorgt dafür, daß, sofern sich die Inputs nicht außerhalb des Einzugsbereiches (Bassins) des Attraktors befinden, nach einer entsprechenden Anzahl ungestörter Iterationen sich die Outputs wieder auf dem Attraktor befinden. Schemata oder neurotische Kernkonflikte sind insofern keine Attraktoren, sondern die systeminternen Organisationsstrukturen, durch welche die Attraktoren hervorgebracht werden. Diese Organisationsstrukturen lassen sich nicht direkt beobachten und eine Unterscheidung wird problematisch, wenn wir die Ebene des offen beobachtbaren Verhaltens verlassen. So scheint mir die Frage, ob Wünsche und Phantasien nun Output darstellen oder steuernde Komponenten der Organisationsstruktur sind, schwer beantwortbar – ich denke sowohl als auch. Ein neurotischer Kernkonflikt hat sicher in entscheidendem Maße Einfluß darauf, welche Wünsche und Phantasien generiert werden, welches Modell über die Welt (im Falle von Psychotherapie über den Therapeuten und die Beziehung zu ihm) gebildet wird – die Phantasien oder Modelle stellen also einen Output dar. Ebenso haben diese aber steuernde Funktionen, beispielsweise indem sie zu Wahrnehmungsverzerrungen führen oder indem die Generierung eines bestimmten Wunsches die Generierung eines anderen blockiert. Wir haben es also mit einem hierarchisch verschachtelten, höchst komplexen System zu tun. Neben diesen Operationalisierungsproblemen gibt es aber auch noch grundlegende Unterschiede zwischen den mathematischen und physikalischen Systemen, anhand derer die Chaostheorie, Synergetik und Selbstorganisationstheorie entwickelt wurden, und einem System Mensch. Bei den mathematischen und physikalischen Systemen sind Destabilisierungen, Bifurkationen und Phasenübergänge an die externe Veränderung der Kontrollparameter gebunden; wird diese Veränderung rückgängig gemacht, läuft auch das Systemverhalten wieder in die alten Bahnen zurück. Einmal abgesehen davon, daß kein Wissen darüber besteht, was die relevanten Kontrollparameter beim Menschen seien[41], hätten dauerhafte Veränderungen, die also z.B. auch nach Therapieende bestehen bleiben, systemtheoretisch betrachtet, dauerhafte, und nun vom externen Input unabhängigen Veränderungen der Kontrollparameter zur Voraussetzung. Eine systemtheoretische Modellierung müßte also Gedächtnis- oder Internalisierungsfunktionen der entsprechenden Parameter enthalten (Benecke 1994). Diese Schwierigkeit wird auch von Grawe (1998) gesehen und er versucht sie dadurch zu lösen, daß er Attraktoren mit neuronalen Erregungsmustern gleichsetzt, die, einmal durch Bahnung entstanden, sich nun von den Enstehungsbedingungen gelöst haben und somit eine funktionale Autonomie aufweisen. Dies ist der Beschreibung psychischer Prozesse sicher angemessen, ebenso wie die Versklavung großer Teile des psychischen Geschehens durch die Emergenz von Attraktoren. Mit der Einführung einer Gedächtniskomponente wird aber der Rahmen der dynamischen Systemtheorie wieder verlassen[42].

41 Im Grunde müßten es tausende sein, je nach hierarchischer Betrachtungsebene und je nach Output-Verhalten. Außerdem muß wohl von einer hochgradigen Vernetzung der Parameter ausgegangen werden.

42 Die Annahme einer funktionalen Autonomie bringt zudem weitere Probleme mit sich: psychische Störung und andere Attraktoren würden sich allein deshalb erhalten, weil sie sich einmal gebildet haben. Ein Wutanfall als emotionaler

Die knappe Kritik an der in weiten Teilen immer noch metaphorischen Verwendung der Konzepte der dynamischen Systemtheorie innerhalb der klinischen Psychologie soll deutlich machen, daß psychische Prozesse zwar als „Paradebeispiele für dynamische, rückgekoppelte Systeme" (Höger 1992, 229) gelten können und insofern viele der in der Theorie dynamischer Systeme beschriebenen Prozesse wahrscheinlich auch im menschlichen Seelenleben stattfinden, daß aber eine Übertragung dieser Modelle nicht ohne Schwierigkeiten vorgenommen werden kann und daß bei einem inflationären Gebrauch ohne adäquate Operationalisierungen kein wirklicher Erkenntnisgewinn zu erwarten ist. Das wird mittlerweile auch von anderen Autoren gesehen[43]. So schreibt etwa Kriz (1997): Der Begriff Attraktor

> steht oft synonym für etwas, das sonst mit Begriffen wie „Regel", „Ordnung", „Struktur", „Interaktionsmuster", „Gestalt", „Schema" etc. gekennzeichnet wird (a.a.O., 59).

> Insgesamt wird deutlich, daß eine Beschreibung dynamischer Systeme mit Hilfe des Attraktorenkonzeptes zwar interessante Analogien zu naturwissenschaftlichen Modellen zuläßt, daß dieses Konzept aber gerade im Bereich des Psychischen und Interaktiven hohe Anforderungen an die Präzisierung jener Systemebenen und Dynamiken stellt, auf die sich die Begriffe genau beziehen, wenn nicht statt einer Klärung eine Vernebelung riskiert werden soll (a.a.O., 68).

Nach diesem Exkurs möchte ich mich nun der Frage zuwenden, wie man sich die Aktualisierung der oben beschriebenen repetitiven maladaptiven Beziehungsmuster vorstellen kann. Die Untersuchungen der Arbeitsgruppe um Rainer Krause haben gezeigt, daß dem mimisch-affektiven Verhalten bei der interaktiven Implantierung dieser Beziehungsmuster in Alltagsdyaden eine besondere Bedeutung zukommt (Steimer et al. 1988; Hufnagel et al. 1991; Sänger-Alt et al. 1989; Steimer-Krause et al. 1990; Schwab et al. 1994; Schwab & Krause 1994; Krause 1997). Wie kann man sich die Funktion der Mimik bei diesem Implantierungsprozeß vorstellen? In Kap. 1.12 wurde geltend gemacht, daß die Funktion eines mimisch-affektiven Zeichens in einer Dyade wesentlich vom Bezugsfeld des Zeichens, von seinem Referenzpunkt abhängt. Ein Ärger- oder

---

Attraktor bei einem jähzornigen Menschen hätte in dieser Konzeption dann u.U. keine aktuelle psychische Regulationsfunktion mehr.

43 Zu grundlegenden methodischen Problemen siehe auch Merten (2000).

Angstgesicht, daß sich für den Empfänger erkennbar auf die innere Objektwelt des Senders bezieht, wird sich anders im aktuellen Beziehungserleben von Sender und Empfänger niederschlagen als ein direkter interaktiver Bezug der gleichen Zeichens. Neben Blickverhalten und paraverbalen Verhaltensweisen ist der sprachinhaltliche Kontext eines affektiven Zeichens eine wichtige Informationsquelle für den Empfänger, die es ihm erst ermöglicht, das Zeichen im entsprechenden Bezugsfeld zu verorten.

Wird in einer Interaktion ein unbewußtes Schema aktiviert, dann erhält die reale Situation eine szenische Bedeutungsaufladung, die sich erst einmal nur in der subjektiven Innenwelt des Patienten vollzieht. Der aktuelle Interaktionspartner wird gemäß den Objektrepräsentanzen des Schemas wahrgenommen. Der Patient empfindet sein Gegenüber nun als z.B. ihn bevormundend oder entwertend oder nichtswürdig, je nachdem welche Rollendefinitionen sein Schema enthält, und er reagiert affektiv auf diese Objektrepräsentanz. Der Partner wird wiederum mit großer Wahrscheinlichkeit auf dieses ihm entgegengebrachte Verhalten in komplementärer Weise interaktiv antworten, womit das unbewußte Schema des Patienten in der aktuellen Beziehung, im interaktiven Feld implantiert ist. Die interaktive Implantierung würde also der „Verkennung" des realen Objektes folgen. Voraussetzung dafür ist, daß der „eigentliche" Objektbezug des Affektes unbewußt bleibt und entsprechend auch nicht durch eine sprachlich kontextuelle Einbettung expliziert werden kann. Auch für den Interaktionspartner bleibt dieser Objektbezug dann notwendigerweise unklar, und er wird daher das affektive Zeichen auf die aktuelle Beziehung respektive auf sich selbst beziehen und entsprechend direkt interaktiv affektiv darauf reagieren. Auf diese Weise werden die eigentlich an unbewußte Repräsentanzen geknüpfte Affekte regelmäßig interaktiv wirksam und die subjektive Innenwelt des Patienten manifestiert sich im interaktiven intersubjektiven Feld, dann als gemeinsam erlebte, reale Beziehungskonstellation, in der sich reale und unbewußte Anteile vermischen.

Diese Prozesse der Aktualisierung der subjektiven Innenwelt des Patienten im interaktiven intersubjektiven Feld des realen Beziehungsgeschehens finden auch in Psychotherapien statt und in diesem Fall ist es der Therapeut, der durch seine interaktiven Reaktionen einen wesentlichen Anteil daran hat. Wie groß der Anteil des Therapeuten, der Beitrag seiner Subjektivität, an der sich entwickelnden Übertragungsbeziehung ist, wird innerhalb der Psychoanalyse zur Zeit unter dem Stichwort *Intersubjektivität* kontrovers diskutiert, ebenso die behandlungstechnischen Konsequenzen. Thomä (1984; 1999) spricht von der „Bifokalität der Übertragung", d.h. die mit den unbewußten Schemata verbundenen Reaktionsbereitschaften werden „bei passenden Anlässen als ‚Übertragungen' ausgelöst" (Thomä 1999, 829). Passende Anlässe seien Verhalten des Analytikers. Entsprechend könne es auch keine „unveränderten Nachdrucke" geben. „Die Übertragungen sind stets veränderte Neudrucke. In die alten Klischees, in die alten Druckvorlagen, Schemata oder Models prägen sich Veränderungen ein. Die Neuauflagen haben zwei Autoren, den Patienten und den Analytiker" (Thomä 1999, 832). Diese Auffassung von Übertragung steht im Gegensatz zu der klassischen, rein am Intrapsychischen des Patienten orientierten und noch heute in der kleinianischen Schule vorherrschenden Sichtweise, der zufolge in der aktuellen Beziehung die Vergangenheit des Patienten gewissermaßen voll zur Entfaltung kommt.

Nun könnte man, angesichts der schlecht bestreitbaren Intersubjektivität einer sich entwickelnden Beziehungskonstellation, annehmen, daß Rückschlüsse auf das Intrapsychische des Patienten nicht mehr möglich sind, weil sich jeweils eine völlig neue Konstellation ergibt. Gegen eine solche Sichtweise der Beliebigkeit spricht zum einen die klinische Erfahrung, zum anderen die Natur der oben skizzierten Aktualisierungsvorgänge. Wie in Kap. 1.5 dargelegt wurde, sind den verschiedenen Affekten spezifische Beziehungswünsche und regulatorische Funktionen inhärent, die gewöhnlich auch von den jeweiligen Interaktionspartnern verstanden werden. Wird in einer Interaktion ein unbewußtes Schema ausgelöst und führt dies zu entsprechendem Verhalten des Patienten im interaktivem Feld (z.B. mimisch Verachtung zeigen), dann wird dadurch ein spezifischer Zustand im Interaktionspartner ausgelöst. Die Variation im sich in der Folge entwickelnden Interaktionsprozeß ergibt sich dann in erster Linie aus den Regulierungsmöglichkeiten des Interaktionspartners. Der Interaktionspartner könnte die in der Verachtungsmimik inhärente Beziehungsdefinition annehmen, er könnte versuchen innere Regulierungen der damit verbundenen Entwertung vorzunehmen, es könnte zu verstecktem oder offenem Auskämpfen der damit verbundenen „Überlegenheitsposition" kommen. Das mit der Verachtung verbundene Beziehungsthema ist in jedem Falle interaktiv präsent.

Während in Alltagsdyaden die Interaktionspartner der Patienten für gewöhnlich in erster Linie an ihrer Selbstregulation interessiert sind und somit der maladaptive Zirkel ständig in Variationen wiederholt wird, geht es in therapeutischen Dyaden um die Durchbrechung dieser Wiederholungsprozesse. Eingedenk der eben beschriebenen Aktualisierungsvorgänge geht es also darum, die unbewußte repräsentationale Innenwelt des Patienten wieder zurückzugewinnen, und damit auch das eigentliche Bezugsfeld der Affektivität des Patienten. Der Wiederholungsanteil des Geschehens im interaktiven intersubjektiven Feld zwischen Patient und Therapeut kann so in das mentale intersubjektive Feld zurück geholt werden, mitsamt der zugehörigen Affektivität und nun für beide bewußt erleb- und reflektierbar werden (siehe Kap. 2.2).

Traditionell wird innerhalb der psychoanalytischen Krankheitslehre eine nosologische Zweiteilung vorgenommen. Freud (1914) unterschied zwischen Übertragungneurosen und narzißtischen Neurosen. Als Übertragungneurosen galten Hysterie, Phobien und Zwangsneurosen, als narzißtischen Neurosen im wesentlichen Psychosen. Letztere galten als nicht analysierbar. Heigl-Evers, Heigl & Ott (1993) trennen zwischen „Konfliktbedingter Psychopathologie“ und „Vorwiegend entwicklungsbedingter und traumatogener Psychopathologie“, letztere bezeichnen die Autoren auch als „Strukturelle Störungen“. Psychische Strukturen als solche sind der direkten Beobachtung nicht zugänglich, sie müssen erschlossen werden. Solche Rückschlüsse von beobachtbaren Phänomenen auf innerpsychische Strukturen sind nur möglich, wenn ein funktionales Modell dieser Innenwelt besteht, in das sich die Beobachtungen einordnen und verbinden lassen. Es soll an dieser Stelle nicht näher auf die verschiedenen (teilweise konkurrierenden) Modelle innerpsychischer Strukturen eingegangen werden (siehe Harsch 1980, Schulz 1999). Vielmehr soll versucht werden, die Kriterien, anhand derer strukturelle Störungen diagnostiziert werden bzw. anhand derer strukturelle Störungen sich von Neurosen unterscheiden, kurz anzureißen, da sich anhand dieser Kriterien Implikationen für die „Wirkung“ von Affektexpressionen der Sozialpartner ableiten lassen, die für weiterführende Untersuchungen wichtig sind (siehe Kap.7.1).

Die Unterscheidung zwischen konfliktbedingten Störungen (Neurosen) und strukturellen Störungen wurde entlang verschiedener Merkmale versucht. So kann die Vorstellung, daß der Zeitpunkt einer Traumatisierung mit der „Schwere" der Störung zusammenhinge, nicht gehalten werden (Hoffmann 1986). Insbesondere werden Defizite in der Ausbildung oder Verwendungsmöglichkeit der sogenannten Ich-Funktionen zur Differentialdiagnose herangezogen. Ich-Funktionen sind z.B.: Denken, Wahrnehmen, Realitätsprüfung, Regulierung und Kontrolle von Impulsen und Affekten usw. (Mertens 1992). Defizite oder Ausfälle dieser Ich-Funktionen werden als Indikator für das Vorliegen struktureller Störungen betrachtet[44].

In jüngster Zeit gab es weitere Anstrengungen, diagnostische Kriterien für die Einschätzung des „Integrationsniveaus der psychischen Struktur" zu erarbeiten (Arbeitsgruppe OPD 1996). Hier wird psychische Struktur erfaßt als „die Struktur des Selbst in Beziehung zum anderen" (a.a.O., 69), so daß zur Strukturdiagnose im wesentlichen auch auf Beziehungsverhalten zurückgegriffen wird.

> Je eingeschränkter ein Mensch in seinen Ich-Fähigkeiten und Abwehrmöglichkeiten ist, desto mehr ist er darauf angewiesen, Interaktionen möglichst so zu gestalten, wie er sie bereits kennt, um das Ausmaß neuer und überfordernder Erfahrungen zu limitieren. [...] Interpersonelle Flexibilität ist also dann gegeben, wenn ein Patient differenzierte Beziehungen gestalten kann. Diese Flexibilität ist entscheidend von der Fähigkeit des Ichs abhängig, zwischen den inneren Bedürfnissen des Individuums, den Anforderungen des Über-Ichs und der Umwelt zu vermitteln (OPD 1996, 46).

In Anlehnung an entwicklungspsychologische Vorstellungen wird die psychische Struktur eines Erwachsenen als Ergebnis eines Prozesses mit „zunehmender Differenzierung und Integration verstanden, die vor allem auch durch eine zunehmende ‚Psychisierung' gekennzeichnet ist. Dabei handelt es sich um den Aufbau der intrapsychischen Repräsentanzen der äußeren Welt (Objektrepräsentanz) sowie der Erfahrungen und Einstellungen des Selbst im Umgang mit der Objektwelt (Selbstrepräsentanz, Interaktionsrepräsentanz)" (Arbeitsgruppe OPD 1996, 70).

---

44 Eine differentialdiagnostisch wichtige Unterscheidung besteht allerdings darin, ob eine defizitäre Entwicklung vorliegt, so daß sich bestimmte strukturelle Differenzierungen und Ich-Funktionen gar nicht erst entwickeln konnten, oder ob die Ich-Funktionen zwar prinzipiell verfügbar sind aber aufgrund von inneren Konflikten oder äußeren Belastungen regressive Prozesse entstehen, die das Zurückgreifen auf diese Funktionen verhindern. Letztere zählen nicht zu den strukturellen Störungen, sondern werden als *funktionelle* Ich-Funktionsstörungen betrachtet, weil ihnen eine Abwehr-Funktion zukommt.

Von mehreren Autoren wird als eine Art übergeordnetes Kriterium für das Vorliegen einer strukturellen Störung das Fehlen einer inneren Bühne, eines mentalen Puffersystems angesehen.

> Während bei den konfliktbedingten Psychopathologien die entsprechenden inneren Spannungen ihren Austragungsort auf der *inneren* Bühne, in der – unbewußten – Phantasiewelt der Person haben, werden innere Unverträglichkeiten im Fall der klinisch und theoretisch dagegen abzugrenzenden Entwicklungspathologien [...] unter Einbeziehung realer Objekte auf der interpersonellen, der *interaktionellen* Bühne verarbeitet (Heigl-Evers et al. 1993, 97).

> Ungestörtheit der Struktur bedeutet, daß der einzelne über diesen psychischen Binnenraum verfügen und ihn mittels intrapsychischer Prozesse so regulieren kann, daß auch interpersonelle Beziehungen in befriedigender Weise hergestellt und aufrechterhalten werden können (Arbeitsgruppe OPD 1996, 70).

Das Fehlen dieser inneren Bühne, als Puffer für konfliktive Spannungen und Impulse, bewirkt, daß diese direkt agiert werden müssen, da ein inneres Phantasiesystem, das ein mentales Probehandeln erlauben würde, entweder fehlt oder nicht zum Einsatz kommen kann (Krause 1997; Fonagy 2000). Diese Pufferfunktion von psychischen Repräsentanzen wurde schon von Beres (1965) herausgestrichen. Er schreibt, daß „zur Ermöglichung des Reaktionsaufschubs seelische Repräsentanzen angenommen werden müssen, die durch gebundene Triebenergie besetzt sind und in Bildern, Phantasien oder Gedanken hervorgerufen werden können" (a.a.O., 931). Wodurch sich die Bilder, Phantasien und Gedanken strukturell gestörter Patienten von denen neurotischer Patienten unterscheiden, daß sie diese Pufferfunktion nicht erfüllen können, ist bisher nicht geklärt, bzw. liegen hier kontroverse Modelle vor (Kernberg 1975; Wurmser 1994; Fonagy 2000).

Ein weiteres Merkmal struktureller Störungen ist die mangelnde Fähigkeit zur Empathie. Es ist leicht einzusehen, daß durch den *Entäußerungszwang* bzw. die *Inszenierungsnotwendigkeit* der inneren Konflikte wenig Raum bleibt, die äußeren Personen als das zu sehen, was sie sind: eigenständige Personen mit einer eigenen Innenwelt, eigenen Bedürfnissen und Intentionen. Aufgrund der fehlenden Kohärenz der Selbstrepräsentanzen innerhalb verschiedener Beziehungsschemata bei strukturell gestörten Patienten besteht zudem auch keine Möglichkeit der Empathie für sich selbst innerhalb anderer als des gerade aktivierten Schemas (vgl. Kap. 1.8).

Aus den vorangegangenen Ausführungen läßt sich ableiten, daß sich therapeutische Veränderungen im wesentlichen im Bereich der repetitiven Beziehungsmuster, und damit also im Bereich der Repräsentanzen von Objekten, Selbst und den Interaktionen abspielen müssen. Der Patient sollte in die Lage versetzt werden, seine Beziehungen so zu gestalten, daß ihm die Befriedigung essentieller Bedürfnisse möglich wird, ohne dies gleichzeitig aufgrund der damit in Konflikt stehenden Wünsche, Anforderungen oder Verboten sabotieren zu müssen. Dazu bedarf es bestimmter Voraussetzungen im Bereich der psychischen Struktur, die innerhalb der psychoanalyitschen Theoriebildung mit „Ich-Reife“, „Integration“ und dergleichen beschrieben wurden (siehe oben).

Veränderungen bilden sich zwar in veränderten Symptomen und Beziehungsmustern (nach obigen Darstellungen in einer Flexibilisierung im realisierbaren Beziehungsverhalten) ab, nach psychoanalytischer Idee liegen dem aber Veränderungen in der innerpsychischen Repräsentanzenwelt und den inneren Konflikten zugrunde (Luborsky 1984).

Entsprechend der oben dargestellten Unterscheidung in konfliktbedingte und strukturelle Störungen ergeben sich auch Unterschiede in der Konzeptualisierung dessen, was sich im Laufe einer psychotherapeutischen Behandlung verändern sollte. Ausformulierte therapeutische Ziele beim Vorliegen einer strukturellen Störung nennen beispielsweise Heigl-Evers et al. (1993, 204f). Insgesamt geht es dabei um die Entwicklung einer strukturellen Reife mit integrierten Ganzobjekten, triadischen Beziehungen, differenzierter Affektwahrnehmung, Affekttoleranz, Realitätsprüfung usw., um die Entwicklung einer inneren Bühne für die Austragung von psychischen Konflikten, also um eine Psychisierung (siehe oben). Bei den Neurosen wird diese innere Bühne als gegeben betrachtet, allerdings sind die Geschehnisse auf dieser Bühne in wichtigen konflikthaften Anteilen unbewußt, so daß es hier nicht um Nachreifung der Strukturen geht, sondern um Aufdeckung und Durcharbeitung der den Symptomen, also auch den repetitiven maladaptiven Beziehungsmustern zugrunde liegenden unbewußten Konflikte.

2.2 Wie kommt die Veränderung zustande?

> Er [der Analytiker] leitet einen Prozeß ein, den der Auflösung der bestehenden Verdrängungen, er kann ihn überwachen, fördern, Hindernisse aus dem Wege räumen, gewiß auch viel an ihm verderben. Im ganzen aber geht der einmal eingeleitete Prozeß seinen eigenen Weg und läßt sich weder seine Richtung noch die Reihenfolge der Punkte, die er angreift, vorschreiben (Freud 1913, 190).

Veränderungen entstehen demnach durch die Aufhebung der Verdrängungen, „um sie durch Reaktionen zu ersetzen, wie sie einem Zustand von psychischer Gereiftheit entsprechen würden. Zu diesem Zwecke soll er [der Patient] bestimmte Erlebnisse und die durch sie hervorgerufenen Affektregungen wieder erinnern, die derzeit bei ihm vergessen sind" (Freud 1937, 395). Heute ist man sich einig, daß es nicht reicht, die Affektregung zu erinnern, sondern sie müssen wiedererlebt und durchgearbeitet werden. Nach Racker (1959) stellt sich das Verhältnis von Erinnerung an Vergangenes und gegenwärtiges Erleben folgendermaßen dar: Vergangenheit wird nicht als solche, sondern als Gegenwart erlebt; daher werden auch (aus der Vergangenheit stammende) Bedrohungen als gegenwärtig erlebt. Soweit Vergangenheit als etwas Vergangenes erlebt wird, ist das Erinnern ein Widerstand gegen das Erleben des Gegenwärtigen. Wirkliches Bewußtwerden von etwas Vergangenem hat den Charakter eines Gegenwartserlebnisses und die begleitende Angst gilt einer als gegenwärtig erlebten Bedrohung.

In Freuds Werk findet sich keine größere Abhandlung zum Thema der therapeutischen Technik. Statt dessen hat er in verschiedenen Schriften Regeln aufgestellt bzw. „Ratschläge" für den psychoanalytischen Therapeuten gegeben. Explizit spricht er diesen Regeln den Rang von für die Psychoanalyse verbindlichen Anweisungen ab:

> Ich tue aber gut daran, diese Regeln als ‚Ratschläge' auszugeben und keine unbedingte Verbindlichkeit für sie zu beanspruchen. Die außerordentliche Verschiedenheit der in Betracht kommenden psychischen Konstellationen, die Plastizität aller seelischen Vorgänge und der Reichtum an determinierenden Faktoren widersetzen sich einer Mechanisierung der Technik und gestatten es, daß ein sonst berechtigtes Vorgehen gelegentlich wirkungslos bleibt und ein für gewöhnlich fehlerhaftes einmal zum Ziele führt (Freud 1913, 182).

> Diese Technik hat sich als einzig zweckmäßige für meine Individualität ergeben; ich wage es nicht in Abrede zu stellen, daß eine ganz anders konstituierte ärztliche Persönlichkeit dazu gedrängt werden kann, eine andere Einstellung [...] zu bevorzugen. (Freud 1912, 171).

Diesen Relativierungen der Gültigkeit seiner technischen Ratschläge zum Trotz wurden Freuds therapeutische Regeln in der Folge vielfach zum Dogma der psychoanalytischen Therapie erhoben. Es soll hier nicht im Detail auf die einzelnen psychoanalytisch-technischen Regeln eingegangen werden (siehe dazu z.B. Mertens 1992; Thomä & Kächele 1989). Da das Hauptinteresse dieser Arbeit der Funktion des affektiven Verhaltens der Therapeuten gilt, soll statt dessen die sich wandelnde Rolle des Therapeuten im therapeutischen Prozeß und dessen Beitrag am Zustandekommen von Veränderungen dargestellt werden.

Die klassische psychoanalytische Technik, das psychoanalytische Hauptinstrument war und ist die Deutung bzw. Deutungsarbeit, die auch die vorbereitenden Interventionen mit einschließt (Laplanche & Pontalis 1967; Greenson 1967 u.a.). Einen Überblick über die empirische Forschung bezüglich der Wirksamkeit dieser Kernvariable psychoanalytischer Technik findet sich in Henry et al. (1994). Was sich dagegen grundlegend geändert hat, ist die Sichtweise vom Therapeuten, seiner Haltung, seines persönlichen Einflusses. So zeichnet Freud mit den Neutralitäts- und Inkognitoregeln, seinen Metaphern vom „Spiegel" oder des „gefühlskalten Chirurgen" (Freud 1912) ein Bild des Analytikers, welches sich durch Neutralität, Nicht-Handeln, ohne Einfluß der Persönlichkeit des Analytikers auf die Behandlung auszeichnet[45]. Das Ziel des therapeutischen Handelns war die Überwindung des Widerstandes, die Aufhebung der Verdrängung und die Einsicht.

Der erste Verfechter einer aktiven Rollenkonzeption des Analytikers war Sandór Ferenczi. In seinen „technischen Experimenten" versuchte er den Einfluß des Therapeutenverhaltens auf den therapeutischen Prozeß zu verstehen, was ihn zur Entwicklung einer „aktiven Technik" führt.

---

45 Heute weiß man, daß auch Freud sich nicht daran hielt (Haynal 1989). Das Bestreben, den Einfluß der Person des Analytikers (zumindest theoretisch) so gering wie möglich zu halten, wurzelte wohl zu einem großen Teil im Bemühen um die Anerkennung der Psychoanalyse als „wissenschaftliche" Methode (Thomä & Kächele 1989).

> Während man sich nämlich früher bemühte, die therapeutische Wirkung als Reaktion auf die Aufklärung des Patienten zu erzielen, bestreben wir uns nunmehr, das von der Psychoanalyse erworbene Wissen weit unmittelbarer in den Dienst der Therapie zu stellen, indem wir aufgrund unserer Einsicht die entsprechenden *Erlebnisse* in direkter Weise *provozieren* und dem Patienten nur dieses ihm natürlich auch unmittelbar evidente Erlebnis *erklären* (Ferenczi & Rank 1924, 243)

Die Frage, die seit der Freud-Ferenczi-Kontroverse immer wieder gestellt wurde, lautet also: Einsicht oder Beziehung (Cremerius 1979; Thomä 1983; Haynal 1989). Seitdem wurde dem Beziehungsaspekt in der psychoanalytischen Arbeit immer mehr Aufmerksamkeit geschenkt.

In den eben zitierten Worten Ferenczis klingt allerdings schon an, daß die sich scheinbar widersprechenden Techniken der *väterlich-rationalen* Einsichtstherapie und der *mütterlich-regressiven,* emotionale Erfahrung vermittelnden Vorgehensweise (Cremerius 1979; Thomä 1983; Haynal 1988, 1989) sich nicht eigentlich ausschließen müssen.

Aus dem Umfeld der modernen Psychoanalyse und der interpersonellen Theorie sind einige empirische Ansätze zur Untersuchung der Wirksamkeit des vom Therapeuten realisierten Beziehungsverhaltens entstanden.

So legen die Arbeiten der Mount Zion Gruppe um Weiß & Sampson (1986) nahe, daß ein wesentliches therapeutisches Agens im sog. *plankompatiblen*[46] Verhalten des Therapeuten zu sehen sei. Indem sich der Therapeut entgegen den unbewußten Erwartungen des Patienten und damit eben plankompatibel verhält, kann der Patient Sicherheit und Vertrauen in die Beziehung gewinnen. Erst diese „empirische“ Falsifizierung seiner pathogenen Überzeugungen in der Beziehung ermöglicht es dem Patienten, sich auf die diesen Überzeugungen zugrundeliegenden Erfahrungen mit dem dazugehörigen negativen affektiven Gehalt einzulassen und Einsicht zu gewinnen. Welches Therapeuten-verhalten plankompatibel ist und somit eine Sicherheit bietende Bedingung darstellt,

46 Unter dem *Plan* des Patienten verstehen Weiß & Sampson den Versuch einer unbewußten Problemlösung, und zwar in dem Sinne, daß die jeweiligen Sozialpartner „getestet“ werden, ob sie sich entsprechend den negativen Erwartungen des Patienten verhalten, in der unbewußten Hoffnung, sie mögen dies gerade nicht tun, obwohl die Patienten sie dazu „provozieren“. Plankompatibel ist entsprechend solches Verhalten, welches den provozierten aber gefürchteten negativen Erwartungen / Erfahrungen der Patienten widerspricht.

ist in hohem Maße patienten- und störungsspezifisch (vgl. Eagle 1988). Weiß & Sampson (1986) sprechen von „testing the limits“ der Patienten und spielen damit auf die provozierten Beziehungsangebote bzw. die Übertragungserwartungen an, die der Patient in die Beziehung zum Therapeuten trägt. Die Notwendigkeit des Nichteingehens auf diese Angebote, findet sich schon bei Ferenczi: Der Patient versucht „die Tragfestigkeit der Geduld des Analytikers [...] konsequent und auf die verschiedenste Art auf die Probe zu stellen“, er beobachtet „die Reaktionsweise des Arztes [...] aufs allerscharfsinnigste“ und entdeckt „die leisesten Anzeichen unbewußter Regungen im Analytiker, der diese Analysenversuche mit unerschütterlicher Geduld zu ertragen hat“ (Ferenczi 1928, 391).

Auch bei Ferenczi bleibt also die Neutralität des Therapeuten gewahrt, sie bezieht sich hier aber auf die „leisesten Anzeichen unbewußter Regungen im Analytiker“ und damit auf das Agieren oder auch nur das bloße Zeigen von Gegenübertragungsimpulsen.

Ähnlich wie Weiß & Sampson verstehen Strupp & Binder (1984) in ihrem Modell Therapie als ein fortgesetztes interaktionelles Aushandeln, die Übertragungsneurose als zwischenmenschliche Inszenierung der innerseelischen Konflikte des Patienten wie auch des Therapeuten. Der Handlungsdialog (Klüver 1983) gestaltet sich nach den expliziten und impliziten Beziehungsregeln von Patient und Therapeut. Aus diesem eigentlich zirkulären Modell leitet sich ein minimalistischer Therapieentwurf ab; in der Hauptsache geht es für den Therapeuten darum, „den Rollendruck zu erspüren, ohne ihm nachzugeben, und statt dessen das typische Verhalten anderer zu konterkarieren und somit den maladaptiven Zirkel zu durchbrechen“ (Tress et al. 1994, 347).

Von mehreren Autoren wird die Notwendigkeit betont, als Therapeut zu einem Teil den Beziehungserwartungen des Patienten zu entsprechen, als Voraussetzung dafür, daß sich der Patient überhaupt auf Veränderungsprozesse einlassen kann (Grawe 1987; Krause 1992a), bei einem gleichzeitigen „erwartungsdiskonkordanten Nichteingehen“ auf die „Provokationen“ des Patienten (Krause 1992a, 609). Zum anderen ist zu erwarten, daß auch der Therapeut das für den jeweiligen Patienten charakteristische Beziehungsmuster erst verstehen kann, wenn sich dieses in der Beziehung zu ihm realisiert hat; der Therapeut muß sich also ein Stück weit verführen lassen, um das Patientenmuster und die in den Handlungspartnern erzeugten Reaktionen verstehen zu können (Morgenthaler 1978; Krause 1992).

Entsprechend der Konzeptualisierung psychischer Störungen als dynamische Systeme bzw. Attraktoren (siehe Kap. 2.1) wurde auch versucht, den psychotherapeutischen Veränderungsprozeß im Rahmen dieser Theorie zu beschreiben (z.B.: Schneider 1983, 1992; Schiepek et al. 1992; Grawe 1987, 1998). Gemeinsamer Kern dieser systemtheoretischen Betrachtungen des therapeutischen Prozesses ist, daß das stabile aber eben problematische Patientensystem destabilisiert werden muß, damit es sich anschließend neu organisieren kann. Das oben genannte erwartungsdiskonkordante Nichteingehen des Therapeuten auf die Provokationen des Patienten kann in dieser Perspektive als gezielte Störung des Patientensystems betrachtet werden, wodurch Fluktuationen erzeugt werden, die das Patientensystem derart destabilisieren, daß sich der alte Attraktor auflöst oder zumindest seine Dominanz im psychischen System verliert und sich andere Attraktoren bilden (Benecke 1994)[47]. Üblicherweise werden bei der Applikation der dynamischen Systemtheorie einfach die schon bekannten Prozesse der entsprechenden Therapie-Schule mit der neuen Begrifflichkeit beschrieben. So werden z.B. von Schneider (1983) Deutungen als Störungen interpretiert, Fluktuationen im Patientensystem werden vom Analytiker verstärkt, „indem er durch das Herausarbeiten eines Bedürfnisses des Patienten mittels Deutungen ‚Energie‘ zuführt“ (a.a.O., 105). Bei Grawe (1987) hingegen kann der Therapeut „nicht selbst Bewegung ‚energetisieren‘“, so daß Interventionen zwar auch „gezielt gesetzte Störungen“ darstellen, durch welche der Therapeut aber lediglich dem gerade ablaufenden Prozeß eine „von ihm für wünschenswert gehaltene Richtung“ geben könne (Grawe 1987, 81). Auch Schiepek et al. (1992) bleiben bei ihren aus der

47 Thomä & Kächele (1989) geben, allerdings ohne Bezug zur Systemtheorie, ein schönes Beispiel, wie auftretende Fluktuationen vom Therapeuten unterdrückt werden können: Artikuliert ein Patient realistische Beobachtungen bezüglich des Analytikers, so werden diese allzuoft durch Übertragungsdeutungen, in der Art „Sie meinen ich könnte mich ärgern, wie ihr Vater“, abgewiesen. Erfolgt auf eine, aus dieser Kränkung evtl. entstehenden Aggression nochmals eine Übertragungsdeutung, dann ist damit zu rechnen, daß sich der Patient aufgrund seiner Abhängigkeit zurückzieht – weitere Fluktuationen werden unwahrscheinlich. Würden hingegen die „aktuellen Wahrheiten“ in der Deutungstechnik anerkannt, so kann dies nach Thomä & Kächele eine neue, zu den Übertragungserwartungen kontrastierende, Erfahrung darstellen – die Fluktuation wurde aufgegriffen und verstärkt.

Synergetik abgeleiteten Therapieprinzipien bei einer Umformulierung schon bekannter familientherapeutischer Behandlungskonzepte[48]. Trotz der Plausibilität der Beschreibungsmodelle des psychischen Funktionierens und der Veränderungsprozesse auf der Grundlage der dynamischen Systemtheorie, hat sich hieraus m.E. bisher kein nennenswerter Erkenntnisgewinn ergeben, geschweige denn ist man damit einer Integration verschiedener Therapieschulen näher gekommen[49].

Die mit der Begrifflichkeit der dynamischen Systemtheorie operierenden Therapiemodelle betonen die Notwendigkeit der Störung des Patientensystems, oben war von erwartungsdiskonkordantem Nichteingehen die Rede. Bisher lag die Betonung auf der Destabilisierung, dem Auflösen der alten Muster. Aber was geschieht danach? Aus systemtheoretischer Sicht organisiert sich das System dann irgendwie neu; die Annahme, daß diese Neuorganisation besser als die alte sein wird, läßt aus der Theorie nicht ableiten.

Der Therapeut darf also nicht nur das System destabilisieren oder es bei dem „Nichteingehen“ belassen. Es muß noch etwas hinzukommen, damit sich nicht nur Veränderungen, sondern eben auch Verbesserungen ergeben. Thomä & Kächele (1989) unterstreichen, daß der Patient „Neues am Objekt“ entdecken können muß:

> Die Nichtentsprechung genügt u.E. nicht zur Unterbrechung des neurotischen Wiederholungszwangs, und die therapeutische Funktion liegt darin, daß der Psychoanalytiker *innovatorisch* wirkt [...] (Thomä & Kächele 1989, 299; Hervorhebung C. B.).

Diese Notwendigkeit des Neuen, Innovatorischen hatte auch Freud gesehen, wobei er hierdurch vom Ideal des neutralen, gefühlskalten Chirurgen abwich:

---

48 Für einen kritischen Überblick siehe Benecke (1994). Bei Durchsicht der neueren Literatur ergaben sich keine wesentlichen Weiterentwicklungen (siehe auch Merten 2000).

49 Das liegt meines Erachtens zum einen an den schier unüberwindlichen methodischen Problemen, zum anderen aber auch daran, daß die jeweiligen Autoren mit der Applikation dieser Theorie ihrer präferierten Therapierichtung eine „naturwissenschaftliche“ Untermauerung zu geben versuchen.

> Dieser persönliche Einfluß ist unsere stärkste dynamische Waffe, er ist dasjenige, was wir neu in die Situation einführen und wodurch wir sie in Fluß bringen [...] (Freud 1926e, 255f).

Das „Neue am Objekt", das „Innovatorische" findet sich in den, in der Beziehung zum Therapeuten gemachten neuen Erfahrungen, die Veränderungen bei den Patienten bewirken. Damit diese Veränderungen Bestand haben, müssen diese Erfahrungen in die Selbststruktur der Patienten integriert werden. Dies geschieht via Internalisierungen. Hier stellt sich die Frage: was wird internalisiert?

Wie sich in der oben dargestellten Literatur ersehen läßt, wird angenommen, daß in erster Linie die Beziehungserfahrungen des Patienten mit seinem Therapeuten verinnerlicht werden. Analog der Entwicklung von Selbst- und Objektrepräsentanzen in der Ontogenese durch die Internalisierung von Beziehungserfahrungen mit den frühen bedeutsamen Objekten, können sich aus den veränderten, neuen, den negativen Erwartungen widersprechenden Erfahrungen in der direkten *In-Session-Interaktion* neue Repräsentanzen aufbauen, welche es dem Patienten erlauben, auch in externen Beziehungen seine pathologischen Muster zu verlassen.

Des weiteren wird davon ausgegangen, daß der Fortbestand des in der Therapie Erreichten durch die Identifikation mit Qualitäten des Therapeuten selbst, mit den *Funktionen des Analytikers* (Thomä & Kächele 1989; Tress 1990) gewährleistet wird.

> [...] die Übernahme der Ich-Funktionen des Analytikers durch den Patienten – die Art und Weise, wie er in Deutungen Zusammenhänge und Gemeinsamkeiten stiftet und Unterschiedlichkeiten herausarbeitet, welche Strategien zu affektiv-kognitiven Lösung von Konflikten er einschlägt, wie er Fragen stellt, sein Umgang mit Affekten und mit der therapeutisch-psychoanalytischen Beziehung (Thomä & Kächele 1989, 324).

Hier werden verschiedene Qualitäten, Fähigkeiten oder auch Kompetenzen des Analytikers angesprochen, mit denen sich der Patient identifizieren kann. Zum einen geht es um eher kognitive Aspekte, zum anderen um eher affektive Verarbeitungsmöglichkeiten.

Strachey (1935) beschreibt, wie in der Analyse strenge Überich-Inhalte durch menschenwürdigere Wertsetzungen ersetzt werden. „Mutative Deutungen" sollen die Identifizierung des Patienten mit dem

Analytiker als Hilfs-Ich fördern. Auch Sterba (1934) betonte schon die Identifizierung des Patienten mit den realistischen, analysierenden Funktionen des Analytikers. Die Einschränkung auf die Identifikation mit den analytischen Funktionen des Analytikers wurde allerdings kritisiert:

> Die interpersonelle und die intrapsychische Perspektive scheinen einander irgendwie auszuschließen. Nur so ist meiner Ansicht nach [der] Standpunkt zu erklären, daß die Identifizierung mit dem Analytiker für den analytischen Prozeß überhaupt keine Rolle spiele und der Patient sich nur mit den analytischen *Funktionen* des Analytikers identifiziere (Gill 1982, 113).

Wenn es also nicht nur die analytischen Funktionen sind, mit denen sich der Patient identifiziert, sondern „der Analytiker", dann stellt sich die Frage, mit was von diesem. Was also sind die „analytischen Funktionen" und was darüber hinaus eignet sich zur Identifizierung? Diese für die Theorie der Veränderung wesentliche Frage wird erst in jüngster Zeit überhaupt diskutiert. Sie ergibt sich zwingend aus der Zwei-Personen-Psychologie bzw. der Anerkennung der Intersubjektivität des therapeutischen Beziehungsgeschehens. Während hierüber ein weitgehender Konsens besteht, wird über die behandlungstechnischen Konsequenzen der intersubjektiven Sicht des therapeutischen Prozesses gestritten (Thomä 1999, Kernberg 1999, Renik 1999, Paniagua 1999). Für Renik (1999) beispielsweise erübrigt sich aufgrund des Einflusses der Subjektivität des Analytikers auf den Behandlungsprozeß das Konzept der Gegenübertragung und er plädiert für eine offene Mitteilung und Diskussion der Ideen und Wahrnehmungen des Analytikers. Kernberg (1999) und Paniagua (1999) dagegen unterstreichen die professionelle und reflektierende Funktion des Analytikers, der in dieser Funktion außerhalb der aktuellen Beziehungsverstrickung steht, und erst dadurch, unter Heranziehung von Wissen, zu einem tieferen und realistischeren Verständnis des interaktiven Geschehens und der intrapsychischen Bedingungen des Patienten gelangen und deutend veränderungswirksam eingreifen kann. Auch Thomä (1999) unterstreicht die Notwendigkeit einer „exzentrischen Position" des Analytikers, zu der auch Expertenwissen gehöre.

Wenn die Intersubjektivität des therapeutischen Prozesses unstrittig ist, dann muß der Einfluß der Subjektivität des Therapeuten verortet werden. Man kann sich natürlich auf den Standpunkt stellen, daß die Subjektivität des Therapeuten sich überall, von der Einrichtung seiner Praxis bis zur Art und Weise seiner Beziehungsgestaltung, manifestiert und somit eine differenzierte Betrachtung sinnlos ist. Wenn man diesen Versuch dennoch unternehmen will, sehe ich den wesentlichen Einfluß der Subjektivität des Therapeuten darin, mit was von diesem sich der Patient identifiziert. Und hier scheinen mir die affektiven Regulierungskompetenzen des Therapeuten hoch bedeutsam. Aus der klinischen Erfahrung ist bekannt, daß ein Therapeut mit seinem Patienten nur so weit kommt, wie er selbst gegangen ist. Wenn der Therapeut z.B. Schwierigkeiten im Umgang mit depressiven Zuständen hat und diese abwehren muß, dann kann sich ein Patient im besten Falle mit der Abwehr des Therapeuten identifizieren. Die subjektiven affektiven Regulierungskompetenzen des Therapeuten wirken nicht nur auf sein unmittelbares Beziehungsverhalten dem Patienten gegenüber, sondern es ist anzunehmen, daß sie schon die Verstehensprozesse des Therapeuten beeinflussen. Sowohl für deutende Interventionen als auch für ein patientenspezifisches Beziehungsverhalten des Therapeuten ist das „Verstehen" von zentraler Bedeutung. Wie sich aber zeigen wird, ist das Verstehen von der Subjektivität des Therapeuten beeinflußt, insbesondere von seinen affektiven Regulierungsmustern. Und da dies, von der Affektivität des Therapeuten beinflußte Verständnis der inneren und äußeren Situation des Patienten sowohl in die Interventionen einfließt als auch interaktiv wirksam wird, ist anzunehmen, daß es die affektiven Regulierungsmuster des Therapeuten sind, mit denen sich der Patient identifiziert.

2.2.1 Verstehen – was und wie?

In Kap. 2.1 wurde deutlich gemacht, daß psychische Störungen zum Großteil als Beziehungsstörungen verstanden werden können, und daß dementsprechend der Beziehungsaspekt innerhalb der Veränderungstheorie einen hohen Stellenwert hat (Kap. 2.2). Wenn ein wesentliches therapeutisches Agens also in einem vom Patientenmuster abweichenden Beziehungsverhalten des Therapeuten zu sehen ist, dann kommt dem Verstehen / Erkennen dieser dysfunktionalen habituellen Beziehungsmuster entscheidende Bedeutung zu. Zum einen braucht der Therapeut dieses Verstehen, um aus der Verstrickung in das Patientenmuster interaktiv „aussteigen" zu können, d.h. um sich anders verhalten zu können, als der Patient dies von seinen sonstigen Bezugspersonen kennt.

Zum anderen ist die Notwendigkeit der bewußten Reflektion, der Einsicht des Patienten in diese seine Beziehungsmuster mit der Betonung der therapeutischen Beziehung als Wirkvariable nicht überflüssig geworden. Die folgende Darstellung konzentriert sich also darauf, wie ein Verstehen der Beziehungsmuster der Patienten durch den Therapeuten zustande kommen kann.

Es können verschiedene Quellen des Verstehens in der Psychotherapie unterschieden werden. Argelander (1970) unterscheidet objektive, subjektive und szenische Informationen. Während die objektiven Daten vom Patienten direkt berichtet werden oder erfragt werden können und prinzipiell überprüfbar sind, bezieht sich die Quelle der subjektiven Informationen auf den Bedeutungsgehalt, den ein Patient den berichteten Daten verleiht. Diese subjektiven Bedeutungszusammenhänge sind dem Patienten meist nicht bewußt und können vom Therapeuten nur gemeinsam mit dem Patienten herausgearbeitet werden. Eine Hauptaufgabe des Therapeuten besteht darin, den vom Patienten dargestellten äußeren Konflikt in den dahinterstehenden inneren Konflikt umzuformulieren, um die Dynamik des Krankheitsprozesses innerhalb der Person zu verstehen. Während die Gewinnung der objektiven und subjektiven Informationen nur in einem sekundären Zusammenhang mit dem Geschehen in der Situation steht und sich eher auf sprachlich Mitteilbares bezieht, dominiert bei der Gewinnung der „szenischen Information" das Erleben der aktuellen Situation „mit all seinen Gefühlsregungen und Vorstellungsabläufen – auch, wenn der Patient schweigt. [...] Das Instrument der Wahrnehmung ist einzig und allein die Persönlichkeit des Interviewers, eingesetzt und abgestimmt auf das unbewußte Beziehungsfeld mit dem Patienten" (Argelander 1970, 14f)[50]. Durch die Einbeziehung des unmittelbaren emotionalen Erlebens des

50 Abweichend von diesem üblichen Gebrauch, bezieht sich das „szenische Verstehen" bei Lorenzer (1974) ausschließlich auf vom Patienten berichtete Interaktionen in Außensituationen, während er das Verstehen der sich in der Therapiesituation ereignenden Szene unter dem Begriff der „unmittelbaren Teilhabe" abhandelt: während sich „das Verstehen als *szenisches Verstehen* auf das Erkennen der dramischen Entwürfe (die sich in den geschilderten Interaktionen realisieren) [richtet], so tritt der Analytiker mit der ‚unmittelbaren Teilhabe' (deren wichtigste Spielfiguren in der Psychoanalyse Übertragung und Gegenübertragung sind) ins angebotene Drama *selbst als Akteur* ein" (a.a.O., 138).

Therapeuten unterscheidet sich die Quelle der szenischen Informationen grundsätzlich von den beiden anderen.

Lorenzer (1970) unterscheidet „Szene“ und „Situation“. Unter Szene versteht er zum einen den „Originalvorfall“, also die verdrängte Kindheitserfahrung, zum anderen die unbewußten Anteile innerhalb aktuellen Beziehungsgeschehens. Mit Situation ist das bewußtseinsfähige, weil symbolisierte, tatsächliche Geschehen gemeint. Da sich die als unbewußte Repräsentanz gespeicherten szenischen Muster („Klischees“) unbemerkt in den aktuellen Beziehungsgestaltungen durchsetzen, bekommt die aktuelle Situation, in Lorenzers Beispiel eine Interaktion zwischen einem Patienten und seinem Vorgesetzten, zusätzliche Bedeutungen, womit die aktuelle Situation verfälscht wird.

Da es sowohl bei den verbalsprachlichen Inhalten als auch beim Handeln innerhalb der Therapiesituation in erster Linie um das Verstehen von Szenen und deren Bedeutungen geht, kann grob unterschieden werden zwischen den *Außenszenen* und den *Innenszenen*. Außenszenen sind alle Arten von Beziehungen, Handlungen, Emotionen über die in der Therapie gesprochen wird; sie haben außerhalb der Therapie stattgefunden[51] oder beziehen sich auf vergangene Handlungen in der Therapie. Innenszenen bezeichnen die aktuellen, sich in der Therapie abspielenden Interaktionen zwischen Patient und Therapeut; letzteres entspricht dem szenischen Verstehen Argelanders oder dem Handlungsdialog Klüvers.

Ausgangspunkt für das Verstehen / Erkennen von Beziehungsmustern sind also in der Regel Beziehungssituationen, die der Patient schildert oder die sich in der Therapie zwischen Patient und Therapeut ereignen. Um als Szenen verstanden werden zu können, müssen die unbewußten Anteile, die zusätzlichen Bedeutungen, die Verfälschungen dieser Situationen herausgearbeitet werden.

Krause (1997) unterscheidet drei verschiedene Wahrnehmungsformen im therapeutischen Geschehen: den „kausalen Modus“, den „intentionalen Modus“ und das „Symbolverstehen“. Das Verstehen von Beziehungsmustern geschieht wohl in erster Linie im intentionalen Modus, greift aber auch auf den kausalen Modus und die Hermeneutik

51 Diese werden vielfach als „außerhalb der Übertragung [extratransference]“ bezeichnet, womit nicht eine „Nichtübertragung“ gemeint ist, sondern Übertragungen außerhalb der therapeutischen Situation (Gill 1982, 96).

zurück. Die Aussagen aus den beiden letztgenannten Modi werden mit den Aussagen des intentionalem Modus verknüpft bzw. in diesen übersetzt[52]. Die Aussagen aus den drei Verstehensmodi können als Bausteine für das Verstehen von Beziehungsmustern betrachtet werden.

Außenszenen: Verstehen von Beziehungsschilderungen

> Seine [des Analytikers] Arbeit der Konstruktion oder, wenn man es lieber hört, der Rekonstruktion, zeigt eine weitgehende Übereinstimmung mit der des Archäologen, der eine zerstörte und verschüttete Wohnstätte oder ein Bauwerk der Vergangenheit ausgräbt (Freud 1937, 396f).

Eine wichtige Quelle des Verstehens sind die Inhalte der Erzählungen des Patienten. In der Arbeit über „Konstruktionen in der Analyse" nennt Freud (1937) verschiedene Quellen, die vom Patienten zur Verfügung gestellt werden. Aus diesen „Rohstoffen" soll der Analytiker ein möglichst „zuverlässiges und in allen wesentlichen Stücken vollständiges Bild der vergessenen Lebensjahre des Patienten" (a.a.O. 396) konstruieren; der Rohstoff besteht aus Traummaterial, freien Einfällen, „Andeutungen von Wiederholungen der dem Verdrängten zugehörigen Affekte, in wichtigen oder geringfügigen Handlungen des Patienten innerhalb wie außerhalb der analytischen Situation" und dem „Verhältnis der Übertragung". Freud hatte also in erster Linie die Vergangenheit des Patienten im Visier.

Ein gemeinsames Merkmal vieler der heute existierenden Therapieverfahren, nicht nur im analytischen Kontext, könnte darin gesehen werden, daß auf die Qualitäten der zwischenmenschlichen Beziehungen der Patienten (aktuellen u. vergangenen) besonderes Gewicht gelegt wird. Wobei es weiterhin ein Spezifikum des analytischen Ansatzes ist, in den aktuellen Beziehungskonflikten die Manifestationen innerer, unbewußter Konflikte zu sehen, und es daher weiterhin auch darum geht, die unbewußten Bedeutungen aktueller Konflikte zu erhellen

52 Auch ein Symbolverstehen kommt ohne eine solche Übersetzung und Einbettung in einen Beziehungskontext nicht aus. Mit der Entschlüsselung Ehefrau=Mutter oder Porsche=Phallus ist noch nichts verstanden. Psychologische Bedeutung erhalten die Objekte nur als Objekte innerhalb einer bestimmten „Szene".

(wobei die Analyse der Übertragungsmanifestationen nach wie vor eine Schlüsselstellung einnimmt).

Mittlerweile gibt es einige Ansätze, die Herausarbeitung der konfliktiven Beziehungsmuster aus dem verbalsprachlichen Material der Patienten zu operationalisieren. Das wohl bekannteste Verfahren ist die Methode des ZBKT (Zentrales Beziehungskonfliktthema) nach Luborsky (1984); ebenfalls weit verbreitet ist das CMP-Modell (Cyclic Maladaptive Pattern) nach Strupp & Binder (1984) (siehe Kap. 2.1). Die Verfahren zielen auf bewußtes oder vorbewußtes Material ab, was sich schon daran erkennen läßt, daß diese Muster ebenso mittels Fragebögen erhoben werden können. Die Idee ist, daß sich in den berichteten Beziehungsepisoden, Handlungen von Subjekt und Objekt und dem Erleben in diesen Narrativen zentrale Repräsentationen von Beziehungen mit den entsprechenden Qualitäten von Subjekt und Objekt und affektiver Reaktion widerspiegeln. Was aus diesen Beziehungsmustern aber wohl nicht ersichtlich ist, sind die diesen Mustern zugrundeliegenden Bedeutungszusammenhänge und unbewußten Intentionen. Zumindest aus psychoanalytischer Perspektive würde man annehmen, daß sich in den repetitiven Beziehungsmustern auch die Abwehr widerspiegelt und damit gewissermaßen nur die durch Abwehrprozesse veränderte Oberfläche der zugrundeliegenden inneren Konflikte sichtbar wird.

Was mit der ZBKT-Methode auch nicht verstanden werden kann, ist, wie es eine Person hinbekommt, daß die Wünsche eben nicht realisiert werden. Zwischen Wunsch und Objekt-Reaktion ist ein *missing link*[53]. Im CMP-Modell ist dies insofern vorhanden, als daß angenommen wird, der Patient realisiert Verhalten, was als Reaktion auf die von ihm antizipierte und befürchtete Objektreaktion verstanden werden kann, was dazu führt, daß sich die Sozialpartner dann tatsächlich so verhalten.

Nichtsdestotrotz stellt das Verstehen dieser außensituativen Beziehungsmuster durch den Therapeuten und auch die Bezugnahme darauf in seinen verbalen Interventionen ein wichtiges Agens in der Psychothera-

53 Da dieses missing link i.d.R. unbewußt ist, bietet die Reinszenierung der Konfliktmuster in der therapeutischen Sitution eben die Möglichkeit, zu verstehen, wie, mit welchem Verhalten der Patient die negativen Objekt-Reaktionen (in diesem Falle des Therapeuten) provoziert. Hierzu muß aber die Ebene des Sprachinhaltes verlassen werden.

pie dar, wie einige Forschungsergebnisse belegen (Crits-Christoph et al. 1993). Die Bedeutung der Bezugnahme auf außensituative Beziehungsmuster innerhalb der psychoanalytischen Behandlungstechnik wurden bisher deutlich unterschätzt. Eine diesbezügliche Diskussion, der Bedeutung der „Außer-Übertragungsdeutungen", findet gerade erst ihren Anfang (siehe König 1997; Ott 1997).

Luborsky (1984) hat auf der Grundlage der ZBKT-Forschungen das therapeutische Vorgehen manualisiert: im Zentrum seines therapeutischen Ansatzes steht die Fokussierung auf die Komponenten des aus den Erzählungen des Patienten extrahierten zentralen Beziehungskonfliktes. Des weiteren wurden bspw. auf der Grundlage der CMP-Formulierungen therapeutische Verhaltensstrategien abgeleitet, deren Kern darin besteht, daß sich der Therapeut konsequent abweichend von dem im CMP beschriebenen Verhalten der anderen Bezugspersonen verhält, was zu guten Therapieergebnissen führte (Tress et al. 1996b).

Auch die Erzählanalyse von Boothe (1994; Boothe & von Wyl 1999) geht rein vom gesprochenen Text des Patienten aus. Die Formulierungen des „Soll" und „Antisoll", ausgehend von der sogn. „Startdynamik", bedienen sich der kulturell encodierten Konnotationsräume von am Beginn einer Erzählung eingeführten Requisiten und Rollen (z.B. Lehrer/Meister – Schüler usw.). Die Erzählanalyse bildet damit in gewisser Weise das nicht reflektierte Alltagsverstehen von Erzähldramaturgien ab. Als Zuhörer von dramaturgisch aufgebauten und ausgestalteten Erzählungen denken wir eben auch diese Konnotationsräume mit und kommen erst so zu einem Verständnis der Dramaturgie einer Erzählung. Bei Erzählungen von Patienten in der Psychotherapie muß aber m.E. mitgedacht werden, daß die individuellen Konnotationen der in der Erzählung eingeführten Objekte und Rollen u.U. von der kulturell geteilten Konnotation abweichen und sich gerade in diesen Abweichungen das Unbewußte „versteckt". Die scheinbar klaren Rollen und der sich daraus entwickelnde Plot wird vom Patienten benutzt, um unbewußte Inhalte darin unterzubringen. Um also die unbewußte Bedeutung einer Geschichte für einen bestimmten Patienten erfassen zu können, müßte die Erzählung im Grunde behandelt werden wie ein Traumtext: zu jedem der Elemente der Geschichte (zumindest der Startdynamik) müßte der Patient erst einmal assoziierend seine Einfälle äußern.

Das gilt strenggenommen für alle rein vom Sprachinhalt des Patienten ausgehenden inhaltsanalytischen Methoden. Nichtsdestotrotz sind diese Methoden sehr wertvoll, weil mit ihnen wenigstens ansatzweise das sprachinhaltliche Material systematisch untersucht werden kann. Im wesentlichen können die Methoden als Versuche verstanden werden, Aspekte der Systematisierungs- und Verstehensprozesse des zuhörenden Therapeuten nachzuzeichnen. Therapeuten müssen die verbalsprachlichen Inhalte erfassen, ordnen, zueinander in Beziehung setzen und unter Heranziehung allgemein-psychologischen, kulturellen und spezifisch klinischen Wissens interpretieren. Was von den Ergebnissen dieses komplexen Verstehensprozesses sie wann dem Patienten mitteilen, ist dann eine zweite Frage. Allerdings darf nicht vergessen werden, daß die Interventionen der Therapeuten mit ziemlicher Sicherheit einen nicht unerheblichen Einfluß auf die vom Patienten geäußerten sprachlichen Inhalte haben, so daß der Text des Patienten als Teil eines intersubjektiven Prozesses gesehen werden muß. Dieser Einfluß des Therapeuten auf die sprachlichen Inhalte des Patienten wurde meines Wissens bisher nicht untersucht. Gewöhnlich beschränken sich die inhaltsanalytischen Verfahren rein auf die Untersuchung von Patientenäußerungen, und aus den Ergebnissen werden Aussagen über Beziehungsmuster der Patienten gemacht. Das Vorgehen bleibt somit im Rahmen einer Ein-Personen-Psychologie angesiedelt. Zwar können die extrahierten Ergebnisse auch als Aussagen des Patienten über die Beziehungen zum Therapeuten genommen werden, welchen Anteil der Therapeut daran hat, bleibt aber auch dann unberücksichtigt.

Es ist anzunehmen, daß auch das Verstehen der Beziehungsschilderungen der Patienten von der Subjektivität der Therapeuten beeinflußt wird. Der Therapeut wird bestimmte, ihm bedeutsam erscheinende Aspekte auswählen, darauf fokussieren, diese interpretieren und in seine Interventionen einfließen lassen. Was der Therapeut in den Beziehungsschilderungen „sieht“ oder herausgreift, ist sicher nicht unabhängig von seinen eigenen Schemata und emotionalen Dispositionen. Zudem wird die Interpretation von geschilderten Außensituationen durch den Therapeuten von dessen Erleben in der unmittelbaren Interaktion mit dem Patienten beeinflußt. Und spätestens hier, beim Erleben und Verhalten in der Beziehung zum Patienen in den Innenszenen, kommt die Subjektivität des Therapeuten in Form seiner eigenen affektiven Regulierungskompetenzen zum Tragen.

Innenszenen: Vom Erleben zum Verstehen

Eine weitere Quelle des Verstehens der Beziehungsmuster der Patienten ist das szenische Verstehen, also das Verstehen der aktuell stattfindenden Interaktion zwischen Patient und Therapeut. Hiebei spielt das Erleben des Therapeuten in der aktuellen Situation mit dem Patienten, das Erleben und Handeln in der sich mit dem Patienten aktuell ereignenden Innenszene eine entscheidende Rolle. Insbesondere werden den vom Therapeuten in diesen Innenszenen erlebten Emotionen große Bedeutung beigemessen. Die in der aktuellen Beziehung zum Patienten erlebten Emotionen des Therapeuten werden entweder als *Empathie* oder als *Gegenübertragung* verstanden. Sie können als zentrale Bausteine des szenischen Verstehens betrachtet werden. Die Begriffe Gegenübertragung und Empathie spielen in der klinischen Literatur eine große Rolle, sind aber m.E. bis dato unscharf definiert und werden häufig konfundiert. Insbesondere in bezug auf die Frage der Bedeutung bzw. der Funktion von Affekten und affektivem Verhalten in der Psychotherapie ist eine klare Begriffsdefinition aber unerläßlich.

Empathie

Der Empathie wird schulübergreifend eine wichtige Rolle im therapeutischen Prozeß beigemessen (Freud 1921; Rogers 1987; Schwaber 1981; Basch 1983; Krause 1997; Wellendorf 1999). Auch die Ergebnisse der Psychotherapieprozeßforschung belegen die Bedeutung des empathischen Verstehens bzw. des Signalisierens dessen (Orlinsky & Howard 1986; Henry et al. 1994). Was aber ist Empathie?

> Ich bemerke mit gewissem Neid, daß meine Schwierigkeiten bei der Beschreibung des Prozesses psychologischen Verständnisses für viele Psychologen nicht in gleicher Weise zutrifft. Konfrontiert mit meinem Problem fällt ihnen rechtzeitig der Ausdruck ‚Einfühlung‘ ein. In der Tat, dieser Ausdruck klingt so bedeutungsvoll, daß man bereitwillig seine Vieldeutigkeit übersieht. Das Wort Einfühlung bedeutet mal dies, mal jenes, bis es schließlich jegliche Bedeutung verliert (Reik 1948, 428).

Freud verwendet den Begriff der „Einfühlung“ zum ersten Mal 1921, und dies auch nur in einer Fußnote im Zusammenhang mit der Erörterung von Identifizierungsprozessen innerhalb von Gruppen:

> Von der Identifizierung führt ein Weg über die Nachahmung zur Einfühlung, das heißt, zum Verständnis des Mechanismus durch den uns überhaupt eine Stellungnahme zu einem anderen Seelenleben ermöglicht wird (Freud 1921, 121).

Aber schon in der Arbeit „Ratschläge für den Arzt bei der psychoanalytischen Behandlung“ führt Freud (1912) den Begriff der „gleichschwebenden Aufmerksamkeit“ ein, als „Gegenstück zu der für den Analysierten aufgestellten ‚psychoanalytischen Grundregel‘“ (a.a.O., 175). Weiter schreibt er: Der Analytiker

> soll dem gegebenen Unbewußten des Kranken sein eigenes Unbewußtes als empfangendes Organ zuwenden, sich auf den Analysierten einstellen wie der Reciever des Telefons zum Teller eingestellt ist. Wie der Reciever die von Schallwellen angeregten elektrischen Schwankungen der Leitung wieder in Schallwellen verwandelt, so ist das Unbewußte des Arztes fähig, aus den ihm mitgeteilten Abkömmlingen des Unbewußten dieses Unbewußte, welches die Einfälle des Kranken determiniert hat, wiederherzustellen (Freud 1912, 175f).

Nach Freud sollte die Verwendung des „Unbewußten in solcher Weise als Instrument“ (a.a.O., 176) unter Ausschluß eigener Affekte des Analytikers geschehen, wie die Metapher vom Chirurgen in derselben Arbeit (a.a.O., 175) deutlich macht.

Die Empathie (Einfühlung) ist also eine Art Erkenntnis-Werkzeug, das dem Analytiker ein Verständnis des Patienten ermöglicht. Dies deckt sich mit den meisten, bis heute verwendeten Konzeptionen. So spricht z.B. Schwaber von einer „spezifischen, wissenschaftlich geübten Form der Beobachtung“ und setzt „das Konzept der Empathie [...] in seinem klinischen Gebrauch als synonym mit einer Art und Weise analytischen Zuhörens“ (Schwaber 1981, 161). Bei Freud bleibt der Prozeß der empathischen Wahrnehmung eher vage, d.h., er läßt offen, *wie* die Wahrnehmung über das Seelenleben des Patienten im Analytiker entsteht. Es war Helene Deutsch (1926), die sich mit der Frage des Zustandekommens der Empathie bzw. der „konkordanten Gefühlseinstellung“ beschäftigte. Deutsch (1926) greift Freuds Receiver-Metapher auf und versucht, die Mechanismen dieser „unbewußten Wahrnehmung“, welche sich ihrer Ansicht nach mit der „analytischen

Intuition“ decken (Deutsch 1926, 421) und unter Umgehung der Sinnesorgane zustande kommen[54], zu klären.

> Der affektive, aus dem Ubw kommende psychische Inhalt des Patienten wird nämlich zum Innenerlebnis des Analytikers und wird erst in der nachträglichen Gedankenarbeit als dem Patienten (also der Außenwelt) zugehörig erkannt (Deutsch 1926, 422).

Für Deutsch ist diese Art der unbewußten Wahrnehmung ein ubiquitäres Phänomen, „das Wesen der Intuition überhaupt“, und werde ermöglicht durch Identifizierung:

> Diese intuitive Einstellung, d.h. der Identifizierungsvorgang in der Analyse, ist durch die Tatsache ermöglicht, daß die Seelenstruktur des Analytikers ein Produkt analoger Entwicklungswege ist, wie die des Patienten. Sein Ubw enthält ja dieselben infantilen Wunschregungen und das intuitive Aufnehmen stellt so eine Auffrischung von Erinnerungsspuren dar, die jene einmal überwundenen Tendenzen zurückgelassen haben (a.a.O., 422).

Diese Wiederbelebung gleichsinniger infantiler Bestrebungen komme beim Patienten durch die Übertragung und beim Analytiker durch Identifizierung zustande, und Deutsch bezeichnet die dadurch entstehende unbewußte Beziehung des Analytikers zum Patienten als konkordante „Gegenübertragung“[55]. Es sei also die Identifikation des Analytikers mit dem Patienten, durch welche das Unbewußte des Patienten in eine innere Erfahrung des Analytikers „transmutiert“, und durch nachfol-

54 Aus diesem Grunde vergleicht sie die unbewußte Wahrnehmung mit „okkulten Phänomenen“. *Okkult* erscheinen die Wahrnehmungen aber nur dann, wenn die Mechanismen, über die sie zustande kommen, nicht verstanden werden, wenn sie „eruptiv aus tieferen Schichten in die Wahrnehmungssphäre [durch]brechen“. Insofern unternimmt Deutsch hier den Versuch einer *Entokkultisierung* der Intuition.

55 Deutsch unterscheidet zwischen „konkordanter“ und „komplementärer“ Gegenübertragung. Meines Erachtens ist es aber höchst unglücklich, diese sehr verschiedenen Prozesse mit dem gleichen Terminus der Gegenübertragung zu bezeichnen. Die hier beschriebene konkordante Gegenübertragung bezieht sich, wie auch die von Freud und Reik beschriebenen Wahrnehmungen auf den inneren Zustand des Patienten, während sich die „Komplementäreinstellung“ auf die Wahrnehmung der eigenen Reaktion auf den Patienten bezieht. Aus diesem Grunde verstehe ich die konkordante Gegenübertragung im Sinne der Einfühlung bzw. Empathie, während Deutschs Gedanken zu Komplementäreinstellung im Abschnitt „Gegenübertragung“ abgehandelt werden.

gende intellektuelle Arbeit wieder dem Patienten zugeschrieben werde. Die Identifikation werde dadurch möglich, daß der Entwicklungsprozeß der psychischen Struktur des Analytikers demjenigen des Patienten ähnelt, insofern als das Unbewußte beider die gleichen infantilen Wünsche und Impulse beinhalte.

Daß Empathie über den Mechanismus der Identifikation zustandekommt, wurde verschiedentlich kritisiert, da es bei der Empathie nicht darum geht, wie das Objekt zu werden und schon gar nicht darum, bestimmte Aspekte des anderen in die Selbststruktur zu integrieren (vgl. Basch 1983). Auch wenn von „vorübergehender" Identifikation (Beres & Arlow 1974) oder „Probe-Identifikation" (Fliess 1942)[56] gesprochen wird, so sind dies lediglich Synonyme für den Begriff der Empathie, die, weil es sich nicht eigentlich um Identifikationen handelt, noch nichts über den Mechanismus des Zustandekommens des empathischen Empfindens im Analytiker aussagen.

Ungeachtet der Unklarheiten bezüglich des Zustandekommens scheint Übereinstimmung darin zu herrschen, daß das (unbewußte) affektive Erleben des Patienten als ebenfalls (unbewußtes) affektives Erleben im Analytiker entsteht und hernach durch Reflexion über dieses Erleben dem Patienten attribuiert wird (Basch 1983), wie schon von Deutsch als „konkordante Gefühlseinstellung" beschrieben.

Wellendorf (1999) hat, ausgehend von Krause (1997), die seiner Ansicht nach wesentlichen Elemente des Empathie-Konzepts in der psychoanalytischen Literatur herausgearbeitet: Der Therapeut versteht den Patienten aus dessen inneren Bezugsrahmen heraus; darin eingeschlossen ist, daß der Therapeut sich selbst mit den Augen des Patienten sieht und diese Sichtweise mit dem eigenen Bild von sich vergleicht; emotionale Resonanzfähigkeit muß sich mit komplexen kognitiven Verarbeitungsprozessen verbinden, wodurch das eigene Gefühl als dem Patienten zugehörig erkannt werden kann. Kernberg (1994) und Krause (1997) erweitern den via Empathie zugänglichen Bereich auf das Unbewußte des Patienten. Nach Kernberg (1994) ist es „notwendig, sich nicht nur in das augenblickliche Selbsterleben des Patienten einzufühlen, son-

56 Im Grunde spricht Fliess in seiner Konzeption der „trial identification" von *Perspektivübernahme* wenn er schreibt: „... his [des Analyitkers] ability to put himself in the [patient´s] place, to step into his shoes, and to obtain in this way an inside knowledge that is almost firsthand" (Fliess, 1942, 212).

dern auch in das, was der Patient projiziert, dissoziiert oder verdrängt" (a.a.O., 309f).

Das klingt sehr kognitiv und intentional. Und in der Tat wurde insbesondere innerhalb der Selbstpsychologie die Empathie als eine Art intentional einsetzbare Methode, als ein wissenschaftliches Werkzeug (Kohut 1977; Schwaber 1981) betrachtet. Allerdings wurde auch innerhalb dieses Theoriekontextes die kurative Bedeutung der Empathie durchaus kritisch gesehen: „Empathic understanding is not curative in the psychoanalytic sence; cure is the function of interpretation" (Basch, 1983, 123). Wellendorf (1999) macht zudem deutlich, daß das empathische Verstehen Grenzen hat. Die Grenzen werden meist beim Analytiker gesehen, und hier bedingt durch eventuelle Verstrickungen in Übertragungs-Gegenübertragungsdynamiken oder durch seine Unfähigkeit zur Introspektion. Außerdem könne der Analytiker „die innere und äußere Welt und die Erfahrungen eines Patienten als so fremdartig erleben, daß wir nicht auf eigene analoge Erfahrungen zurückgreifen können, um ihn aus seinem eigenen Bezugsrahmen heraus zu verstehen" (a.a.O., 16), was u.U. bei Patienten aus fremden Kulturen oder Trauma-Opfern der Fall sei. Auf Patientenseite stoße die Empathie des Analytikers vor allem dann an Grenzen, wenn Verstanden-Werden für die Patienten eine Bedrohung darstellt.

Aus der prinzipiellen Begrenztheit der Empathie leitet Wellendorf ein intersubjektives Verständnis von Empathie ab. Empathie könne nicht intentional hergestellt werden, sondern sei eine „spezifische Qualität der analytischen Beziehung"; „Eine empathische Beziehung ist das gemeinsame Produkt beider Beteiligten" (Wellendorf 1999, 17). Zu einer ähnlichen Auffassung gelangt auch Buchholz (1999): „Empathie ist kein einseitig vom Therapeuten verwendetes ‚Instrument' zur Entzifferung verborgener Wahrheiten, sondern interaktive Erfahrung" (a.a.O., 299).

Meines Erachtens wird mit dieser Umformulierung der Empathie in eine Beziehungsqualität das Kind mit dem Bade ausgeschüttet. Diese Entwicklung liegt wahrscheinlich darin begründet, daß das Empathie-Konzept in der klinischen Literatur immer weiter überfrachtet wurde, ohne die Mechanismen des empathischen Verstehens zu klären. Die mit der Empathie verknüpften Vorstellungen bzw. Anforderungen erwecken allzu leicht den Anschein, als handele es sich hierbei um eine Art „mystischer Mega-Fähigkeit", die es erlauben würden, die innere Welt des Patienten in seiner Gesamtheit zu verstehen. Dies ist selbstverständlich nicht der Fall, im Gegenteil, können wir nie sicher sein, ob das empathisch Wahrgenommene dem Inneren des Patienten entspricht[57]. Diese Wahrnehmungen des Therapeuten müssen, sofern sie denn überhaupt mitgeteilt werden, mit dem Patienten hinsichtlich ihrer Stimmigkeit gewissermaßen „verhandelt“ werden, woraus sich dann, wenn es gut geht, ein gemeinsames Bemühen um das Verstehen ergibt, mithin kann die Empathie in eine interaktive Erfahrung und eine bestimmte Beziehungsqualität münden. Von diesen interaktiven Auswirkungen möchte ich aber den eigentlichen Wahrnehmungsakt unterscheiden. Die Fähigkeit zur Empathie ist schon bei ca. 1½-jährigen Kindern nachzuweisen (Bischof-Köhler 1989), und insofern wohl in ihrer Grundstruktur ein weitaus einfacherer Prozeß als die klinischen Konzeptionen es vermuten lassen. Zur Mystifizierung im klinischen Kontext hat meines Erachtens beigetragen, daß die Bestimmung der „Reizgrundlagen“ aufgrund dessen Empathie geschieht, vernachlässigt wurden. An welchen Wahrnehmungen macht sich das empathische Erleben fest? Hier lohnt sich ein Blick in die Verhaltensforschung.

Im folgenden soll das, aus einer evolutionären Perspektive abgeleitete, funktionale Empathie-Modell von Bischof-Köhler (1989) in seinen Grundzügen dargestellt werden[58]. Bischof-Köhler (1989) definiert Empathie wie folgt:

> *Phänomenal* ist Empathie die Erfahrung, unmittelbar der Gefühlslage eines anderen teilhaftig zu werden und sie dadurch zu verstehen. Trotz dieser Teilhabe bleibt das Gefühl aber anschaulich dem anderen zugehörig. Darin unterscheidet sich Empathie von *Gefühlsansteckung* (z.B. bei Panik, Begeisterung oder ansteckendem Lachen), bei der die Stimmung des anderen vom Beobachter selbst Besitz ergreift und dabei ganz zu dessen eigenstem Gefühl wird. (aaO, 26, Hervorh. i. Orig.)

---

57 Buchholz (1999, 299) schreibt treffend: „Es gibt kein sicheres und genaues Kriterium, mit dem eine Projektion von einer therapeutischen Deutung unterschieden werden kann“.

58 Es ist dabei zu beachten, daß dieses Modell primär von einer nicht-interaktiven Situation ausgeht, d.h., das Individuum und der die empathische Reaktion auslösende andere befinden sich zwar in räumlich geringer Distanz, interagieren aber nicht direkt miteinander. Für die Übertragung des Modells auf die therapeutische Situation muß es entsprechend komplexer gestaltet werden, da beide Protagonisten immer auch direkt interagieren.

Bei der Empathie bleibt also die Ich-andere-Unterscheidung erhalten, bzw. ist, wie in den klinischen Konzeptionen auch, die Voraussetzung um von einer empathischen Reaktion sprechen zu können. Bischof-Köhler (a.a.O.) unterscheidet zwischen *ausdrucksvermittelter* und *situationsvermittelter* Empathie, also zwei Arten von „Reizgrundlagen". Generell gilt, daß die Emotion des anderen dem Individuum nicht direkt zugänglich ist, sondern entweder aus der Wahrnehmung des Ausdrucksverhaltens oder der Situation, in der sich der andere befindet, erschlossen werden muß bzw. induziert wird. Dabei ergeben sich je nach Reizgrundlage unterschiedliche theoretische Fragen, die „Gefühlsübertragung" betreffend: a) Wie kann der Emotionsausdruck eines anderen im Individuum eine Emotion hervorrufen, welche der des anderen gleicht? und b) Wie kann eine fremde Situation, die das Individuum eigentlich nicht betrifft, eine Emotion im Individuum hervorrufen, als wäre es gleichermaßen von der Situation betroffen?

Die erste Frage betreffend präferiert die Autorin die Annahme eines „Angeborenen Auslösenden Mechanismus" zur Gefühlsübertragung, der die entsprechende Emotion im Beobachter direkt induziert. Für diese Konzeption spreche, daß die *Gefühlsansteckung* ein phylogenetisch alter Mechanismus ist, der bereits bei relativ niederen sozial lebenden Tieren auftritt und hier den Motivsynchronisation innerhalb der Gruppe dient. Um von Empathie sprechen zu können, muß der andere als Zentrum des nachempfundenen Gefühls ausgemacht werden können. Die Fähigkeit dazu finde sich in der Ich-andere-Unterscheidung und der Selbstobjektivierung. Während bei der ausdrucksvermittelten Gefühlsübertragung auf phylogenetisch bereits Bestehendes aufgebaut werden könne, sei dies bei der situationsvermittelten Gefühlsübertragung nicht der Fall, und es müsse zur Erklärung der Mechanismen der emotionalen Teilhabe in diesem Fall auf andere Konzepte zurückgegriffen werden. Hierzu greift Bischof-Köhler auf die Begriffe der *Identität* und der *Identifizierung* zurück. Identität stellt hier eine Wahrnehmungskategorie dar und entsprechend ist mit Indentifizierung ein Wahrnehmungsakt gemeint, durch den eigentlich separate Phänomene zu einer Einheit zusammengefaßt werden. Indentifizierung ist also der Akt, durch den Identität zwischen Phänomenen hergestellt wird. Dabei kann zwischen diachroner und synchroner Indentifizierung unterschieden werden. Die synchrone Indentifizierung entstehe erst mit der Entwicklung der Phantasietätigkeit bzw. der Symbolfunktion. Mit der

Fähigkeit zur synchronen Identifikation ergäbe sich „die Möglichkeit, das Selbst und den anderen als wesensverwandt und daher zu einer Schicksalseinheit verbunden zu sehen. Was dem anderen widerfährt, erlebt man dann, als wäre man selbst betroffen. Man fühlt sich in seine Lage versetzt und reagiert emotional auf seine Situation“ (Bischof-Köhler 1989, 60). Dieses „Sich-in-die-Lage-des-anderen-versetzt-*Fühlen*“ bezeichnet die Autorin als „Perspektiveninduktion“ (a.a.O. S. 61). Davon möchte sie das „Sich-in-die-Lage-des-anderen-*Hineindenken*“ unterschieden wissen, was gemeinhin „Perspektivenübernahme“ genannt und als kognitiver Prozeß gesehen wird. „Perspektiveninduktion durch identifikatorischen Mitvollzug der Situation eines anderen erfolgt unmittelbar und setzt nicht erst die bewußte Überlegung voraus, wie man sich denn fühlen würde, wenn man an seiner Stelle wäre“ (a.a.O., 61). Um aus diesem emotionalen Mitreagieren eine soziale Kognition werden zu lassen, bedürfe es, wie bei der ausdrucksvermittelten Gefühlsübertragung auch, des Vorhandenseins eines Selbstkonzepts, das hier einerseits als „Identifikationspol“ dient und die emotionale Teilhabe an der Situation des anderen erst ermöglicht, andererseits ermöglicht es eine Abgrenzung des eigenen Erlebens von dem des anderen, ein Wissen darum, daß das mitvollzogene Gefühl dem anderen in dessen Situation gilt.

Bischof-Köhler verwendet den Begriff „Induktion“, womit sie deutlich machen will, daß die empathische Wahrnehmung unmittelbar, sehr schnell und ohne „höhere“ kognitive Operationen (wie z.B. Perspektivübernahme) erfolgt, und entsprechend auch nicht notwendigerweise bewußt werden muß. Sie beschreibt also gewissermaßen die unterste Basis von Empathie. Insofern könnte es sinnvoll sein, in Analogie zu den proto-kognitiven Bewertungsschritten von Scherer (1984; vgl. Kap. 1.2), von einem *proto-empathischen* Prozess zu sprechen.

Das Modell habe ich hier dargestellt, um deutlich zu machen, daß es sich bei der Empathie um einen schon im frühen Alter verfügbaren und alltäglich stattfindenden, nur meist nicht bewußt reflektierten Prozeß handelt. Das heißt nicht, daß dies empathische Verstehen nicht auch falsch sein kann. Inwiefern hierbei die subjektiven Schemata eine Rolle spielen, ist schwer zu sagen. Einerseits haben wir in Kap. 1.7 gesehen, daß Menschen über eine ausgeprägte Fähigkeit verfügen, sowohl ausgehend vom Ausdrucksverhalten als auch von purifizierten Situationsbeschreibungen, zu hoch übereinstimmenden Emotionszuschreibungen zu gelangen. Andererseits muß aber davon ausgegangen werden, daß es gerade in realen Interaktionen ständig zur Aktivierung unbewußter Schemata kommt und diese einen erheblichen Einfluß auf die Emotionszuschreibung des Gegenübers haben. Allerdings scheinen wir doch auch in realen Alltagssituationen eine relativ hohe Treffsicherheit bei der Einschätzung der Emotionalität unserer Interaktionspartner zu haben. Denn um auf eine mir gegenüber ausgedrückte Wut, Verachtung, Freude, Zuneigung oder sonst eine Emotion reagieren zu können, muß ich diese Emotion verstehen und dem anderen zuordnen können, wenn auch nicht notwenigerweise bewußt reflektiert. Dieses proto-empathische Verstehen ist die Grundlage aller interaktiven Antworten.

Empathie per se ist also kein spezifisches psychotherapeutisches oder gar psychoanalytisches Erkenntnisinstrument, sondern ein alltäglicher Wahrnehmungsakt, der in jeder Interaktion, beim Beobachten anderer, beim Geschichten erzählt bekommen, sogar beim Lesen[59] zur Anwendung kommt. All diese Dinge finden *auch* in Psychotherapien statt. Zu einem spezifisch therapeutischen Instrument wird Empathie dann, wenn der mitempfundene und dem Patienten zugeordnete emotionale Zustand einer spezifischen kognitiven Prozedur unterzogen wird. In der therapeutischen Situation geht es darum, das Wahrgenommene zu reflektieren und in gewissem Sinne zu validieren, sprich, zu versuchen, sich darüber Klarheit zu verschaffen, aufgrund welchen Verhaltens oder szenischen Geschehens ich jetzt gerade zu dieser Wahrnehmung des Patienten gekommen bin. Das empathisch Wahrgenommene kann dann zu einem erweiterten Verstehensprozeß genutzt werden, indem es mit schon bestehenden Hypothesen über den Patienten und mit theoretischen Wissensbeständen in Zusammenhang gebracht wird. Findet ein Austausch mit dem Patienten darüber statt, wird Empathie Bestandteil der interaktiven Erfahrung und trägt zur Qualität der therapeutischen Beziehung bei.

---

59 Einen Roman können wir nur „verstehen“, wenn wir emotional an den Geschicken der Figuren teilhahen. In diesem Sinne könnte man das Verstehen der vom Patienten geschilderten Außensituationen als außensituationsvermittelte Empathie verstehen.

Gegenübertragung

> Wie kann sich ein Psychoanalytiker, werden einige Leser fragen, ärgern oder ungeduldig sein? Ist dies die vielgelobte Ruhe und die korrekte wissenschaftliche Haltung des Therapeuten? [...] Die Frage kann leicht beantwortet werden. Der Psychoanalytiker ist ein menschliches Wesen wie jedes andere und kein Gott (Reik 1948, 178).

Bei Freud taucht der Terminus Gegenübertragung erstmals 1910 auf:

> Wir sind auf die ‚Gegenübertragung' aufmerksam geworden, die sich beim Arzt durch den Einfluß des Patienten auf das unbewußte Fühlen des Arztes einstellt, und sind nicht weit davon, die Forderung zu erheben, daß der Arzt diese Gegenübertragung in sich erkennen und bewältigen müsse (Freud 1910, 126).

Die Gegenübertragung wurde als neurotische Reaktion des Analytikers auf die Übertragungsneurose des Patienten und als Störfaktor bei der psychoanalytischen Arbeit gesehen. Um sich von seinen eigenen „blinden Flecken", seinen eigenen Verdrängungen zu befreien, müsse sich der Analytiker einer Selbstanalyse unterziehen, auch wenn die „persönliche Gleichung" immer zu einem gewissen Grade bestehen bliebe. Die Forderung nach Beseitigung der blinden Flecken führte nach Meinung von Thomä & Kächele (1989) zu einer fast „phobischen Einstellung" den eigenen Gefühlen gegenüber.

Von der oben beschriebenen gleichsinnigen oder konkordanten Identifizierung des Analytikers mit dem Unbewußten des Patienten grenzt Deutsch (1926) die *komplementäre Identifizierung* ab. Letztere entsteht dadurch, daß der Patient den Analytiker zum Objekt seiner Übertragung, zum Objekt seiner unbefriedigten infantil-libidinösen Wünsche macht. Der Analytiker müsse sich nun ebenfalls, unter Aufgabe seiner realen Persönlichkeit, mit den Objekten der Übertragungsphantasien des Patienten identifizieren:

> Ich nenne diesen Vorgang ‚Komplementäreinstellung' zum Unterschied von der Identifizierung mit dem infantilen Ich des Patienten. Beide zusammen bilden erst das Wesen der ‚Gegenübertragung' und die Verwendung derselben und ihre zweckentsprechende Bewältigung gehören zu den wichtigsten Aufgaben des Analytikers. Diese ubw Gegenübertragung ist nicht zu verwechseln mit der grobaffektiven bewußten Beziehung zum Patienten. [...] Während der Patient in der Übertragung seine *ubw* Tendenzen zum wunscherfüllenden Agieren bringt,

> schiebt sich beim Analytiker zwischen das Wünschen und Handeln die sublimierende intellektuelle Verarbeitung ein (Deutsch 1926, 423).

Deutsch postuliert also eine Art Puffer zwischen Impuls und Handlung. Das Ansprechen des Analytikers auf die ubw Inhalte der Patienten erklärt Deutsch mit Identifizierungen; idealiter solle im Analytiker aber keine Resonanzverstärkung aufgrund eigener ubw. Regungen und Bedürfnisse stattfinden. Dies sei die Voraussetzung dafür, daß der Analytiker unterscheiden kann, welche Anteile der Wahrnehmungen aus seinem Inneren vom Patienten stammen und welche von ihm selbst. Ebenso wie Freud (1912) nimmt auch Reik (1948) an, daß die Kommunikation von Unbewußtem zu Unbewußtem vonstatten geht und sieht dies, wie auch Deutsch (1926), als ubiquitäres Phänomen:

> Es wäre natürlich Unsinn zu behaupten, daß die Sprache des Unbewußten nur von Psychoanalytikern verstanden werden kann. (Manchmal scheint es fast, daß sie von Analytikern am wenigsten verstanden wird.) Tatsächlich findet dieser Austausch von Regungen zwischen allen menschlichen Wesen statt; die Analyse wertet sie nur psychologisch aus. Die Psychoanalyse ist in diesem Sinn nicht so sehr ein Herz-zu-Herz-Gespräch wie ein Trieb-zu-Trieb-Gespräch, ein unhörbarer, aber höchst ausdrucksvoller Dialog. Der Psychoanalytiker muß lernen, wie einer zum anderen ohne Worte spricht. Er muß lernen, mit dem ‚dritten Ohr' zu hören. Es stimmt nicht, daß man schreien muß, um verstanden zu werden. Wenn man gehört werden will, dann flüstert man (Reik 1948, 165).

Das klingt recht mystisch und nicht gerade dem wissenschaftlichen Anspruch Freuds an die psychoanalytische Methode entsprechend; ebenso wie der folgende Satz:

> Ein wenig bekanntes und verborgenes Organ im Analytiker empfängt und überträgt die geheimen Botschaften anderer, bevor er sie selbst bewußt versteht (a.a.O., 169f).

In dem von Reik im Anschluß an diese Feststellungen berichteten Fallbeispiel (a.a.O., 174-177) wird dann aber deutlich, daß der Verstehensprozeß so mystisch nicht ist, sondern daß er seinem zunächst unverstandenen Ärger nach dem Erstgespräch mit einer Patientin eine scharfsinnige Analyse des (auch non-verbalen) Interaktionsverhaltens seiner Patientin folgen läßt, die ein Musterbeispiel einer Gegenübertragungsanalyse darstellt. Die Patientin hatte den Ärger durch subtile Verhaltensweisen provoziert, und durch dieses Verständnis „konnte ich die Provokationen viel besser als mein Kollege ertragen, der der Versuchung, sich über sie zu ärgern, erlegen war" (a.a.O., 177).

Auch wenn es also schon früh Arbeiten gab, in denen die Möglichkeit einer Nutzung der Gegenübertragung für die therapeutische Arbeit anklang (auch Ferenczi 1919; Ferenczi & Rank 1924)[60], so behielt die Gegenübertragung noch fast 40 Jahre nach ihrer Entdeckung ihren Hindernischarakter. Mit Heimann (1950) leitete sich eine Wende zur „ganzheitlichen Auffassung" der Gegenübertragung ein (Thomä & Kächele 1989). Jetzt wurden *alle* Gefühle des Analytikers seinen Patienten gegenüber als Gegenübertragung aufgefaßt, sie ist die „Schöpfung des Patienten". Gegenübertragungsgefühle entstehen zwar im Analytiker, sind aber Produkte des Patienten, wodurch die Gegenübertragung zum diagnostischen Hilfsmittel und in der therapeutischen Arbeit verwendbar werden. Es sei eben nicht so, daß der Patient Gefühle hat und der Analytiker hat keine; wesentlich ist, daß der Analytiker seine Gefühle aushält, statt sie, wie der Patient dies tut, abzureagieren. Heimann zufolge „benötigt der Analytiker eine leicht ansprechbare emotionale Sensibilität, um den Gefühlsregungen des Patienten [...] folgen zu können. Unsere Grundannahme ist, daß das Unbewußte des Analytikers das des Patienten versteht" (Heimann 1950, 82).

Für eine ganze Reihe von Autoren ist die projektive Identifikation (Klein 1946) der der Gegenübertragung zugrunde liegende Mechanismus (Heimann 1950; Bion 1961; Langs 1975, 1976). Projektive Identifikation bezeichnet heute einen Komplex von Phantasien und Objektbeziehungen mit verschiedenen Teilaspekten[61].

> Der Begriff der projektiven Identifikation [...] bezieht sich auf Phantasien und begleitende Objektbeziehungen, die beinhalten, daß sich das Selbst unerwünschter Aspekte entledigt, daß es diese unerwünschten Anteile in einer anderen Person unterbringt, und schließlich, daß es das Ausgestoßene in veränderter Form wiedererlangt (Ogden 1988, 2).

---

60 So vertritt bspw. Ferenczi (1919) die Auffassung, daß der Widerstand des Analytikers gegen die Gegenübertragung die Entwicklung der Übertragung des Patienten erschwere, da ein vollkommen unpersönliches Objekt abstoßend wirke.

61 Wobei sich der Begriff bei Klein ausschließlich auf intrapsychische Prozesse (Phantasien des Subjektes) bezieht. Erst später erfuhr die Projektive Identifizierung eine Bedeutungsausweitung in Richtung eines kommunikativen Vorganges inklusive realer Interaktionsanteile.

Dieser Komplex wird nicht als eine Abfolge von zeitlich getrennten Phasen, also nicht im eigentlichen Sinne als Sequenz verstanden, weil die Gleichzeitigkeit und gegenseitige Abhängigkeit von Bedeutung ist, vielmehr als ein psychischer Vorgang bestehend aus verschiedenen Aspekten. Zum besseren Verständnis ist es aber dennoch sinnvoll die Teilaspekte wie aufeinanderfolgende Phasen zu betrachten:

Der Patient hat die Phantasie bzw. den Wunsch sich eines Selbstanteils zu entledigen, weil dieser a) zu zerstörerisch dem Selbst gegenüber, oder b) in Gefahr ist, von anderen Selbstanteilen zerstört zu werden. Im ersten Fall wird die andere Person durch diesen Selbstanteil von innen her kontrolliert (in der Phantasie), hinter dieser Phantasie steht die Vorstellung, daß Gedanken und Gefühle konkrete Objekte seien, die in einem drin sind, die man aber auch loswerden und in einer anderen Person unterbringen kann. Mentzos (1987) spricht hier von einem „Projektil“. Durch diese Unterbringung im anderen fühlt sich der Projizierende „eins“ mit der anderen Person. Der Projizierende übt Druck auf den Empfänger aus, damit dieser sich entsprechend der projizierten Phantasie erlebt und verhält. Dies geschieht über reale Interaktion. Diese Interaktion ist die „Induktionsphase“ (Ogden 1988, 4) der projektiven Identifikation. Neben diesem echten interaktiven Einfluß ist ebenfalls die Phantasie des Patienten von Bedeutung, mit Hilfe der eingepflanzten Selbstanteile, die nun im Objekt leben, dieses Objekt zu kontrollieren. Ein weiterer Aspekt, und für die klinisch-therapeutische Betrachtung wohl am bedeutsamsten, ist die „psychische Verarbeitung“ der Projektion durch den Empfänger und die Re-Internalisierung der veränderten Projektion, des *verdauten Projektils*, durch den Projizierenden. Hier erlebt sich der Empfänger selbst zum Teil so, wie es der projizierten Phantasie entspricht. Die vom Empfänger erlebten Gefühle sind aber nicht die „verpflanzten“ Gefühle, da dieser sich vom Projizierenden unterscheidet. Zwar entstehen die Gefühle des Empfängers unter dem interaktiven Druck des Projizierenden, trotzdem bleibt er „Autor“ seiner eigenen Gefühle und geht unter Umständen anders mit ihnen um. Der Empfänger kann diese in ihm hervorgerufenen Gefühle verarbeiten, metabolisieren, in sich halten (Bion 1961) oder unterschiedlich handhaben. So könnte der Empfänger versuchen, diese Gefühle zu ertragen (was der Projizierende ja eben nicht kann) oder mit anderen Persönlichkeitsanteilen zu integrieren, ohne ihn zu verleugnen. Dadurch entsteht eine „neue Mischung von Gefühlen, die man als eine verarbeitete Version der ursprünglich projizierten Gefühle ansehen kann" (Ogden 1988, 6). Dies könnte z.B. beinhalten, daß bestimmte Vorstellungen oder Gefühle ertragen werden können, ohne daß sie schädigende Auswirkungen haben, oder sogar daß sie geschätzt und genossen werden können. Diese verarbeitete Projektion kann dann vom Projizierenden wieder re-internalisiert werden (je nach Reife durch Introjektion oder Identifikation), die Aneignung eines anderen Umgangs mit den entsprechenden Gefühlen, die er vorher nur loswerden mußte, wird möglich. „In dem Ausmaß, in dem die Projektion erfolgreich verarbeitet und re-internalisiert wird, erfolgt echtes psychisches Wachstum" (a.a.O., 7). Die projektive Identifikation enthält also verschiedene Funktionen:

> Die projektive Identifikation [...] ist ein psychischer Prozeß, der gleichzeitig eine Form der Abwehr, eine Art der Kommunikation, eine primitive Form der Objektbeziehung und einen Weg zu psychischer Veränderung darstellt (Ogden 1988, 9)

Heimann (1978) begründete die therapeutische Verwendung der Gegenübertragung ohne Rückgriff auf kleinianische Theorieansätze. Auch widersprach sie ihrer früheren Auffassung, wonach die Gegenübertragung ausschließlich eine Schöpfung des Patienten sei und forderte eine „Überprüfung an den aktuellen Daten in der analytischen Situation" (Heimann 1964, 153). Damit ist die Frage aufgeworfen, woran man erkennen kann, ob ein erlebtes Gefühl, eine Phantasie oder ein verspürter Handlungsimpuls durch den Patienten hervorgerufen ist oder nicht.

> Nun scheint mir das Erlebnis der Gegenübertragung eine ganz bestimmte Eigenschaft zu haben, die den Analytiker in die Lage versetzen müßte, zu unterscheiden, wann er Objekt einer projektiven Identifikation ist und wann nicht. Der Analytiker hat das Gefühl, so manipuliert zu werden, daß er eine Rolle – die sehr schwer zu erkennen sein mag – in der Phantasie eines anderen Individuums spielt (Bion 1961, 108).

Schwierig wird die Reflexion über die eigene Rolle, wenn sich die Patienten allgemein-gültiger sozialkommunikativer Regeln bedienen.

So beschreibt Sandler (1976) einen Patienten, bei dem er mehr als gewöhnlich sprach. Erst nach langer Zeit fiel ihm auf, daß der Patient an jedem Ende eines Satzes die Stimme leicht hob, so daß es sich anhört wie eine Frage, was Sandler, lange Zeit unmerklich, dazu veranlaßte mehr zu sprechen als gewöhnlich. Streeck (1998a) berichtet von einer Patientin, die ihn, entgegen der üblichen Praxis in seinem Behandlungszimmer, bei jeder Verabschiedung dazu brachte, ihr die Tür zu öffnen und aufzuhalten, indem sie beim Gang zur Tür ihre Schritte minimal verlangsamte. Erst als er einmal, eher zufällig, die Tür nicht öffnete, kam es zu einem dramatischen Zusammenbruch der Patientin, die sich nun nicht mehr als Frau angenommen sah, sondern sich als kleines hilfloses Mädchen fühlte.

Die Mächtigkeit dieser interaktiven Mikroprozesse liegt meines Erachtens gerade in ihrer Subtilität und Normalität begründet. Gerade weil es sich um kommunikative Alltagsregeln handelt, auf die ein Großteil der Mitglieder einer jeweiligen Sozietät in gleicher Weise reagiert („wenn eine Frau vor einer Tür ihren Gang verlangsamt, dann gehe Mann vor und halte ihr die Tür auf"), eignen sie sich besonders zur Aufladung mit individuellen unbewußten Bedeutungen[62], die solange unerkannt bleiben können, bis einmal von diesem Interaktionsmuster abgewichen wird. Die unbewußten Szenen werden in Alltagssituationen versteckt (vgl. Lorenzer 1970). Unter Umständen ist das Erkennen einer Gegenübertragung als eine solche also nicht ganz einfach.

Streeck (1998b) berichtet von einem Patienten auf einer Station, der binnen kurzem sowohl das Klinikpersonal als auch sämtliche Mitpatienten zur Weißglut trieb, indem er sich bspw. bei seinen Mitpatienten in kurzen Abständen versicherte, ob es sie auch nicht störe, wenn er Zeitung lese (solange bis die Fragerei störte) oder indem er sich bei jedem Formular, das er ausfüllen sollte, mehrfach beim Personal rückversicherte, ob er auch alles richtig gemacht habe.

Hier handelt es sich um Gegenübertragungsreaktionen, die als solche durch ihre Einmütigkeit und durch die eindeutige Rückführbarkeit auf das Verhalten des Patienten erkennbar werden.

Dem Erstinterviewer eines Patienten in der hiesigen Beratungsstelle fällt im dritten Gespräch auf, daß der Patient ihn fast unentwegt anschaut, und zudem in den Momenten, in denen er nicht spricht, vollkommen bewegungslos verharrt und den Interviewer eindringlich, begleitet von kurzen mimischen Ekelinnervationen, anstarrt; der Interviewer wird ängstlich. An einer Stelle des Gespräches duzt der Patient den Interviewer (nach einer Intervention fragt er: „wie meinst'n das?"), mit einer kurzfristig deutlich veränderten Haltung u. Gestik (der Patient richtet sich auf und legt den Kopf etwas in

62 Vergleiche auch Lorenzer (1970), der von einer „Privatsprache" spricht: die bewußten Repräsentanzen erhalten individuelle Bedeutungsaufladungen, die aus den unbewußten szenischen Mustern, aus den Klischees gespeist werden.

den Nacken) – der Interviewer verspürt ein intensives Angstgefühl, diesem hier aufblitzenden Teil der Persönlichkeit des Patienten nicht gewachsen zu sein.

Auch hier kann die Angst des Interviewers als Gegenübertragung identifiziert werden, da sie sich auf das Verhalten des Patienten zurückführen läßt[63]; weitere Bestätigung ergab sich durch die Geschichte des Patienten mit frühen schweren körperlichen Mißhandlungen, so daß die im Therapeuten induzierte Angst als ein abgewehrter Selbstaspekt des Patienten verstanden werden konnte.

Ein anderes Problem im Zusammenhang mit der Gegenübertragung bezieht sich auf die Frage, wie mit den Affekten, Phantasien und insbesondere den Handlungsimpulsen umgegangen werden soll.

> Was immer ein Patient im Analytiker auslöst, es ist dessen Sache und Verpflichtung, den therapeutischen Aufgaben im Interesse des Patienten gerecht zu werden (Thomä & Kächele 1989, 103).

Wie mittlerweile deutlich geworden ist, herrscht überwiegend die Meinung, daß die Gegenübertragungsimpulse nicht agiert werden sollten, d.h. nicht beziehungsregulierend in die aktuelle Interaktion mit dem Patienten zurückgespeist werden sollten, denn sonst würde sich der Therapeut in eben der gleichen oder ähnlichen Weise verhalten, wie die anderen Sozialpartner des Patienten; der Therapeut würde in die Beziehungsfalle des Patienten tappen, als *Reaktionsteilnehmer im Beziehungsattraktor* des Patienten fungieren (Benecke 1994) und so dessen pathologisches Muster stützen. Vielmehr solle die Gegenübertragung als diagnostisches Instrument verwendet werden.

In jüngerer Zeit wurde die Unvermeidlichkeit der aktiven Teilnahme an der Inszenierung der Übertragung thematisiert. Sandler (1976) erweitert das Übertragungskonzept um den Begriff der „intrapsychischen Rollenbeziehung“. Übertragungsmuster werden intrapsychisch in Bilder, Phantasien, „Rollenspiele im Kopf“ umgesetzt, innerhalb derer der Patient selbst und das Objekt bestimmte Rollen einnehmen und miteinander interagieren. In der Übertragung versucht der Patient diese Rollen zu aktualisieren; er „vergibt“ die Rollen und drängt durch sein

---

63 Auch wenn sich dieser Interviewer noch am Beginn seiner therapeutischen Ausbildung befand, und somit seine Befürchtung, diesem Patienten nicht gewachsen zu sein, durchaus berechtigt gewesen sein könnte.

reales Verhalten den Therapeuten zu bestimmten, dessen Rolle entsprechenden Reaktionen. Durch die „gleichschwebende Rollenübernahmebereitschaft" nimmt der Analytiker die Rolle (zunächst) an. Die sich hierdurch ergebende Inszenierung/Aktualisierung des Übertragungsmusters kann dann bewußt wahrgenommen werden und zum Verständnis des Musters führen. Das Verständnis dieses Übertragungs- und Gegenübertragungsmusters kann dann in die interpretativen Interventionen des Therapeuten einfließen, sei es als Übertragungsdeutung oder als Interventionen in Bezug auf Außensituationen.

Klüver (1983) beschreibt die Inszenierungen der Übertragungsmuster mit den Begriffen von „Agieren und Mitagieren" im sog. „Handlungsdialog" zwischen Patient und Therapeut. Auch er sieht das Mitagieren als unausweichliches Phänomen im Behandlungsprozeß; der Handlungsdialog ist nicht per se als schädlich für den therapeutischen Prozeß anzusehen, sofern er als Durchgangsstufe zur Gewinnung von Einsicht genutzt wird. Wenn die Handlungsdialoge allerdings unaufgedeckt bleiben, führt dies zum Stillstand des therapeutischen Prozesses.

Das Verständnis der Gegenübertragung hat sich also seit Freud deutlich gewandelt. Wie Empathie (s.o.), ist Gegenübertragung, verstanden als Reaktion auf das Verhalten eines Gegenübers, ein ubiquitäres Phänomen. Wie bei der Empathie wird aus diesem Alltagsphänomen erst ein therapeutisches Instrument, wenn die von Heimann (1964) geforderte Überprüfung an den aktuellen Daten der therapeutischen Situation erfolgt. Gegenübertragung wird durch Verhalten ausgelöst, das gilt auch, wenn es sich um projektiv identifikatorische Prozesse handelt. Letztlich kann erst von Gegenübertragung gesprochen werden, wenn der Therapeut die Quelle eines Gefühls, einer Phantasie, eines Wunsches, eines Impulses eindeutig beim Patienten ausmachen kann. Dies kann durch Zurückführung auf das Verhalten des Patienten (auch des nonverbalen) als Teil des szenischen Verstehens geschehen. Eine solche Schlußfolgerung kann abgesichert werden durch In-Bezug-Setzen der eigenen Reaktionen zu den vom Patienten berichteten Reaktionen anderer oder seinen Reaktionen zu anderen Zeiten oder zu erwartbaren (aber u.U. nicht erlebten) Reaktionen des Patienten in von ihm berichteten Situationen.

Durch die Unvermeidbarkeit des Verführtwerdens zum Agieren und durch die Unvermeidbarkeit des Einflusses der Subjektivität des

Therapeuten in diesem Geschehen, wird die Gegenübertragung zum Bestandteil eines intersubjektiven Prozesses (Thomä 1999).

Zusammenfassung und Klärungsversuch

Zum Verstehen von Beziehungsmustern des Patienten stehen dem Therapeuten verschiedene Informationen zur Verfügung. Zum einen sind es die verbalen Inhalte, die einer intellektuellen Verarbeitung unter Bezugnahme auf klinisches Wissen unterzogen werden. So können die Schilderungen entsprechend z.B. dem ZBKT oder dem CMP-Modell geordnet und dann mit dem Wissen über psychische Störungen, Enwicklungspsychologie, Abwehrmechanismen usw. in Verbindung gebracht werden, woraus sich ein Bild von den zentralen Beziehungsmustern und Konflikten des Patienten ergibt. Zum anderen können die beim Therapeuten im Kontakt mit dem Patienten entstehenden Gefühle wesentlich zum Verstehen der spezifischen Muster des Patienten beitragen. Dabei möchte ich drei Mechanismen unterscheiden, durch die beim Therapeuten gefühlsmäßige Reaktionen auftreten können: Gegenübertragung, *Insession*-Empathie und *Outsession*-Empathie.

Der Begriff der *Gegenübertragung* sollte für diejenigen Affekte, Phantasien und Handlungsimpulse reserviert werden, die, um mit Deutsch zu sprechen, durch die „Komplementäreinstellung" im Therapeuten zustande kommen, in der sich der Therapeut also in der Rolle von historischen oder aktuellen Sozialpartnern befindet oder Zustände des Patienten erlebt, die vom Patienten aber gerade abgewehrt und dadurch im Therapeuten „erzeugt" werden[64]. Deutsch brachte diese komplementäre Gegenübertragung noch mit einer Identifizierung des Therapeuten mit den primären Objekten des Patienten in Verbindung. Gegenübertragung ist aber immer an in der (therapeutischen) Situation realisiertes Interaktionsverhalten gebunden (non-verbales Verhalten, Handlungsdialog, szenisches Verhalten) und bezeichnet die durch dieses reale Verhalten des Patienten im Therapeuten ausgelösten reaktiven Gefühle, Bewertungen und Impulse. Weil aber die Subjektivität des Therapeuten in diese Reaktionen mit einfließt, können sie nicht unbe-

64 Z.B: Patient gebärdet sich stark und selbständig – im Therapeuten entstehen Gefühle von Schwäche und Hilflosigkeit (siehe z.B. Argelander 1970, 65-67)

dingt als deckungsgleich mit dem Verhalten der Bezugspersonen des Patienten oder mit dessen abgewehrten Selbstanteilen betrachtet werden.

Insession-Empathie bezeichnet die Wahrnehmung der aktuellen Gefühlslage des Patienten im Hier und Jetzt der therapeutischen Situation. Diese Wahrnehmung kann sowohl ausdrucksvermittelt als auch situationsvermittelt bzw. in Kombination dieser beiden Reizgrundlagen zustande kommen. Empathie ist von ihrer Grundstruktur her ein protokognitiver Prozeß, der automatisch und nicht notwendigerweise bewußt abläuft und von daher auch von den (unbewußten) Beziehungsschemata des Therapeuten, mithin von seiner Subjektivität, beeinflußt ist. Zu einem therapeutischen Instrument wird Empathie, wenn sie mit einem komplexen Reflexionsprozeß verbunden wird. So liefern für gewöhnlich sowohl das Ausdrucksverhalten des Patienten als auch das Inrechnungstellen der spezifischen Gegebenheiten der therapeutischen Situation und der Bewertung der Beziehung durch den Therapeuten sowie dessen Wissen bzw. Modell über den Patienten (erwachsen aus mannigfaltigen Vorerfahrungen) Informationen für die Reflexion über die dem Patienten zugeschriebene aktuelle Gefühlslage.

Outsession-Empathie (außensituationsvermittelte Empathie) bezeichnet die Wahrnehmung der Gefühlslage des Patienten in geschilderten Außensituationen. Dies kann via Perspektivenübernahme/-induktion geschehen (vgl. Emotionsattribuierung aufgrund von Situationsbeschreibungen; Kap. 1.7). Der Therapeut versetzt sich in die geschilderte Lage des Patienten. Diese wird zur „Landschaft" des inneren Umweltsimulators des Therapeuten, wodurch beim Therapeuten Emotionen induziert werden, welche wiederum eine Gestaltungswirkung auf die Wahrnehmung und Interpretation der Situation haben.

Die Unterscheidung zwischen Insession- und Outsession-Empathie habe ich eingeführt, weil es sich um zwei verschiedene Informationsquellen für das Verstehen handelt. Zum einen ist es die aktuelle Situation, zum anderen sind es die mental repräsentierten und sprachlich vermittelten Außensituationen. Beide müssen sich nicht entsprechen. Die Unterscheidung wird insbesondere wichtig, wenn geklärt werden soll, wodurch Affekte im Therapeuten ausgelöst werden und entsprechend, worauf sich diese Affekte beziehen.

Aus (Insession-) Empathie kann Gegenübertragung hervorgehen. Wie die Verhaltensforschung zeigt, hat der Mechanismus der Empathie unter anderem die Funktion, Bedürfniszustände im anderen zu erkennen und – eine entsprechende Beziehung vorausgesetzt – mobilisiert diese Wahrnehmung entsprechende Handlungsimpulse. Die Handlungsimpulse sind also die Folge der Empathie, die Folge der Wahrnehmung und objektaler Verortung entsprechender Intentions- und Bedürfnislagen. Empathische Wahrnehmung und der sich hieraus ergebende Handlungsimpuls sind also nicht identisch. Welcher Handlungsimpuls in der Folge einer empathischen Wahrnehmung entsteht (abgesehen davon, daß die Wahrnehmung falsch sein kann) hängt zum einen von der Beziehung zwischen den Personen ab und zum anderen von den Regulierungskompetenzen des Wahrnehmenden. Diese reaktiv entstehenden Bewertungen, Phantasien, Affekte und Handlungsimpulse sind das, was meines Erachtens unter Gegenübertragung verstanden werden sollte[65]. In die Entscheidung, ob und in welchem Ausmaß die Handlungen ausgeführt werden, fließt außerdem noch die eigene Motivationslage mit ein.

Innerhalb normaler Alltagsinteraktionen sieht die Regulierungssequenz also vereinfacht so aus:

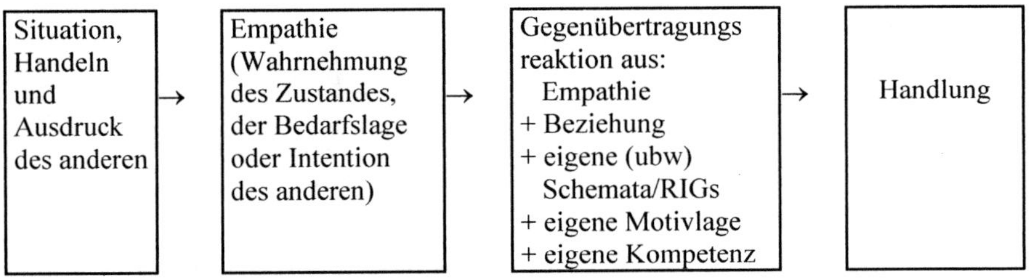

Abb. 5: Grundlegendes Schema von Empathie und Gegenübertragung in Alltagsinteraktionen.

Es stellt sich natürlich die Frage, ob die Empathie notwendigerweise einer Gegenübertragungsreaktion vorausgeht. Dies zu klären dürfte letztlich schwierig sein. Für eine Gegenübertragungsreaktion braucht es m.E. aber ein „Wissen“ über den Zustand, die Bedarfslage oder die Intention des anderen. Ein Hilfsimpuls, ohne daß ich dem anderen irgendeine Art von Bedürftigkeit zuschreibe, macht keinen Sinn. Ebenso

65 Gegenübertragung kann auch in Reaktion auf Outsession-Empathie erfolgen, wenn beispielsweise der Therapeut dem Patienten aufgrund dessen Erzählung bestimmte Intentionen attribuiert, die der Therapeut z.B. verabscheut. Die aktuelle affektive Reaktion des Therapeuten entsteht dann in Reaktion auf dem Patienten in Außensituationen zugeschriebenen Intentionen oder Gefühlslagen, letztere müssen in der momentanen Situation nicht unbedingt vorhanden sein.

ist das Gefühl der Angst vor einem anderen zwingend daran geknüpft, daß ich ihm eine für mich potentiell bedrohliche Handlungsdisposition zuschreibe. Die Empathie, hier verstanden als schnell ablaufender, proto-kognitiver Prozeß, scheint mir eine geeignete Kandidatin für das Zustandekommen dieser Zuschreibungen.

Im Unterschied zu Alltagsinteraktionen sei in der therapeutischen Situation idealiter beim Therapeuten zwischen der Empathie und der Handlung die Reflexion über diese Impulse geschaltet:

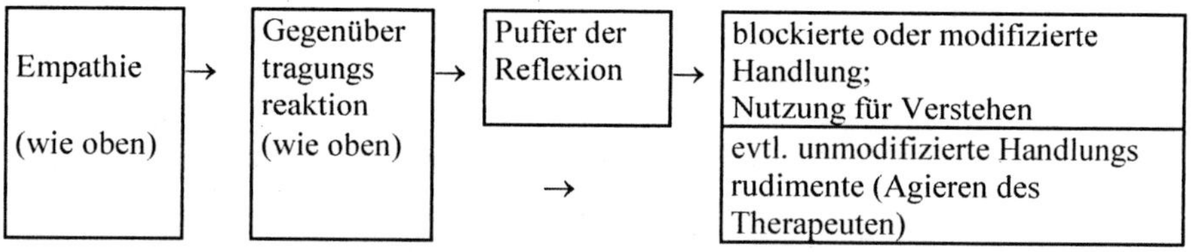

Abb. 6: Grundlegendes Schema von Empathie und Gegenübertragung in der Therapiesituation für den Therapeuten.

Man kann darüber spekulieren, ob durch die Abstinenzregel diese Reflexion erst ermöglicht wird, da durch das Nicht-Handeln der emotionale Druck steigt und somit der bewußten Wahrnehmung zugänglich wird[66].

Was nun die *Outsession*-Empathie angeht, d.h. die Einfühlung in die Gefühlslage des Patienten in berichtete Situationen oder Interaktionen mit anderen Objekten, so wird durch die Erzählung ein mentaler Interaktionsraum geschaffen, die vergangene Interaktion wird gewissermaßen im „mentalen Umweltsimulator“ (Bischof 1989) rekonstruiert – sowohl vom Erzähler, der sich die Interaktion wieder vergegenwärtigt, als auch vom zuhörenden Therapeuten, der versucht, sich die geschilderte Szene bildhaft vorzustellen. Diese Szene, diese rekonstruierte Situation liefert dann die Basis für die außensituationsvermittelte Empa-

66 Dabei könnte es durchaus sein, daß die Empathie (im Sinne der *bewußten* Wahrnehmung des Zustandes des anderen) immer, meistens oder oft über den Umweg der Wahrnehmung der Gegenübertagung bzw. des daraus resultierenden Handlungsimpulses läuft („ich spüre das Bedürfnis, diesem Menschen zu helfen, daraus schließe ich, daß es ihm schlecht geht“). Das muß aber nicht so sein und würde auch nichts an der prinzipiellen Gültigkeit des Schemas ändern. In Abb. 5 versteckt sich auch ein gewissermaßen von hinten aufgezäumtes Schema des Übertragungsvorganges: Aufgrund der (ubw.) Schemata, dynamischen Schablonen kommt es zu systematischen Beeinflussungen bei der Wahrnehmung und Bewertung des Verhaltens anderer.

thie, unter Einfluß des Wissens des Therapeuten über den Patienten und dessen Interaktionspartner[67]. Der Patient kann sein Erleben in der geschilderten Situation durch verschiedene kommunikative Mittel vermitteln (Fiehler 1990, vgl. Kap. 1.10). Hierbei kann es durchaus zu divergierenden Informationen kommen, wenn bspw. erzählter Inhalt und Ausdruck während der Erzählung nicht übereinstimmen.

In den Schuhen des Patienten nimmt der Therapeut diese Außenszene erst einmal gemäß seiner eigenen Regulierungsdispositionen war; also z.B. im Sinne von: „Wie würde ich mich in dieser Szene mit diesen Personen fühlen, wie würde ich diese Personen bewerten und wie würde ich handeln?“ (wobei dies kein bewußter Vorgang sein muß, siehe oben: „Perspektiveninduktion“, „proto-empathische Reaktion“). Das Ergebnis dieses mentalen Rollenspiels kann unter Umständen erheblich abweichen vom Erleben und Verhalten des Patienten in diesen Szenen. Solche Abweichungen lassen sich wiederum diagnostisch und für die Formulierung von Interventionen nutzen, da sie Aussagen über Selbst- und Objektrepräsentanzen, über die Beziehungsregulierungskompetenzen und die inneren Konflikte des Patienten erlauben[68]. Aufgrund der in Kap. 1.10 beschriebenen Gestaltungswirkung von Affekten auf mentale Inhalte ist allerdings davon auszugehen, daß die im mentalen Umweltsimulator beim Therapeuten ausgelösten Affekte, also seine Affekte in Reaktion auf die phantasierte Umwelt des Patienten, einen erheblichen

67 Allerdings ist hierbei nicht notwendigerweise festgelegt, in wessen Schuhe der Zuhörer steigt, wessen Perspektive er einnehmen wird. Eine einigermaßen „gute“ Beziehung zum und Interesse am Patienten vorausgesetzt, wird es i.d.R. wohl die Perspektive des Patienten sein, zumindest im ersten Durchlauf. Steigt der Therapeut in die Schuhe der Objekte, dann sind die bei ihm ausgelösten Affekte als Gegenübertragung zu verstehen. Der Therapeut phantasiert sich in die geschilderte Situation mit dem Patienten hinein. Auch dies kann ein wichtiger Teil des Verstehens sein.

68 So berichtete z.B. eine Patientin in einem Erstgespräch von Außenszenen, in denen sie von anderen schlecht behandelt wurde; die Interviewerin empfand Wut auf die anderen; die Patientin beschrieb sich diesen anderen gegenüber als emotional völlig indifferent. Aus psychoanalytischer Perspektive würde man hier wohl sagen, die Wut der Interviewerin enthält zum einen stellvertretend die von der Patientin abgewehrte Aggression und zum anderen den von der Interviewerin der Patientin gegenüber empfundenen Ärger. Der erste Aspekt ginge dabei auf die (außen)situationsvermittelte Empathie zurück, der zweite entspräche einer durch Verschiebung abgewehrten Gegenübertragung.

Einfluß auf die Wahrnehmung, Interpretation und somit das Verstehen dieser Situationen haben.

Um die Beziehungsmuster der Patienten zu erfassen, stehen dem Therapeuten im wesentlichen zwei Quellen zur Verfügung. Zum einen sind dies die vom Patienten verbal mitgeteilten Außenszenen, Schilderungen von Beziehungssituationen; zum anderen die sich in der therapeutischen Situation abspielende Interaktion. Bei beiden Quellen spielt das Erkennen der darin enthaltenen Emotionen eine ausschlaggebende Rolle, auch wenn die emotionalen Wahrnehmungsprozesse dabei unterschiedlich sind. Das Wahrnehmen und Verorten der Emotionen allein reicht allerdings nicht, um zu einem therapeutisch weiterführenden Verstehen zu gelangen, vielmehr sind dies Bausteine des Verstehens der Beziehungsmuster des Patienten. Damit die Beziehungsmuster als Szenen im psychoanalytischen Sinne verstanden werden können, müssen zudem die ihnen zugrunde liegenden Konflikte, Wünsche und Befürchtungen, erschlossen werden. Ohne die „reflektierende Funktion" (Kernberg 1999), ohne das Einnehmen einer „exzentrischen Position" (Thomä 1999) des Therapeuten, also dem Betrachten des Geschehens, einschließlich der darin auftauchenden affektiven Zuschreibungen oder Reaktionen, von einer gewissen Meta-Ebene, wirken die Emotionen als wesentliche Teile der interaktiven Verstickungsmuster an eben deren Aufrechterhaltung und ständigen Neuinszenierung mit und bleiben therapeutisch nicht nutzbar.

2.2.2 *Spezifika von Kurzpsychotherapien*

Die im empirischen Teil untersuchten Psychotherapien sind allesamt Kurzpsychotherapien. Es sollen hier deshalb die Spezifika von Kurzpsychotherapien im Unterschied zur hochfrequenten Langzeitanalyse herausgestellt werden. Dabei sollen weniger einzelne Verfahren dargestellt werden, vielmehr geht es um die Charakterisierung einzelner grundlegender technischer Ausrichtungen und um die Implikationen dieser Technikvariablen für die in der Therapiesituation stattfindenden Interaktionsprozesse.

Kurztherapien finden im Sitzen und selten mit einer höheren Frequenz als ein bis zwei Sitzungen pro Woche statt. Während bei der Langzeitanalyse regressive Prozesse in der Regel gefördert werden und die Ausbildung einer Übertragungsneurose angestebt wird, werden in Kurztherapien regressive Prozesse bewußt beschränkt gehalten. Zwar werden auch in Kurztherapien Übertragungs- und Gegenübertragungsprozesse beachtet, bei den Interventionen spielen aber Außenübertragungsprozesse eine größere Rolle; die Konflikte werden nicht explizit, wie in der Langzeitanalyse, durch Übertragungsdeutungen in die Übertragung hereingeholt. Allgemein ist der Therapeut aktiver. Die Arbeit konzentriert sich auf die unbewußte Dynamik aktuell wirksamer, mit der Symptomatik in enger Verbindung stehender neurotischer Konflikte, „unter teilweiser Hinweglassung der lebensgeschichtlich früheren Ursprünge“ (Mertens 1992, 211). Mertens (1992, 233) entwirft ein Schema, in dem er die Bedeutung und das Vorkommen einzelner Technikvariablen innerhalb der verschiedenen psychoanalytisch orientierten Therapieverfahren gewichtet. Danach spielen in der tiefenpsychologisch fundierten Psychotherapie und noch mehr in der stützenden Therapie „Suggestion“ und „Übertragungsgratifikation“ eine deutlich größere Rolle, als bei der Psychoanalyse im liegenden Setting.

Ein wichtiges Konzept in Kurztherapien ist der sogenannte Fokus. Was allerdings von verschiedenen Autoren als Fokus angesehen wird bzw. was ein Fokus jeweils enthalten sollte, unterscheidet sich zum Teil erheblich. Vorgeschlagene Fokusformulierungen reichen von einfacher Problembenennung (Rechenberger 1987) bis hin zu recht umfassenden Formulierungen der Psychodynamik einschließlich Übertragungsmanifestation und frühkindlicher Konfliktkonstellation (Leutzinger-Bohleber 1985). Ein Fokus sollte dem Therapeuten eine Orientierung für seine Interventionen geben (Klüwer 1970; Lachauer 1992). Dazu sollte er nicht zu komplex sein, sich also auf einen zentralen Bereich beschränken, für die meisten Autoren sollte er aber eine Hypothese über die den Problemen zugrundeliegende zentrale unbewußte Dynamik enthalten. Für Lachauer (1992) bspw. stellt der Fokus „eine Verbindung dar zwischen einem aktuellen Hauptproblem und einer Aussage über dessen unbewußte Hintergründe“ (a.a.O., 22)[69].

---

69 Das aktuelle Hauptproblem muß bei Lachauer (1992) nicht unbedingt die Symptomatik, es kann eine Neudefinition des Problems sein, wie z.B. ein bewußtseinsnaher Fokalkonflikt. Im Verlauf der Behandlung kann auch ein Problem in der therapeutischen Beziehung zum Hauptproblem in der Fokusformulierung werden. Spätestens wenn der Fokus, wie bei Thomä & Kächele

Was die Verstehensprozesse des Therapeuten angeht, sehe ich keine großen Unterschiede zu den oben beschriebenen. Es kann allenfalls angenommen werden, daß, weil die konflikthaften Außensituationen hier eine größere Rolle spielen, sich auch das Verstehen etwas mehr auf diese Informationsquelle bezieht. Die Beachtung der Gegenübertragung ist allerdings auch in Kurztherapien von imenser Wichtigkeit, da selbstverständlich auch hier Übertragungen stattfinden, die Patienten „Tests" durchführen und die Wiederholung der maladaptiven Beziehungsmuster einen Veränderungsprozeß verunmöglichen. Auch in Kurztherapien sollte der Therapeut seine Gegenübertragung nicht agieren. Dies wird durch das *Face-to-Face-Setting* nicht gerade leichter. Im Gegenübersitzen bekommt der Patient das gesamte nonverbale Verhalten des Therapeuten ungehindert zu Gesicht. Gerade im gestischen und mimisch-affektiven Verhalten können sich schon die kleinsten affektiven Reaktionen mitteilen, zum Teil eben auch für den Therapeuten unbewußt. Die Wahrscheinlichkeit einer unbemerkten interaktiven Verstrickung, eines unbemerkten Hineinziehens in das repetitive Beziehungsmuster des Patienten ist hier deutlich erhöht, und somit auch die Anforderungen an den Therapeuten seine inneren Gegenübertragungsreaktionen und insbesondere sein tatsächliches Interaktionsverhalten zu reflektieren (Dreher, Mengele & Krause 2000). Im Gegenübersitzen ist der Therapeut einem erhöhten interaktiven Druck ausgesetzt und gleichzeitig sind auch schon seine subtilsten affektiven Verhaltensäußerungen, die er unter Umständen selbst nicht bemerkt, dem Patienten unmittelbar wahrnehmbar (vgl. Krause 1997). Wir haben es hier im Vergleich zur klassichen Langzeitanalyse im Liegen also mit einer leicht paradoxen Situation zu tun: während bei den verbalen Interventionen in einer Kurztherapie der Schwerpunkt auf begrenzte Konfliktmanifestationen in den Außenbeziehungen liegt, ist das Beziehungsgeschehen zwischen Patient und Therapeut durch die nonverbalen Verhaltenskanäle um Einiges reichhaltiger, unmittelbarer, schnellerer ablaufend und deutlich schwieriger zu reflektieren. Um so wichtiger ist es, diese Interaktionsprozesse zu untersuchen. Es ist zu vermuten, daß in Face-to-Face-Therapien der Einfluß der Subjektivität des Therapeuten eine noch größere Rolle spielt als in liegenden Behandlungen. Insbesondere seine

---

(1989) auch in Langzeittherapien Anwendung findet, wird er sich mehr und mehr an der Übertragungs- Gegenübertragungsdynamik orientieren.

affektiven Reaktionen, die, wie in Kap. 2.2.1 dargelegt, auch durch seine Subjektivität, seine affektiven Regulierungskomptenzen bestimmt werden, haben hier eine unmittelbarere Einwirkung auf die sich entwickelnde Beziehungsgestalt.

Innerhalb der Verhaltenstherapie wird die Bedeutung der therapeutischen Beziehung als spezifische Veränderungsvariable gerade erst entdeckt (Schindler 1991; Margraf & Brengelmann 1992; Grawe 1992, 1998). Die interaktiven, speziell nonverbalen Beziehungsregulierungsprozesse dürften sich allerdings nicht auf bestimmte Therapieschulen beschränken; sie finden in jeder zwischenmenschlichen Interaktion statt. Insofern als die Konzeptualisierung psychischer Störungen als maladaptive repetitive Muster mittlerweile einen weitgehend schulübergreifenden Konsens darstellt, ist es angezeigt, interaktive Beziehungsregulierungsprozesse in nicht-psychoanalytisch orientierten Behandlungen zu untersuchen.

2.3 Untersuchungen zum mimisch-affektiven Verhalten in der Psychotherapie

> Researchers estimate that 65 to 85 percent of the communication in groups take place through nonverbal behaviors [...] and may play an especially important role in communicating reaction that are not consciously controled or monitored [...] Because of this, nonverbal behaviors promise to be highly potent sources of information in psychotherapy [...] [But] at this time, outcome literature is lacking. One can only conclude that while nonverbal communications appears to be a powerful source of influence in most interpersonal relationships and tends to create a therapeutic climate in psychotherapy, its effect on therapeutic outcomes is still to be determined (Beutler et al. 1994, 252).

Interaktionsstudien, in denen mimisch-affektives Verhalten in der Psychotherapie untersucht wurden, sind auch heute noch rar. Im folgenden sollen die zwei Forschungsprojekte vorgestellt und diskutiert werden, die diesen Ansatz bisher am konsequentesten verfolgt haben.

2.3.1 *„Prototypische affektive Mikrosequenzen" und „Traps" in der Psychotherapie*

Einen klinisch-beschreibenden, am Einzelfall orientierten Ansatz hat Bänninger-Huber entwickelt. Im Zentrum ihres Ansatzes steht die Annahme, daß es, insbesondere wenn im Verlauf der Therapeut-Patient-Interaktion beim Patienten Störungen in seiner Selbstregulation auftreten, zu spezifischen Regulierungsprozessen kommt, den sog. *Prototypischen affektiven Mikrosequenzen* (PAMS). „PAMS sind kurzdauernde Abläufe der affektiven Beziehungsregulierung (im Bereich von wenigen Sekunden Dauer). Sie sind ein Mittel der Beziehungsregulierung und ein ‚Produkt' der Regulierungstätigkeit zweier an einer Interaktion beteiligten Personen und sind jeweils typisch für deren spezifische Beziehungsregulierung" (Bänninger-Huber 1996, 117).

Zur Identifizierung der PAMS werden die Videoaufnahmen intensiv im Team visioniert. Die Selbstregulierungsstörungen können nicht direkt beobachtet werden. „Beobachtbar sind jedoch bestimmte Anzeichen für das Vorliegen einer Störung. Gesucht wird deshalb nach Auffälligkeiten, die Indikatoren für affektive Ereignisse als Folge von Störungen sein können, wie zum Beispiel verschiedene Formen von Lächeln und Lachen, ausgeprägte mimische micro-expressions, insbesondere Indikatoren negativer Emotionen, Versprecher, unflüssige Sprache, Pausen oder erhöhte Frequenz von Adaptoren (a.a.O., 119). Nach der Identifikation einer PAMS folgt eine detaillierte Beschreibung des in dieser Mikrosequenz beobachtbaren Verhaltens, einschließlich Mimik, Blickverhalten, Körperbewegungen, Sprachinhalt und parasprachlichem Verhalten beider Interaktionspartner. Bänninger-Huber unterscheidet zwischen „gelingenden" und „nicht-gelingenden" prototypischen affektiven Mikrosequenzen und macht dies an verschiedenen PAMS aus einer Therapie deutlich. Die Frage des Gelingens wird dabei aus der (ubw.) Sicht des Patienten gestellt. Gelungen ist eine Mikrosequenz, wenn die Störung der Selbstregulierung aufgehoben werden kann, z.B. eine drohende Konfliktreaktivierung verhindert wird. Häufig geschieht dies unter Einsatz von Lächeln, das sehr induktiv ist: „Die Therapeutin wird ‚gezwungen' mitzulächeln und bei seiner [des Patienten] Abwehr mitzumachen" (a.a.O., 140). Nicht-gelingende PAMS zeichnen sich dadurch aus, daß dies nicht gelingt: die Therapeutin „läßt das Lächeln liegen", bleibt z.B. statt dessen mimisch neutral und reagiert mit einer verbalen Intervention, die z.B. den negativen emotionalen Gehalt, der zur Störung führte, verbal aufgreift: „In solchen Fällen wird die Selbstregulierungsstörung des Klienten also nicht gemeinsam mit der Therapeutin aufgehoben, sondern die Aufhebung wird an den Selbstregulierungsbereich des Klienten zurückgegeben“ (a.a.O., 118).

Der Vorteil dieses detailliert beschreibenden Ansatzes ist der, daß, unter Einbezug des Wissens über die Problematik eines Patienten und der Berücksichtigung des synchronen und diachronen Kontextes, klinisch plausible Vermutungen über die *Funktion* eines bestimmten Verhaltens zu einem je gegebenen Zeitpunkt angestellt werden können. In einem weiteren Schritt arbeitet Bänninger-Huber aus dem Material mehrerer PAMS übergeordnete „Frames“ heraus, die dann, unter Einbeziehung der Gegenübertragung der Therapeutin, zu Analogie-Schlüssen über mögliche Inszenierungen von Objektbeziehungsmustern in der therapeutischen Interaktion herangezogen werden.

Ähnlich wird bei der Identifizierung und Beschreibung sog. „traps“ vorgegangen. Traps bezeichnen Interaktionssequenzen, bei denen ein Patient versucht, auftretende Schuldgefühle interaktiv zu bewältigen, indem der Therapeut zu spezifischen verbalen Reaktionen verleitet werden soll. In einem Fallbeispiel unterscheidet Bänninger-Huber „chicken-traps“ und „legitimation-traps“. Im Gegensatz zu den PAMS erstrecken sich traps meist über längere Zeitspannen (15 sec – 2 min) und der Sprachinhalt erhält größeres Gewicht. Während sich gelingende PAMS, wie oben beschrieben, durch ein resonantes Lächeln der Therapeutin auszeichnen, sind gelingende traps durch bestimmte verbale Interventionen der Therapeutin gekennzeichnet, die der momentanen Entlastung von (ubw.) Schuldgefühlen dienen.

Der Forschungsansatz orientiert sich also sehr eng an der klinischen Arbeit. Die Forscher befinden sich gewissermaßen in der Rolle eines Supervisors, was für Prozeßforschungsfragestellungen auch sinnvoll erscheint. Durch die detaillierte Verhaltensbeschreibung und Funktionsbestimmung kann die Lücke zwischen praxisüblichen klinisch dynamischen Überlegungen und den realen Inszenierungen auf der Verhaltensebene geschlossen werden.

Der Nachteil dieses Vorgehens ist, daß sich aus den an Einzelfällen und für diese Einzelfälle sehr spezifischen Resultaten noch keine generalisierbaren Aussagen über die Bedeutung solcher Mikrosequenzen für den therapeutischen Veränderungsprozeß machen lassen. Das wird auch von der Autorin so gesehen: „Zum heutigen Zeitpunkt kann allerdings noch nicht entschieden werden, welcher Typus von Mikrosequenzen (gelingend, nicht-gelingend) in welcher therapeutischen Situation zu einem produktiven Veränderungsprozeß beiträgt“ (a.a.O., 149). Dazu müßten Untersuchungen von PAMS und traps an größeren Stichproben und unter Verlaufsaspekten vorgenommen werden, was angesichts des immensen Zeitaufwandes allerdings schwierig werden dürfte.

2.3.2 Ergebnisse des Projektes „Multikanale Psychotherapie-Prozeßforschung“

In dem DFG-geförderten Projekt „Multikanale Psychotherapie-Prozeßforschung“ unter der Leitung von Rainer Krause (Krause 1987) wurden 11 Kurz-Psychotherapien unterschiedlicher Ausrichtung (psychoanalytische, kognitiv-verhaltenstherapeutische, klientenzentrierte und dynamisch-intendierte Behandlungen) komplett videographiert, das verbale und nonverbale Interaktionsverhalten von Klienten und ihren Therapeuten getrennt analysiert und mit Maßen des Behandlungserfolges verglichen. Es sollte das Tun erfahrener Therapeuten auf möglichst vielen Kanälen untersucht werden (Krause 1987). Die wesentlichen Ergebnisse dieses Projekts sollen hier vorgestellt werden.

Es ließ sich feststellen, daß wesentliche Anpassungsmerkmale, die in Alltagsdyaden gefunden werden konnten (vgl. Kap. 1.9), in Psychotherapien, unabhängig von der behandlungstechnischen Orientierung, außer Kraft gesetzt waren. So korrelierten die Häufigkeiten mimisch-affektiver Expressionen von Patient und Therapeut negativ (r -.43), was bisherigen Befunden über dyadische Austauschprozesse (vgl. Kap. 1.9) widerspricht und wahrscheinlich ein therapieübergreifender Indikator dafür ist, daß die Therapeuten nicht spontan handelnd auf das affektive Angebot ihrer Patienten reagieren, wie dies empathische Laien tun. Die Häufigkeit der mimisch-affektiven Ereignisse war bei den Patienten mit Ausnahme der echten Freude durchgängig höher als bei den Therapeuten. Der prozentuale Anteil echter Freude war bei den Therapeuten signifikant höher als bei den Patienten. Das soziale Lächeln trat hingegen bei den Patienten signifikant häufiger auf. Die Patienten zeigten absolut wie relativ gesehen signifikant mehr Illustratoren als die

Therapeuten. Vor allem waren Blenden und Maskierungen bei den Patienten signifikant häufiger zu beobachten.

Das mimisch-affektive Verhalten von Patient und Therapeut in der ersten Therapiestunde wies hohe Zusammenhänge zum retrospektiv eingeschätzten Therapieerfolg und zu Verbesserungen der Symptomatik auf. Die im folgenden dargestellten Korrelationen beziehen sich auf Verhaltensmaße in der ersten Stunde und Erfolgsratings nach Abschluß der Therapie (siehe Tab. 1 unten; eine ausführliche Darstellung der Ergebnisse findet sich in Merten 1996 und 2000):

Insbesondere die Untersuchung des sogenannten *„Leitaffekts"* hat sich als fruchtbar erwiesen. Der *Leitaffektanteil des Therapeuten* wurde definiert als relativer Anteil des häufigsten vom Therapeuten gezeigten Affektes an allen seinen Primäraffekten. Das heißt, je mehr sich ein Affekt anteilsmäßig von allen anderen Affekten abhebt, desto höher ist der Leitaffektanteil. Der Leitaffektanteil des Therapeuten in der ersten Therapiesitzung korrelierte negativ mit dem vom Therapeuten retrospektiv eingeschätzten Erfolg der Therapie (r=-.66, p=.027, 2-seitig).

Der *dyadische Leitaffekt* ist eine Kombination aus den Leitaffekten der Patienten und ihrer Therapeuten. Es wurden 3 Kategorien unterschieden: a) beide Leitaffekte positiv b) beide negativ und c) einer negativ, der andere positiv. Das größte Veränderungspotential ist dann gegeben, wenn die Qualität der Leitaffekte in der ersten Stunde komplementär ist (Kategorie c) und das geringste bei einem positiv-reziproken dyadischen Leitaffekt (Kategorie a) (r=.70, p=.025, 2-seitig).

Weiterhin wurde der Zusammenhang zwischen der Häufigkeit von zeitlich synchronem Lächeln von Patient und Therapeut und den Erfolgsmaßen untersucht. Die Häufigkeit von Freudesynchronisationen in der ersten Stunde, bei denen der Patient mit dem Lächeln beginnt, korreliert negativ mit dem Erfolgsrating der Therapeuten. Die Häufigkeit der Freudesynchronisationen, bei denen der Therapeut beginnt, zeigt einen kurvilinearen Zusammenhang mit dem Erfolgsrating (d.h. niedrige Erfolgsratings sind assoziiert mit sehr wenigen und sehr vielen solcher Ereignisse, hohe Erfolgsratings hängen mit mittleren Häufigkeiten dieser Ereignisse zusammen).

Die höchste Korrelation findet sich zwischen der Häufigkeit negativer Affektexpressionen der Therapeuten (Ärger, Ekel, Verachtung) und ihren Erfolgsratings (r=.81).

Das Verhältnis der Häufigkeit der Freudeexpressionen der Patienten zu den negativen Affektexpressionen der Therapeuten korreliert negativ mit allen drei Erfolgsmaßen; d.h. je mehr Freude ein Patient zeigt, um so mehr negative Affekte zeigt der Therapeut in erfolgreichen Therapien.

Zur Untersuchung der Auswirkung einer Änderung der dyadischen Leitaffekte über die Zeit wurden verschiedene Maße berechnet. Der höchste Zusammenhang besteht zwischen der Änderung der Mimik des Patienten von der ersten zur letzten Stunde und seiner eigenen Erfolgseinschätzung. Je größer die Veränderung in Richtung einer mehr positiv bestimmten Mimik ist, desto erfolgreicher beurteilt der Patient die Therapie (r=+.84, p=.002, 2-seitig).

	Nach Abschluß der Therapie		
Prädiktor: Verhalten in 1.Stunde	Erfolgsrating Therapeut	Erfolgsrating Patient	Kombination
Illustratoren P.		.75	
Leitaffektanteil des T.	-.63		
Dyadischer Leitaffekt			-.70
Synchrone Freude, P. beginnt	-.63		
Synchrone Freude, T. beginnt	b2=-.64		
Negative Affekte T. (Ärger, Verachtung, Ekel)	+.81		
Verhältnis von $Freude_{Pat.}$ zu $neg.Affekten_{Ther.}$	-.67	-.55	-.76

Tab. 1: Signifikante Korrelationen zwischen mimischen Verhaltensmaßen (1.Stunde) und Behandlungserfolg am Therapieende; P.=Patient; T.=Therapeut (aus Merten 1996).

Wie können diese Ergebnisse interpretiert werden? In gewisser Hinsicht werfen diese Ergebnisse mehr Fragen auf als sie Antworten geben. Betrachtet man beispielsweise gemeinsames Lächeln von Patient und Therapeut als Indikator für eine „gute Beziehung", wie dies für Alltagsinteraktionen Sinn macht, so stünden die Ergebnisse im Widerspruch zu der Annahme, daß die Etablierung einer guten Beziehung zwischen Patient und Therapeut gerade in der Anfangsphase einer Therapie wichtig sei. Offensichtlich unterscheidet sich eine gute Alltagsbeziehung von einer hilfreichen therapeutischen Beziehung (zumindest am Anfang und auf der Ebene des dyadischen mimisch-affektiven Verhaltens). Hier finden sich möglicherweise auch Hinweise zur Beantwortung der von Bänninger-Huber (1996, siehe oben) aufgeworfenen Frage, „welcher Typus von Mikrosequenzen (gelingend, nicht-gelingend) in welcher therapeutischen Situation zu einem produktiven Veränderungsprozeß beiträgt" (Bänninger-Huber 1996, 149). Geht man davon aus, daß die Lächelsynchronisationen im Zusammenhang mit den von ihr beschriebenen PAMS stehen, dann scheint ein hohes Maß an gelingenden PAMS in der Anfangsphase einer Therapie einem produktiven Veränderungsprozeß nicht förderlich zu sein. Wie auch von Bänninger-Huber thematisiert, könnten die durch gemeinsames Lächeln hergestellten resonanten Zustände der Abwehr des Patienten dienen und somit den Weg zu einer tieferen Bearbeitung problematischer Anteile verstellen. Das Negative soll aus der Beziehung herausgehalten werden, und der Therapeut spielt dabei mit. Verwunderlich ist dabei in erster Linie, daß sich in einem solchen Mitspielen der Therapeuten bereits in der ersten Stunde eine bestimmte Art von Beziehung zu etablieren scheint, die offensichtlich im weiteren Verlauf der Behandlung schwer wieder zu ändern ist.

Noch interpretationsbedürftiger sind die Ergebnisse bezüglich der negativen Affekte der Therapeuten. Wie in Kap. 2.2 dargestellt, besteht weitgehend Konsens darüber, daß ein Therapeut sich dem Patienten gegenüber nicht dergestalt verhalten sollte, daß sich die negativen Reaktionen anderer wiederholen. Es wird davon ausgegangen, daß die Patienten durch ihr Interaktionsverhalten gerade diese negativen Reaktionen beim jeweiligen Interaktionspartner „provozieren", was ihnen gewöhnlich auch gelingt. Mit anderen Worten, in Alltagssituationen gelingt im allgemeinen die Induktion einer spezifischen (meist negativen) Gegenübertragung beim Interaktionspartner, und dieser speist eben diese Gegenübertragung (via realem Interaktionsverhalten) in die Beziehung zurück. Von Therapeuten wird erwartet, daß sie ihre Gegenübertragung zwar wahrnehmen, aber eben nicht in die Beziehung zurückspeisen, so daß der maladaptive Zirkel auf der Beziehungsebene durchbrochen werden kann, und der Patient andere, positivere Beziehungserfahrungen machen kann. Dabei wird angenommen, daß sich ein partielles „Einfangenlassen" der Therapeuten gerade zu Anfang einer Psychotherapie nicht vermeiden läßt.

Betrachtet man die negativen Affektausdrücke (Ärger, Ekel, Verachtung) der Therapeuten in der ersten Stunde nun als *interaktive*

Affekte (siehe Kap. 1.12), dann ließen sich die Korrelationen in Tab. 1 so erklären, daß sich darin zwar ein Agieren der Gegenübertragung ausdrückt, daß dies aber von den erfolgreichen Therapeuten im weiteren Verlauf reflektiert und verstanden werden kann, so daß es ihnen dann gelänge, zu anderen Interaktionsformen zu finden, die keine Wiederholung der maladaptiven Muster darstellen. Die geringe Anzahl der negativen Affekte bei den wenig erfolgreichen Therapeuten könnte Zeichen einer „Unterdrückung" der Gegenübertragung sein, die darin mündet, daß die maladaptiven Beziehungmuster der Patienten nicht verstanden werden können, weil sich die Therapeuten auf der Beziehungsebene nicht darauf einlassen, statt dessen durch die Herstellung positiver resonanter Zustände (Lächelsynchronisationen) eine zwar vielleicht angenehme aber wenig hilfreiche, weil konfliktvermeidende Beziehung herstellen. Hier wäre anzunehmen, daß sich diese „Unterdrückung" auf die Dauer nicht durchhalten ließ und gewissermaßen unter der Hand dann doch wieder in das Beziehungsverhalten durchschlägt. Im Falle der erfolgreichen Therapeuten müßte dann die Häufigkeit der negativen Affektexpressionen im weiteren Verlauf zurückgehen; bei den weniger erfolgreichen Therapeuten wäre ein deutlicher Anstieg zu erwarten. Ich werde dies weiter unten untersuchen (Kap. 6.2).

Eine mögliche Alternativhypothese wäre die, daß die negativen Affekte der erfolgreichen Therapeuten keine *interaktiven Affekte* sind, sondern *inhaltsbezogene Affekte* (siehe Kap. 1.12), d.h. ein Großteil der negativen Affekte der Therapeuten gilt nicht dem Patienten, sondern dritten Objekten, über die gerade gesprochen wird. Die Untersuchung dieser Frage stellt den Schwerpunkt des empirischen Teils meiner Arbeit dar (siehe Kap. 6.1).

Bisher wurde der Zusammenhang zwischen dem mimisch-affektiven Verhalten und dem Sprachinhalt auf der Ebene aggregierter Häufigkeiten untersucht (Anstadt et al. 1996). Die Therapietranskripte wurden mit der ZBKT-Methode („Zentrales Beziehungs-Konflikt-Thema"; Luborsky 1984) ausgewertet. Für zwei psychoanalytisch ausgerichtete Therapien (wovon eine laut kumuliertem Erfolgsrating[70] nach der 15. Sitzung auf dem zweitbesten, die andere auf dem zweitletzten

---

70 Therapie-Erfolgemaße waren hier: subjektive Zufriedenheit mit dem Behandlungsergebnis von Patient und Therapeut und FBL-Veränderungen.

Rang lagen) wurden die Stundenhäufigkeit der mimischen Affektexpressionen mit den Häufigkeiten der ZBKT-Komponenten korreliert. Für den wenig erfolgreichen Fall überstieg die Anzahl der gefundenen signifikanten Korrelationen die zufällig zu erwartende Anzahl nicht. Ebenso verhielt es sich für den Zusammenhang der ZBKT-Komponenten und der Patienten-Mimik im erfolgreichen Fall. Lediglich die Anzahl der signifikanten Korrelationen zwischen der Mimik des erfolgreichen Therapeuten und den ZBKT-Komponenten seines Patienten überstieg die durch Zufall zu erwartende Anzahl. Inhaltlich handelt es sich dabei im wesentlichen um positive Korrelationen zwischen den mimischen Ekel- und Verachtungsexpressionen des Therapeuten und dem Wunsch des Patienten „Ich möchte glänzen und bewundert werden" sowie mit den berichteten Objektreaktionen „andere entwerten mich und meine Arbeit", und um negative Korrelationen zwischen den Freudeexpressionen des Therapeuten und der Gesamtanzahl der geäußerten Wünsche, der berichteten Objektreaktionen „andere sind aggressiv, destruktiv" sowie der Gesamtanzahl der Objektreaktionen. Die Autoren vermuten, daß es sich bei der Ekel- u. Verachtungsmimik des Therapeuten um einen „affektiv empathischen Kommentar zu den beschriebenen Handlungen der Objekte" (a.a.O. 50) handeln könnte, um den Ausdruck einer Container-Funktion, „indem er [der Therapeut] damit die Ablehnung des Patienten gegenüber solchen Interaktionsformen und Interaktionspartnern ausdrückt, zu der dieser [der Patient] selbst nicht in der Lage zu sein scheint" (a.a.O., 50). Allerdings könnte die Ekel- und Verachtungsmimik des Therapeuten ebenso eine Wiederholung der negativen (destruktiven, entwertenden) Objektreaktionen darstellen. Wobei sich diese beiden Interpretationen keineswegs ausschließen: „denn es ist sehr wohl denkbar, daß der Patient den Therapeuten ein stückweit erfolgreich verführt hat, in das historische Muster einzutreten. [...] Möglicherweise kann ein Therapeut erst dann die Beziehungsangebote auch wirklich verstehen, wenn er sie teilweise ‚agierend' erlebt hat" (Anstadt et al. 1996, 51).

3 Entwurf eines Modells der Funktionen mimisch-affektiven Verhaltens von Therapeuten in Kurzpsychotherapien

Die bisher dargestellten Ergebnisse und theoretischen Überlegungen sollen nun als Bausteine für einen Entwurf eines einfachen Modells der Funktionen mimisch-affektiven Verhaltens von Therapeuten in Kurzpsychotherapien herangezogen werden.

Die in Kap. 1.12 getroffene Unterscheidung in *interaktive* und *objektbezogene* Affekte bzw. Affektexpressionen soll auch für die Überlegungen zur Funktion des mimisch-affektiven Verhaltens der Therapeuten leitend sein. Der Referenzpunkt interaktiver Affektexpressionen ist der Interaktionspartner im Hier und Jetzt. Der Referenzpunkt der objektbezogenen Affektexpressionen sind mentale Objekte. Mittels der objektbezogenen Affektausdrücke können Geschehnisse oder Personen im mentalen Raum kommentiert, bewertet, illustriert oder imitiert werden. Der Referenzpunkt eines mimisch-affektiven Zeichens muß dem Gegenüber durch Kontext-Informationen vermittelt werden; das Zeichen per se erlaubt keine Referenzbestimmung. Relevante Kontext-Information finden sich im Blickverhalten und dem paraverbalen Verhalten und wurden von Merten (1995) in Alltagsdyaden untersucht (siehe Kap. 1.9.2). Eine weitere sollte sich im Sprachinhalt finden lassen. Durch Sprache haben wir die Möglichkeit uns über unsere Vorstellungsinhalte und den damit verbundenen Emotionen auszutauschen, zu verständigen, uns gegenseitig zu beeinflußen und somit diese an sich höchst subjektiven Innenwelten zum Gegenstand einer gemeinsam geteilten und gemeinsam konstruierten intersubjektiven mentalen Welt zu machen. Über die Sprache können sich Patient und Therapeut über ihre mental repräsentierte Innenwelt bzw. deren Interpretation verständigen; beide bewegen sich in einem gemeinsamen mentalen Raum, über den Affektausdruck können sie sich ihre affektiven Bewertungen der Geschehnisse und Objekte in diesem Raum mitteilen oder imaginären Handlungen affektiv illustrieren. Um dem Patienten den Objektbezug eines Affektausdruck zu vermitteln, sollte der Ausdruck in das Sprechen über eben diese Objekte eingebettet sein.

Ein Affekt-Kontext-Muster, das eine interaktive Funktion eines negativen Affektes des Therapeuten indiziert, könnte also beispielsweise folgendermaßen aussehen: Der Therapeut zeigt eine Verachtungsmimik und blickt den Patienten dabei an, während über kein klar benanntes drittes Objekt gesprochen wird. Ein für eine Objektbezogenheit der Mimik indikatives Affekt-Kontext-Muster sehe dagegen so aus: Der Therapeut zeigt eine Verachtungsmimik, während er über die Schwiegermutter des Patienten spricht und blickt dabei den Patienten nicht an.

Wie im Kap. 2.1 deutlich wurde, zeichnen sich psychisch gestörte Menschen dadurch aus, daß sie bei ihren Sozialpartnern spezifische Reaktionen hervorrufen. Der jeweilige Sozialpartner wird interaktiv in das Beziehungsmodell des Patienten eingebunden, so daß sich das Patienten-System stabilisiert. Die Inszenierung des *dysfunktionellen habituellen Beziehungsmusters* ist dadurch gekennzeichnet, daß der Patient selektiv auf bestimmte Aspekte des Verhaltens und der Persönlichkeit anderer reagiert und sich unbewußt so verhält, daß er bei den Sozialpartnern Reaktionen hervorruft, die seinen (i.d.R. negativen) Erwartungen entsprechen. Die Implantierung dieser Muster erfolgt durch spezifisches Interaktionsverhalten auf seiten der Patienten, die über die in Kap. 2.2.1 beschriebenen Mechanismen von Empathie und Gegenübertragung die erwartungskonkordanten Reaktionen bei den Sozialpartnern hervorrufen.

Ein veränderungswirksames therapeutisches Beziehungsverhalten ist dementsprechend so konzeptualisiert, daß die Therapeuten diese Muster durchbrechen, indem sie sich gerade nicht erwartungskonkordant verhalten (vgl. Kap. 2.2).

Da es sich bei den „provozierten" Reaktionen i.d.R. um negatives Verhalten dem Patienten gegenüber handelt, könnte man davon ausgehen, daß auf der Ebene des mimisch-affektiven Verhaltens Therapeuten in gelungenen Behandlungsverläufen *wenig interaktive negative Affekte* (insbesondere Ärger, Ekel u. Verachtung) zeigen. Allenfalls am Anfang einer Kurzpsychotherapie dürften mehr interaktive negative Affektexpressionen der Therapeuten zu finden sein, wie durch die Überlegung nahegelegt wird, daß sich ein Therapeut erst einmal „verführen" lassen muß, um das Patientenmuster verstehen zu können (s. Kap. 2.2).

Unter diesen Annahmen könnten sich die auf den ersten Blick verwirrenden Ergebnisse bezüglich des Zusammenhangs zwischen Mimik der ersten Behandlungsstunde und dem Therapieerfolg (s. Kap. 2.3.2) dahingehend klären lassen, daß sich die erfolgreichen Therapeuten zu Beginn der Behandlung haben „verführen" lassen und / oder daß ein Großteil der distanzierenden Affektexpressionen der erfolgreichen Therapeuten (Ärger, Ekel, Verachtung) eben keine interaktiven Affekte sind, sondern objektbezogene.

Die auf die Objekte bezogene affektive Reaktion des Therapeuten kommt über den Mechanismus der Outsession-Empathie zustande. Durch die Erzählung des Patienten wird ein mentaler Interaktionsraum geschaffen, die vergangene Interaktion wird gewissermaßen im „mentalen Umweltsimulator" (Bischof 1989) des Therapeuten, der versucht, sich die geschilderte Szene bildhaft vorzustellen, rekonstruiert. Diese mental rekonstruierte Situation stellt die Grundlage für die außensituationsvermittelte Empathie dar. Löst diese Umweltsimulation Affekte in bezug auf die dort auftretenden Objekte aus, dann reguliert der Therapeut damit gewissermaßen stellvertretend in der Phantasie die Situtation des Patienten. Die Funktion der objektbezogenen Affektausdrücke des Therapeuten könnte entsprechend darin bestehen, daß hierüber die Bewertung der Objekte durch den Therapeuten und dessen Regulierungskompetenz *sichtbar* wird, und der Patient sich damit identifiziert. Es handelt sich also um eine *modellgeleitete* Identifizierung, wie sie in Kap. 1.8 beschrieben wurde.

Die Übernahme der Regulierungskompetenz des Therapeuten durch den Patienten kann man sich also wie folgt vorstellen: Der Patient nimmt wahr, daß der Therapeut sich gerade in seine Außensituation hineinversetzt und dabei eine spezifische affektive Regulierung vornimmt. Beide sind in ihrer Phantasie in derselben Situation. Der Therapeut ist als Modell für den Patienten relevant. Der Patient nimmt wahr, wie der Therapeut mit dieser Situation umgeht, er erfährt, wie der Therapeut die Objekte bewertet bzw. wie sich der Therapeut diesen Objekten gegenüber affektiv verhalten würde[71].

Hier wird deutlich, welch bedeutsamer Einfluß die „persönliche Gleichung" des Therapeuten auf den Therapieprozeß haben kann. Das

---

71 Hierfür ist eine Empathiefähigkeit des Patienten Voraussetzung. Diese kann nicht bei allen Patienten angenommen werden (vgl. Kap. 1.8 und Kap. 2.1).

eigene mimisch-affektive Verhalten ist auch den Therapeuten i.d.R. nicht bewußt. Aus diesem Grunde ist anzunehmen, daß die über die Mimik-Kontext-Muster vermittelten Bewertungen und Regulierungskompetenzen weitestgehend der persönlichen Präferenz des jeweiligen Therapeuten für ein bestimmtes Motivationssystem (z.B. Autonomie vs Bindung), für bestimmte Zielvorstellungen, für einen affektiven Beziehungsregulierungsstil entsprechen. Hierin liegt vermutlich auch einer der Schlüssel zur sog. „Passung" zwischen Patient und Therapeut. Nicht für jeden Patienten sind die vom jeweiligen Therapeuten (ubw.) vermittelten Bewertungen und affektiven Regulierungsstile als Modell geeignet.

Eine weitere mögliche Funktion der negativen Affektausdrücke der Therapeuten könnte darin bestehen, daß, wenn diese das Verhalten der Objekte illustrieren oder imitieren, der Therapeut dem Patienten eine Veranschaulichung des affektiven Objektverhaltens bietet. Dies könnte vor allem dann von Bedeutung sein, wenn der Patient bestimmte affektive Implikationen des Verhaltens seiner Sozialpartner ausblendet.

Im Unterschied dazu hat die mimisch ausgedrückte Freude der Therapeuten vornehmlich die Funktion des Herstellens positiver resonanter Zustände (siehe Kap. 1.5 und Kap. 2.3.1), was bei der Herstellung und Aufrechterhaltung einer positiven Beziehung von Bedeutung sein dürfte. Wie die Ergebnisse des Zusammenhangs zwischen Freudesynchronisationen und Therapie-Erfolg (siehe Kap. 2.3.2) aber nahelegen, sollte eine affektive positiv getönte Beziehung nicht mit einer therapeutisch hilfreichen Beziehung verwechselt werden. So kann man sich beispielsweise vorstellen, daß Freudesynchronisationen während des Redens über problematische oder leidvolle Aspekte der Patienten eher der Abwehr dienen: zwar wird eine positiv getönte Beziehung zwischen Patient und Therapeut etabliert oder aufrecht erhalten, gleichzeitig wird aber ein Sich-Einlassen auf den negativ affektiven Gehalt des Gesagten vermieden.

Methodischer Teil

4 Fragestellung und Datenbasis

Im Zentrum des nun folgenden methodischen Teils steht die Analyse des simultanen Kontextes der mimischen Affektexpressionen von Therapeuten in Kurztherapien. Ausgangspunkt der Fragestellung dieser Arbeit waren die in Kap. 2.3.2 dargestellten Ergebnisse des Projektes „Multikanale Psychotherapie-Prozeßforschung“. Insbesondere der hohe positive Zusammenhang der negativen Affektexpressionen der Therapeuten in der ersten Therapiestunde mit dem Therapie-Erfolg (siehe Kap. 2.3.2) ist für sich genommen äußerst erklärungsbedürftig. Werden diese Affektexpressionen als unmittelbar beziehungsregulierend interpretiert, so scheinen diese Ergebnisse den Modellvorstellungen über veränderungswirksames Beziehungsverhalten in Psychotherapien deutlich zu widersprechen (siehe Kap. 2.2).

Den unten formulierten Fragenkomplexen liegt die Annahme zugrunde, daß ein mimischer Affektausdruck per se noch keine Aussagen über seine Funktion in der aktuell laufenden Interaktion erlaubt. Die Funktion eines Zeichens erschließt sich dem Interaktionspartner, hier also dem Patienten, erst durch die Kontextinformationen. Daraus lassen sich folgende Fragenkomplexe ableiten:

Fragenkomplex 1

Untersucht wird im wesentlichen die Frage, ob sich die simultanen Kontexte der Affektexpressionen von Therapeuten in erfolgreichen und weniger erfolgreichen Behandlungen unterscheiden. Entsprechend der in Kap. 3 entwickelten Modellvorstellungen sollte sich in den erfolgreichen Behandlungen eine klare Systematik in der kontextualen Einbettung der Affektexpressionen (insbesondere der negativen) nachweisen lassen, und zwar dergestalt, daß die Kontexte der negativen Affektexpressionen (Ärger, Verachtung, Ekel) der Therapeuten dem Patienten Hinweise geben, daß sie nicht ihm, sondern anderen Objekten oder Sachverhalten gelten. Bei den wenig erfolgreichen Therapeuten wird erwartet, daß sich eine solche Systematik in der Affekt-Kontext-Kopplung nicht finden läßt. Diese Erwartungen basieren auf den Modellvorstellungen bezüglich der Bedeutung des therapeutischen Beziehungsverhaltens für den Veränderungsprozeß, wonach sich ein Zurückspeisen der vom Patienten im Therapeuten ausgelösten negativen Affekte und Handlungstendenzen in die Beziehung zum Patienten negativ auf den therapeutischen Prozeß auswirken wird, weil dadurch die maladaptiven Beziehungsmuster des Patienten gestützt werden und keine neuen Beziehungserfahrungen möglich sind.

Fragenkomplex 2
Des weiteren soll die Frage untersucht werden, ob sich das in der klinischen Literatur postulierte „Verführen-lassen" der Therapeuten auf der Ebene des mimisch-interaktiven Verhaltens finden läßt. Wie in Kap. 2.1 beschrieben versuchen Patienten unbewußt ihr maladaptives repetitives Beziehungsmuster auch in der therapeutischen Beziehung zu implantieren. Von einigen Autoren wird angenommen, daß ein Eingehen der Therapeuten auf diese Rollenangebote die Voraussetzung für ein Verstehen der Beziehungsmuster der Patienten darstellt. Allerdings sollte sich dieses Beziehungsmuster nicht dauerhaft in der therapeutischen Beziehung etablieren, sondern der Therapeut sollte alsbald aus dem Muster „aussteigen" können, damit sich in der Behandlung nicht einfach das alte Muster wiederholt. Zur Untersuchung dieser Fragen wird eine Betrachtung des Verlaufs der Affekt-Kontext-Kopplungen der Therapeuten innerhalb der ersten Behandlungsstunden vorgenommen werden.

Fragenkomplex 3
Anhand einer detaillierten Einzelfallanalyse sollen verschiedene Fragen untersucht werden. Zum einen wird untersucht, ob sich im Laufe einer Behandlung Veränderungen in der Affekt-Kontext-Kopplung des Patienten finden lassen, die als Hinweise für eine im Modellentwurf (Kap. 3) postulierte modellgeleitete Identifikation gelten könnten. Für diesen Einzelfall werden, ausgehend von der Fokusformulierung des Therapeuten, die mit dem Kernkonflikt des Patienten verbundenen Objekte bestimmt, und die Verknüpfung der Affekte sowohl des Therapeuten als auch des Patienten mit dem Sprechen über diese Objekte detailliert, auch im Verlauf, analysiert.

Des weiteren soll, ebenfalls anhand dieses Einzelfalles, die Frage untersucht werden, ob gleiche mimische Affektausdrücke des Therapeuten in unterschiedlichen Kontexten unterschiedlich mit dem emotionalen Erleben des Patienten zusammenhängen, man könnte auch sagen: unterschiedliche „Wirkung“ auf dessen Erleben haben. Da für diese Behandlung die Kontextplazierungen der mimischen Affektexpressionen des Therapeuten für 10 Behandlungsstunden vorliegen, kann der Zusammenhang der Affektausdrücke, differenziert nach kontextueller Einbettung, mit dem emotionalen Erleben des Patienten korrelativ untersucht werden.

Außerdem wird mit einer qualtitativen Detailanalyse der Kontexte einzelner Affekte des Therapeuten dieser Behandlung versucht, die aus den obigen empirischen Ergebnissen abgeleiteten Funktionszuschreibungen auf ihre Sinnhaftigkeit im Falle von einzelnen Affekten zu überprüfen. Dabei geht es also gewissermaßen um die „klinische“ Überprüfung der nach theoretischen Überlegungen und den oben dargestellten statistischen Ergebnissen naheliegenden Kriterien zur Unterscheidung des Referenzpunktes eines mimischen Affektausdruckes. Die Funktionszuschreibung eines Affektausdrucks erfolgt hier zwar unter Berücksichtigung der Kontexte, letztlich aber rein nach meinem subjektiven Verständnis der jeweiligen Interaktionssequenz. Diese Detailanalyse dient nicht zuletzt auch der Veranschaulichung des Untersuchungsmaterials.

Abschließend sollen in einem Reklinifizierungsversuch die Ergebnisse bezüglich der kontextuellen Einbettung der mimischen Affektexpressionen in dieser Behandlung und die daraus abgeleiteten funktionalen Interpretationen, insbesondere der negativen Affekte, wieder mit der spezifischen Problematik des Patienten und dem Behandlungsverlauf in Verbindung gebracht und interpretiert werden.

Die spezifischen Hypothesen zu den Fragenkomplexen, soweit solche ausformuliert werden konnten, finden sich in Kap. 5.

4.1 Datenerhebung

Im folgenden werden die für die Untersuchung der oben genannten Fragestellungen verwendeten Daten beschrieben. Im einzelnen sind dies das mimisch affektive Verhalten, das Blickverhalten und die Textanalyse. Des weiteren wird die Stichprobe beschrieben. Im Anschluß daran werden die sich bei der hier vorliegenden Datenstruktur und den zu untersuchenden Fragen ergebenden methodischen Probleme diskutiert und das gewählte Vorgehen begründet.

4.1.1 Erfassung des mimisch-affektiven Verhaltens

Das mimische Verhalten wurde mit Hilfe des Emotional-Facial-Action-Coding-System (EMFACS), das von Friesen & Ekman (1984) auf der Grundlage des Facial-Action-Coding-System (FACS; Ekman & Friesen 1978) entwickelt wurde, erfaßt. Bei FACS und EMFACS werden sichtbare mimische Bewegungen erfaßt, wobei bestimmte Muskelinnervationen gemäß ihrer funktionellen Anatomie zu sog. Aktionseinheiten (Action-Unit = AU) zusammengefaßt werden. Den einzelnen Aktionseinheiten sind Nummern zugeordnet. Die Erfassung des mimischen Verhaltens orientiert sich also an der sichtbaren Aktivierung der Gesichtsmuskulatur, wodurch eine höhere Objektivität gegenüber Verfahren, die sich am subjektiven, globalen Eindruck des Raters orientieren, gegeben ist.

Im Gegensatz zu FACS beschränkt sich EMFACS auf die Kodierung von sichtbaren Innervationen der mimischen Muskulatur, die potentiell mit Affekten in Verbindung zu bringen sind. Außerdem wird bei EMFACS auf die Erfassung von Anfangs- und Endzeitpunkten von Aktionseinheiten verzichtet; statt dessen wird lediglich der sog. Apex (Zeitpunkt kurz vor maximaler Intensitätsausprägung der Innervation) festgehalten. Über ein sogenanntes „Lexikon“ werden Zuordnungen der Mimikkodierungen zu den Affektkategorien und zu gewissen Sonderformen vorgenommen, wobei solche Interpretationen nur dann gegeben werden, wenn eine kodierte Einheit exakt mit einem Lexikoneintrag übereinstimmt. Bei diesen Affektkategorien handelt es sich um den Ausdruck von *Ärger, Ekel, Verachtung, Angst, Trauer, Überraschung* und *Freude*. Außerdem können Kombinationen derselben erfaßt werden. Schließlich gibt es ein Regelwerk, daß die Unterscheidung von „falschem“ und „echtem“ Freudeausdruck erlaubt. Die Anwendung des EMFACS liefert somit Angaben über die Häufigkeiten und die zeitliche Anordnung dieser affektiven mimischen Signale von Patient und Therapeut.

Die Mimik-Daten lagen aus dem Projekt „Multikanale Psychotherapie-Prozeßforschung" vor.

4.1.2 Blickverhalten

Die Kodierung des Blickverhaltens erfolgte in Anlehnung an Merten (1995, S. 146), der 4 *dyadische Blickzustände* unterscheidet. Für die hier untersuchten Therapiegespräche wurden die Blickzustände wie folgt beziffert:

Label		Beschreibung	Dyadischer Blickzustand
keiner	=	keiner der beiden Interaktionspartner blickt den anderen an	DB-0
nurTher	=	Therapeut schaut zum Patient, Patient schaut weg	DB-1
nurPat	=	Patient schaut zu Therapeut, Therapeut schaut weg	DB-2
beide	=	beide schauen sich an	DB-3

Abb. 7: Kategorien des Blickkontextes. Anschauen heißt, daß dem Interaktionspartner direkt ins Gesicht geschaut wird.

Die so definierten Blickzustände können mit hoher Reliabilität erfaßt werden (Schulz 1996). Es liegen keine Komplett-Kodierungen des Blickverhaltens vor. Es wurde nur die simultan zu den mimischen Affektausdrücken gezeigten dyadischen Blickzustände erfasst.

4.1.3 Erfassung des Sprachinhalts

Der Sprachinhalt wurde mittels einer modifizierten SASB-Inhaltsanalyse erfaßt. Die SASB-Inhaltsanalyse ist mehrfach beschrieben und liegt als Manual vor (Grawe-Gerber & Benjamin 1992; Tress 1993) und soll daher hier nur kurz vorgestellt werden. Die „Structural Analysis of Social Behavior (SASB)" ist den interpersonellen Kreismodellen zuzurechnen und stellt das zur Zeit wohl ausgefeilteste unter diesen Modellen dar. Das Modell unterscheidet drei sog. Foki (transitiv, intransitiv, Introjekt). Dabei erfaßt der transitive Fokus (Fokus 1) aktiv auf andere gerichtete Verhaltensweisen, der intransitive Fokus (Fokus 2) reaktives Verhalten anderen gegenüber und der Introjekt-Fokus (Fokus 3) Verhalten sich selbst gegenüber. Fokus-1-Verhalten wird auch als „elternartig", Fokus-2-Verhalten als „kindartig" beschrieben (Tress 1993, 41). Das ursprüngliche Modell umfaßt 108 Verhaltens-Items, üblicherweise wird heute jedoch mit der sog. Clusterversion (8 Verhaltenscluster pro Fokus) gearbeitet, wobei zur Kodierung auf die Items der Vollversion zurückgegriffen wird. Jeder Fokus wird durch die beiden Achsen Affiliation (feindselig vs. liebevoll) und Interdependenz (Kontrolle vs. Auonomie) aufgespannt.

Code	Label	
11	Freiheit lassen	vergessen – Eigenständigkeit anderer akzeptieren, ermutigen
12	verstehen	verstehen, achten, akzeptieren,
13	lieben, zuneigen	nett zuwenden, freudlich sein, Nähe anbieten, fürsorglich sein
14	helfen, unterstützen	beschützen, vernünftig erklären, konstruktiv anregen, strukturieren
15	kontrollieren	ermahnen, bestimmen – bevormunden, blockieren, einschränken
16	herabsetzen, beschuldigen	sich überlegen zeigen, manipulieren, bestrafen, rächen
17	angreifen	schröpfen, bedrohen, verletzen – nichts geben
18	ignorieren, vernachlässigen	im Stich lassen, verlassen, abweisen
21	autonom handeln	sich behaupten, selbstsicherer Zustand
22	sich öffnen	sich mitteilen, Gefühle zeigen
23	geniessen	sich hingeben, sich freudig annähern
24	vertrauen	sich verlassen, auf vorschläge eingehen, Rat u. Hilfe annehmen, sich anklammern, abhängig machen
25	sich unterwerfen	anpassen, Erwartungen erfüllen – sich hilflos fügen
26	schmollen, rechtfertigen	gekränkt/beleidigt sein, sich rechtfertigen, verbittert
27	zurückweichen	protestieren, verzweifelt sich wehren, opfert sich mißmutig auf,
28	sich abschotten	sich verweigern, sich absonderb, sich distanzieren, unangemessen reagieren
31	freie Spontanität	frei und sorglos handeln, in den Tag hinein leben, die eigene Persönlichkeit entfalten
32	Selbstexploration	sich selbst annehmen, auf eig. Gefühle achten,
33	Selbstliebe	sich mögen, sich wertschätzen, sich selbst etwas Gutes tun
34	Selbsthilfe, -erweiterung	sich selbst umsorgen, sich voranbringen, sich erforschen
35	Selbstkontrolle	sich selbst einschränken, beherrschen, hart an Ideal arbeiten
36	Selbstanklage	sich selbst anklagen, herabsetzen, Selbstzweifel
37	Selbsthaß	Selbstzersörung, Selbstausbeutung, Selbstablehnung
38	Selbstvernachlässigung	sich selbst und eigene Bedürfnisse ignorieren, Tagträumen, Gammeln

Abb. 8: Liste der SASB-Inhaltskategorien (Clusterversion).

Die SASB-Kodierungen beziehen sich ausschließlich auf interpersonelles Verhalten. Bei der SASB-Inhaltsanalyse wird der gesprochene Text in sog. Units (eine Unit umfaßt „one complete thought") zerlegt. Um dem Text einer Unit eine SASB-Inhaltskodierung zuordnen zu können, müssen in dieser Texteinheit zwei Interaktanten (die sog. „Referenten", wobei das handelnde Subjekt der Erzählung als X-Referent, der Interaktionspartener als Y-Referent bezeichnet wird) und eine zwischen diesen Referenten geschilderte Interaktion erkennbar sein müssen[72]. Ist eines dieser Elemente in einer Unit nicht vorhanden, so kann keine Kodierung erfolgen. Bei dieser Art der Anwendung auf Therapietranskripte ist ein Großteil der Units nicht kodierbar[73].

Bei ersten Vorversuchen, die Textstellen, bei denen Affektmimik gezeigt wurde, den SASB-Kategorien zuzuordnen, zeigte sich, daß viele dieser Textstellen mit der herkömmlichen Methode nicht kodierbar waren. Meist waren in diesen Fällen zwar Referenten auszumachen aber die geschilderten Interaktionen waren zu unspezifisch oder es war nicht von Interaktionen die Rede, sondern von emotionalen Zuständen. Um diese verbalen Inhalte trotzdem erfassen zu können, habe ich eine Reihe von Modifikationen vorgenommen.

Die für diese Arbeit wichtigste Veränderung besteht darin, daß eine Reihe von Zusatzkategorien aufgenommen wurden. Mit diesen kann insbesondere das Sprechen über Emotionen, Zustandsbeschreibungen, Symptomen und unspezifischen Äußerungen (auch über die therapeutische Beziehung) erfaßt werden. Die Erstellung der Zusatzkategorien orientierte sich zunächst an den Emotionskategorien der Differentiellen Affekt Skala (DAS; Merten & Krause 1993) und den Standardkategorien „Reaktionen Selbst" des ZBKT (Barber et al. 1990) und wurden nach ausgiebiger Erprobung, unter Mitarbeit von acht Diplomanden, an verschiedenen Therapie-Transkripten nochmals ergänzt.

Durch diese zusätzlichen Kategorien wird zwar die Geschlossenheit und dimensionale Systematik des SASB-Modells aufgebrochen und in ein kategoriales System überführt, der Gewinn besteht aber in einer bei weitem vollständigeren Erfassung des gesprochenen Inhaltes. Zudem bleibt die ursprüngliche SASB-Systematik innerhalb der Gesamt-

---

72 Beispiele für SASB-Inhaltskodierungen finden sich z.B. in Tress (1993).

73 In der Studie von Grawe-Gerber (1992) waren nur um die 30% der Units inhaltskodierbar.

kodierungen erhalten und kann mühelos wieder extrahiert werden. Des weiteren wurden auch alle Aussagen, in denen unspezifisch über Personen gesprochen wurde, erfaßt; hier wurde die Person als Referent kodiert, ohne eine Verhaltens- oder Emotionskodierung. Weitere Modifikationen (z.B. die Kodierung von Wünschen und Befürchtungen) und ein Kodier-Manual werden separat beschrieben (Benecke 2001).

Code	*Emotionen / Zustände*	*fühle mich / bin / fühlt sich / ist*
97	unspezifisch positiv	
98	unspezifisch negativ	
69	fähig	gut sein, etwas können
70	Freude	vergnügt, erfreut, fröhlich
71	wohl	wohl, geliebt, glücklich, zufrieden
72	Akzeptiert	geachtet, respektiert, akzeptiert, angenommen
73	Stolz/Stärke	selbstsicher, stark, mutig, stolz
74	Interesse	aufmerksam, wach, konzentriert, neugierig
75	Überraschung	überrascht, erstaunt, verblüfft
76	Ärger	wütend, ärgerlich, zornig, gereizt
77	Verachtung	verachtungsvoll, spöttisch, geringschätzend
78	Ekel	angewidert, angeekelt, abgestoßen
79	Neid	eifersüchtig, neidisch, mißgünstig
80	Angst	ängstlich, furchtsam, erschreckt
81	Hilflosigkeit	hilflos, elend, verzweifelt, schwach
82	Unsicherheit	unsicher, nichts zutrauend
83	Minderweitigkeit	unfähig, inkompetent, minderwertig, dumm, häßlich
84	Trauer	traurig, entmutigt, niedergeschlagen
85	Depression	depremiert, ohne Hoffnung, resigniert
86	Unbefriedigt	unbefriedigt, unzufrieden, unausgefüllt, gelangweilt
87	Ungeliebt	ungeliebt, einsam, zurückgewiesen
88	Schuld	reumütig, schuldig, tadelnswert
89	Scham	gehemmt, verschämt, verlegen, peinlich,
90	Kränkung	gekränkt, getroffen, gedemütigt
91	Betroffenheit	betroffen
92	Hoffnung	hoffnungsvoll
	Körperbeschwerden	
62	- Körperbeschwerden	alle Arten von körperl. Beschwerden
64	- körperlich gutgehen	
	Therapeutische Beziehung	
50	x-Ref=3 und y-Ref=3	alle Bezugnahmen auf die therapeutische Beziehung, sofern nicht spezifisch SASB-kodierbar

Abb. 9: Liste der Zusatzkategorien bei der Sprachinhalts-Kodierung.

Wie bei der herkömmlichen SASB-Inhaltsanalyse, wird auch bei der Kodierung der Zusatzkategorien (Abb. 9) eine „mittleren Interpretationstiefe“ angestrebt. Dadurch hebt sich das Vorgehen z.B. vom Gottschalk-Gleser-Verfahren ab, bei dem aus dem Text auch Manifestationen von dem Sprecher gänzlich unbewußte Zustands-Emotionen erfaßt werden sollen. Andererseits wird sich auch nicht auf die reine Erfassung von sogn. Emotionswörtern beschränkt, die zudem meist ohne Berücksichtigung des Kontextes ihrer Verwendung analysiert werden (Hölzer et al. 1992).

Im folgenden werden einige Beispiele für die Inhaltskodierung mit den Zusatzkategorien (Abb. 9) wieder gegeben. Alle diese Textstellen würden mit der herkömmlichen SASB-Inhaltsanalyse als nicht kodierbar gelten[74].

Beispiel 1: <Therapeut> was ich noch sagen wollte, betrifft jetzt auch mehr so unser therapeutisches Arbeitsbündnis, 1/ wir wollen ja gemeinsam auch an Problemen, an den Schwierigkeiten arbeiten 2/. Inhaltskodierung Unit 1: x-Ref=3, y-Ref=3, Inhalt=50.
Inhaltskodierung Unit 2: x-Ref=3, y-Ref=3, Inhalt=50.

Beispiel 2: <Therapeut> ist auch die Frage, nicht/f, was was wir daran arbeiten können gemeinsam.
Inhaltskodierung: x-Ref=3, y-Ref=3, Inhalt=50.

Beispiel 3: <Therapeut> und das, das wird uns jetzt noch beschaeftigen, 1/ was ist eigentlich komisch, was ist laecherlich, wann blamiert man sich, nicht. 2/
Inhaltscodierung Unit 1: x-Ref=3, y-Ref=3, Inhalt=50.
Inhaltscodierung Unit 2: x-Ref=2, y-Ref=0, Inhalt=89.

Beispiel 4: <Therapeut> hmhm/j. heisst das, wenn Sie es aergert, dass da doch sehr viele Gefuehle, Emotionen in Ihnen hochkommen? - -
Inhaltskodierung: x-Ref=2, y-Ref=0, Inhalt=76.

Beispiel 5: <Patientin> also da bin ich nicht sehr zuversichtlich.
Inhaltskodierung: x-Ref=2, y-Ref=0, Inhalt=85.

Beispiel 6: <Patientin> ja gut, man ist halt einfach am nächsten Tag schlapper irgendwie.
Inhaltskodierung: x-Ref=2, y-Ref=0, Inhalt=62

---

74 Erläuterung zur den Referenten: „x-Ref=3, y-Ref=3" bedeutet, daß in der Wir-Form die therapeutische Beziehung angesprochen wird. „Ref=2" bezeichnet den Patienten. Jede häufiger im Text auftauchende Person bekommt eine eigene Referenten-Nummer, im obigen Beispiel 12: „x-Ref=5" bezeichnet die Mutter. Werden die Emotionen im Zusammenhang mit einer spezifischen Person benannt, so wird diese Person als y-Referent eingetragen, siehe Beispiel 8: „y-Ref=13" bezeichnet die Mitstudentin.

Beispiel 7: <Patientin> es war mir dann aber total unangenehm, daß ich da in das Zimmer reingeplatzt bin.
Inhaltskodierung: x-Ref=2, y-Ref=0, Inhalt=89.

Beispiel 8: <Patientin> ja eigentlich die Besserwisserei [der Mitstudenten], die regt mich eigentlich am meisten auf.
Inhaltskodierung: x-Ref=2, y-Ref=13, Inhalt=76.

Beispiel 9: <Therapeut> ja, es ist so eine Scheu fast bei Ihnen.
Inhaltskodierung: x-Ref=2, y-Ref=0, Inhalt=82

Beispiel 10: <Patientin> meine Schwester hat ein ein wesentlich besseres Selbstbewußtsein.
Inhaltskodierung: x-Ref=12, y-Ref=0, Inhalt=73.

Beispiel 11: <Therapeut> ja/f also ein Vorstellung, die sehr angstbesetzt ist.
Inhaltskodierung: x-Ref=2, y-Ref=0, Inhalt=80.

Beispiel 12: <Therapeut> aber Ihre Mutter muß ja wohl auch frueher schon Angstzustände gehabt haben, nicht/f.
Inhaltskodierung: x-Ref=5, y-Ref=0, Inhalt=80.

Beispiel 13: <Therapeut> hmhm/j hmhm/j – also Panik, obwohl Leute da sind.
Inhaltskodierung: x-Ref=2, y-Ref=0, Inhalt=80.

Weiterhin nicht kodierbare Textstellen sind z.B. die folgenden:

Beispiel 1: <Therapeut> was war jetzt noch mal am Freitag?
Inhaltskodierung: x-Ref=0, y-Ref=0, Inhalt=0.

Beispiel 1: <Therapeut> hmhm/j. ja, zum Beispiel?
Inhaltskodierung: x-Ref=0, y-Ref=0, Inhalt=0.

Beispiel 1: <Therapeut> hmhm. verstehe ich nicht
Inhaltskodierung: x-Ref=0, y-Ref=0, Inhalt=0.

Mittlerweile habe ich acht Diplomanden in der Anwendung dieser modifizierten Inhaltsanalyse geschult (Temmes & Temmes 1997; Kaiser 1998; Michalik 1998; Loebel 1999; Sperling 1999; Reuter 2000; Steinke 2000). Nach Abschluß einer intensiven, sich über mehrere Wochen erstreckenden Trainingsphase lagen die Interrater-Reliabilitäten zwischen .72 und .87 (Cohens Kappa)[75].

Durch die Einführung der Zusatzkategorien erhöht sich der Anteil des kodierbaren Textmaterials psychotherapeutischer Gespräche erheblich. Von den in dieser Arbeit untersuchten 6 Therapien wurden jeweils die 3. und die 12. Sitzung[76] komplett kodiert.

Der Gesamttext der 12 Therapiesitzungen wurde in 9536 Units untergliedert. Von den Sprachinhalten dieser Units ließen sich 31,4 % in das SASB-Modell einordnen, was dem üblichen Anteil des SASB-inhaltskodierbaren Textes entspricht.

Die Zusatzkategorien decken 30,1 % des Textmaterials ab, so daß sich ein kodierbarer Anteil von insgesamt 61,5 % ergibt.

		Anzahl	Prozent
Inhalt	kein Inhalt	3677	38,6 %
	SASB Cluster	2990	31,4 %
	Zusatzkategorien[77]	2869	30,1 %
	Summe	9536	100 %

Tab. 2: Inhaltskodierungen der 3. u. 12. Stunden.

Werden jetzt noch die ohnehin inhaltsleeren *backchannels* (d.h. die verschiedenen „hmhms“) sowie die doppelt kodierten Fortsetzungen[78]

75 Üblicherweise wird bei der Berechnung der Interrater-Reliabilität von SASB-Codierungen das gewichtete Kappa verwendet, wobei sich die Gewichte aus dem Abstand der einzelnen Cluster innerhalb des SASB-Modells ergeben. Auf diese Weise sind Interrater-Reliabilität von .82 bis .95 erreichbar (Tress 1993; Grawe-Gerber & Benjamin 1992). Für praktische Anwendungen wird .70 als ausreichend angesehen. Mit der Ausweitung durch die Zusatzkategorien entfällt die Möglichkeit, aus einer Modell-Systematik ableitbare Gewichte zu bestimmen, so daß hier mit dem ungewichteten, und damit weitaus strengeren Reliabilitäts-Maß gerechnet wurde.

76 Die dritte Stunde wurde ausgewählt, weil davon ausgegangen wird, daß sich die therapeutische Beziehung in Kurztherapien bis zur dritten Stunde im Wesentlichen „ausgeformt“ hat (Crits-Christoph et al. 1993); für die Auswahl der 12. Sitzung gibt es keine spezifische Begründung, es sollte einfach noch eine Sitzung aus dem letzten Drittel der Behandlung herangezogen werden.

77 Beinhaltet alle Zusatzkodierungen, inklusive unspezifische Aussagen über Personen.

78 Wird eine Gedankeneinheit durch ein „hmhm“ unterbrochen, so werden aus dieser Gedankeneinheit zwei Units mit der gleichen Inhaltskodierung. Das Nichtheraus-

herausgenommen, so ergibt sich folgende Verteilung von kodierbaren zu nicht kodierbaren Text:

		Anzahl	Prozent
Inhalt	kein Inhalt	906	14,5 %
	SASB Cluster	2725	43,5 %
	Zusatzkategorien	2634	42,0 %
	Summe	6265	100 %

Tab. 3: Inhaltskodierungen der 3. u. 12. Stunden (ohne backchannels).

Es bleiben nur noch 14,5 % des Gesprochenen gänzlich unkodierbar. Die kodierten Units verteilen sich zu fast gleichen Teilen auf vollständig SASB-kodierbare Inhalte und auf die Zusatzkategorien.

Mit der hier vorgenommen Modifikation der SASB-Inhaltsanalyse wurde es möglich ca. 85% des verbalen Materials von Patienten und Therapeuten zu erfassen. Die Erweiterung auf die Kodierung von emotionalen Zustandskategorien erbringt m.E. einen deutlichen Gewinn gegenüber der auf Interaktionsbeschreibungen beschränkte Methode. In der hier vorliegenden Arbeit werden die Sprachinhaltsdaten lediglich in grob aggregierter Form zur Kontextanalyse der Affektmimik verwendet. Eine detaillierte Auswertung der mittlerweile ca. 20000 Sprachinhalts-Kodierungen[79] umfassenden Datenbasis ist in Arbeit (Benecke 2001).

4.1.4 Emotionales Erleben (DAS)

Das emotionale Erleben von Patienten und Therapeuten wurde nach jeder Behandlungssitzung mit der Differentiellen Affekt Skala (DAS, Merten und Krause 1993) erfaßt. Die DAS erfaßt die Emotionen Interesse, Freude, Überraschung, Trauer, Wut, Ekel, Verachtung, Angst, Scham und Schuld. Jede dieser zehn Emotionen ist durch drei Items repräsentiert. Selbst- und Fremdrating wurden erhoben, also das eigene und das beim Gegenüber vermutete Erleben. Die Instruktion für das

nehmen dieser doppelten Units sowie der backchannels führt zu Verzerrungen in der Verteilung von Inhaltskodierungen.

79 Üblicherweise werden aus ökonischen Gründen lediglich kurze Zeitstichproben kodiert. Für die Kontextanalyse der Mimik wurden aber Komplett-Kodierungen der Sitzungen benötigt, so daß hier nebenbei ein bisher einmalig umfassender Datenpool von Inhaltskodierungen erarbeitet wurde.

Selbstrating lautete: „Wie haben Sie sich in der heutigen Sitzung gefühlt?", die Instruktion für das Fremdrating lautete: „Wie glauben Sie, hat sich Ihr Patient/Therapeut in der heutigen Sitzung gefühlt?".

Die internen Konsistenzen (Cronbachs Alpha) des Instruments bei der Erfassung des affektiven Erlebens in Therapiestunden liegen bei .88 (Selbstrating) und .92 (Fremdrating) (siehe Merten & Krause 1993).

4.2 Stichprobe

Die hier untersuchten Therapiestunden entstammen insgesamt sechs Behandlungen aus dem Projekt „Multikanale Psychotherapie-Prozeßforschung". Es wurden drei Behandlungen aus den oberen Erfolgsrängen und drei aus den unteren ausgewählt. Der Behandlungserfolg wurde operationalisiert durch ein kummuliertes Erfolgsmaß, in welches die subjektiven Erfolgseinschätzungen von Patient und Therapeut nach Ende der Behandlung sowie Messungen von Symptomveränderungen eingingen. In jeder Dreier-Gruppe befindet sich eine psychoanalytisch orientierte, eine kognitiv-verhaltenstherapeutische und eine dynamisch-intendierte Behandlung. Ebenso ist die Geschlechterzusammensetzung der Dyaden in beiden Gruppen gleich[80].

Die Untersuchungen der oben genannten Fragenkomplexe basieren auf folgenden Stichproben:

Fragenkomplex 1: Zur Untersuchung der Kontext-Kopplungen der mimischen Affektausdrücke der Therapeuten (Kap. 6.1) wurden von jeder der sechs Behandlungen jeweils die 3. und die 12. Stunde herangezogen. In diesen zwölf Behandlungsstunden wurden sowohl die mimischen Primäraffekte als auch der Sprachinhalt komplett kodiert. Diese Analyse basiert auf insgesamt 465 Affektexpressionen der Therapeuten. Als Basisraten der Sprachinhalts-Kontexte liegen 6265 Inhaltskodierungen vor.

---

80 In jeder Gruppe befindet sich eine Behandlung mit einem Therapeuten und einem Patienten, eine Behandlung mit einem Therapeuten und einer Patientin und eine Behandlung mit einer Therapeutin und einer Patientin.

Fragenkomplex 2: Die Untersuchung der Entwicklung der Affekt-Kontext-Kopplungen der Therapeuten am Beginn der Behandlung bezieht sich auf die ersten vier kodierten Behandlungsstunden der selben sechs Therapien. Für diese Sitzungen liegen für alle sechs Behandlungen die Mimik-Kodierungen für die Therapeuten vor sowie die Erfassung der jeweils simultanen Kontexte der einzelnen mimischen Ereignisse (Sprecherzustand, Sprachinhalt, Blickverhalten), allerdings ohne eine Komplett-Kodierung der Kontextvariablen, d.h. die Variablen Sprecherzustand, Sprachinhalt, Blickverhalten wurden in diesen Sitzungen nur an den Stellen erfaßt, an denen die Therapeuten mimisch-affektives Verhalten zeigten.

Fragenkomplex 3: Für die Einzelfallanalyse liegen Komplett-Kodierungen des Sprachinhaltes und der Mimik des Therapeuten von zehn Stunden einer Behandlung vor. Die Sprachinhaltsdaten dieser zehn Stizungen umfassen 5938 Kodierungen. Die Kontextanalyse basiert auf 567 Affektexpressionen des Therapeuten. Für die Kontextanalyse der Affekte des Patienten liegen die Daten aus sieben Behandlungsstunden vor (336 Affektexpressionen und 4245 Inhaltskodierungen). Die Untersuchung des differentiellen Zusammenhangs zwischen Affektexpressionen des Therapeuten (differenziert nach Kontexten) und dem emotionalen Erleben des Patienten wird ebenfalls anhand dieses Einzelfalles durchgeführt.

4.3 Angewendete Prüfverfahren und deren Voraussetzungen

Im ersten Teil der empirischen Auswertung (Kap. 6.1) werden als Untersuchungseinheit jeweils die drei erfolgreichen einerseits und die drei wenig erfolgreichen Behandlungen andererseits betrachtet. Jede Gruppe wird somit quasi als Einzelfall behandelt. Dieses Vorgehen orientiert sich an Petermann (1979):

> Die Einzelfallanalyse stellt die Betrachtung einer einzelnen Untersuchungseinheit dar [...]. Als Untersuchungseinheit kann im konkreten Fall eine Person, eine Gruppe, eine soziale Organisation, eine Gesellschaft, eine Kultur [...] stehen,

> sofern diese als in sich gleichzubehandelnde Einheiten anzusehen sind (Petermann 1979, 3, zitiert nach Schmitz 1987).

In letzter Zeit hat das Interesse an Einzelfallanalysen in der sozialwissenschaftlichen Forschung deutlich zugenommen und Vor- und Nachteile gegenüber gruppenstatistischen Untersuchungen, sowie spezielle Probleme der quantitativen Einzelfallanalyse wurden in einer Reihe von Arbeiten diskutiert (z.B. Kratochwill & Levin 1992; Brähler & Adler 1996; Bakeman & Gottman 1997). „Die Methode der quantitativen Einzelfallanalyse ist insofern als die strengste Prüfung von Theorien anzusehen, da man mit nur einem Fall eine Theorie widerlegen kann. Allerdings sind Ergebnisse, die am Einzelfall gewonnen wurden, nicht unmittelbar verallgemeinerbar“ (Brähler & Adler 1996, 9). Ergebnisse aus der Analyse eines Einzelfalles gelten zunächst einmal nur für diesen Fall, das Besondere des Falles wird erst im Vergleich mit anderen Fällen sichtbar (Kordy 1982).

Die beiden „Fälle“, sprich Untersuchungseinheiten, sind also in dieser Arbeit die drei erfolgreichen Behandlungen einerseits und die drei wenig erfolgreichen Behandlungen andererseits. Zur sprachlichen Unterscheidung zur später durchgeführten „echten“ Einzelfallanalyse wird hier aber trotz der geringen Zahl von „Gruppe“ gesprochen. In einem weiteren Schritt werden die Ergebnisse dieser beiden Gruppen dann jeweils miteinander verglichen. Dieses Vorgehen wurde hier vor allem aus forschungsökonomischen Gründen gewählt, da für eine gesonderte Einzelfallbetrachtung aller 6 Behandlungen nicht genügend Daten vorliegen, geschweige denn für eine Gruppenstatistik im eigentlichen Sinne. Das Zusammenfassen der Behandlungen zu jeweils einem Fall birgt allerdings die Möglichkeit, daß etwaige Zusammenhänge zwar für die drei Behandlungen als Ganzes gelten, sich aber auf der Ebene der Einzelbehandlungen nicht mehr wiederfinden. Andererseits hat dieses Vorgehen den Vorteil, daß hierdurch die Abhängigkeit der Beobachtungsdaten (eines der Hauptprobleme bei quantitativen Einzelfallanalysen, s.u.) reduziert wird.

Im letzten Kapitel (Kap. 6.3) des empirischen Teils soll eine Einzelbehandlung eingehender untersucht werden, was neben der Überprüfung der Ergebnisse aus der Untersuchung der Gruppeneinheiten auch die Möglichkeit eröffnet, fallspezifischere Variablen, insbesondere was die mentalen Objekte angeht, zu definieren.

Zur Überprüfung des Haupt-Fragenkomplexes (s. o.: Punkt 1) werden Kreuztabellen mittels Chi-Quadrat-Verfahren und der Berechnung von z-Werten untersucht. Der Chi-Quadrat-Test überprüft die Unabhängigkeit zweier Variablen und damit indirekt den Zusammenhang der beiden Merkmale. Zwei Variablen einer Kontingenztafel gelten dann als unabhängig, wenn die beobachteten Häufigkeiten der einzelnen Zellen mit den bei einer Zufallsverteilung zu erwarteten Häufigkeiten übereinstimmen. Eine der beiden Variablen sind jeweils die Affektexpressionen, die jeweils andere sind die Kontexte. Die Hauptfragestellung überprüft die Unabhängigkeit bzw. den Zusammenhang der Variablen Affekt und Sprachinhalt. Eine inhaltliche Interpretation des Zusammenhangs der beiden Variablen für den Fall, daß diese nicht unabhängig sind, ist durch Vergleiche der einzelnen beobachteten Häufigkeiten mit den erwarteten Häufigkeiten möglich (Bortz 1979). Da schon bei wenigen Kategorien pro Variable einer Kontingenztafel die Fülle der Zellen schnell unübersichtlich wird (bei einer 5x5-Matrix = 25), empfiehlt Bakeman (1990) die Auswahl einer überschaubaren Anzahl von spezifischen Fragen, die möglichst jeweils durch eine 2x2-Matrix repräsentiert werden sollten, damit sichergestellt ist, daß der in einer Zelle gefundene Zusammenhang nicht auch zufällig angesichts der Vielzahl von Zellen zustandegekommen ist. Bakeman et al. (1989) und Bakeman & Gottman (1997) folgend, wird die Abweichung der empirischen Zellenbesetzungen von den Erwartungswerten durch einen korrigierten z-Wert („adjusted residual“) ausgedrückt, wodurch die Abweichungen der einzelnen Zellen direkt miteinander vergleichbar werden. Z-Werte größer als 1.96 bzw. kleiner als -1.96 zeigen signifikante Abweichungen von den Erwartungswerten ($p<.05$) an.

Das Chi-Quadrat bezieht sich also immer auf den Zusammenhang der Variablen in den entsprechenden Kreuztabellen, die z-Werte zeigen die statistische Bedeutsamkeit der Abweichungen in den einzelnen Zellen an.

Die Anwendung von Chi-Quadrat-Verfahren ist an bestimmte Voraussetzungen gebunden (Bortz 1979). Eine dieser Voraussetzungen ist die Unabhängigkeit der einzelnen Beobachtungen. Ist diese Unabhängigkeit nicht gegeben, kann es zu verzerrten Ergebnissen kommen, da die Möglichkeit gegeben ist, daß die Prüfgröße (der χ^2-Wert) an der falschen Verteilung geprüft wird. Eine wirkliche Unabhängigkeit der Beobachtungen wäre nur dann gegeben, wenn alle Einzelereignisse von verschiedenen Therapeuten stammen würden. Ein genügend großes N vorausgesetzt, wäre dies die Voraussetzung für eine gruppenstatistische Prüfung und eine Generalisierbarkeit der Ergebnisse.

Wie bei allen quantitativen Einzelfallanalysen, denen Beobachtungen des Falles im natürlichen zeitlichen Verlauf zugrunde liegen, ergibt sich auch bei der hier vorliegenden Datenbasis die Problematik der sequentiellen Abhängigkeit der einzelnen Beobachtungen. Die verschiedenen Lösungsansätze werden kontrovers diskutiert (Überblick bei Strauß 1996) und beziehen sich fast ausschließlich auf Zeitreihen- und Interventionsanalysen (Bakeman et al. 1989; Bakeman 1990; Wampold 1992; Schmitz 1996; Bakeman & Gottman 1997). Entscheidend ist dabei immer die Frage, inwieweit die Prüfgröße durch die möglicherweise vorliegenden sequentiellen Abhängigkeiten verzerrt werden bzw. an welcher Verteilung die Prüfgröße getestet werden kann. So werden bspw. bei Interventionsanalysen oder bei der Berechnung von Kreuzkorrelationen die Zeitreihen von ihrer Autokorrelation „bereinigt", um den Einfluß der Intervention auf den Verlauf der Zeitreihe prüfen zu können. Dies Vorgehen hat aber intervallskalierte Daten zur Voraussetzung. Für die Untersuchung der hier interessierenden Zusammenhänge zwischen zwei kategorialen Variablen auf Einzelfallebene liegen meines Wissens keine Lösungen vor, dieser Fall wird nicht einmal diskutiert. Zeitreihenanalysen bei nominalskalierten Daten beschäftigen sich bis auf wenige Ausnahmen mit der Untersuchung von sequentiellen Zusammenhängen innerhalb einer Variable (Bakeman et al. 1989; Bakeman 1990; Wampold 1992; Schmitz 1996; Bakeman & Gottman 1997). Für die hier durchgeführte Untersuchung stellt sich allerdings die Frage, inwieweit sequentielle Abhängigkeiten innerhalb der Variablen die Prüfgröße, also hier den Zusammenhang zwischen den Kategorien der beiden Variablen, beeinflussen. Eine Verzerrung der Ergebnisse durch sequentielle Abhängigkeit ist bei der hier vorliegenden Datenstruktur nur dann zu erwarten, wenn beide Variablen sequentielle Abhängigkeiten mit gleichen zeitlichen Intervallen aufweisen, die zufällig synchronisiert verlaufen. Nur in einem solchen Fall würde das Chi-Quadrat fälschlicherweise einen Zusammenhang zwischen den beiden Variablen ergeben, der auf zufällig gleichgerichtete und zufällig synchronisierte autodependente Verläufe innerhalb der beiden Variablen beruht. Dies dürfte insbesondere bei längeren Beobachtungssequenzen extrem unwahrscheinlich sein. Aus diesem Grunde habe ich mich, nach

Rücksprache mit der ZUMA[81] Mannheim, für die Anwendung von Chi-Quadrat-Verfahren entschlossen.

> Die Auffassung, wonach man wegen der Fülle an Problemen am besten auf die Anwendung von Einzelfallstudien und statistischer Methoden im Einzelfall verzichten sollte, ist aus der Sicht eines Methodikers vielleicht nachvollziehbar, mit der Forschungspraxis, speziell im klinischen Bereich, aber schwer zu vereinbaren. Eher ist es wichtig, sich die deutlichen Einschränkungen einzelfallstatistischer Methoden permanent zu vergegenwärtigen und bei der Interpretation und Generalisierbarkeit zu berücksichtigen. Dann können bestimmte Methoden im Einzelfall als Mittel zur exploratorischen Datenanalyse und zur Deskription durchaus von großem Nutzen sein [...] und weiterhin zu einer Fortentwicklung psychologischer Theorien speziell im klinischen Feld beitragen (Strauß 1996, 19).

Ich teile diese Auffassung von Strauß und möchte hinzufügen, daß bei einer rein methodischen Argumentation die psychologischen Implikationen unberücksichtigt bleiben. Bezogen auf die Fragestellung dieser Arbeit heißt das: es ist zwar theoretisch möglich, daß z.B. die Tatsache, daß der Großteil der mimischen Ekelexpressionen eines Therapeuten bei beidseitigem Blickkontakt und während des Sprechens über intime Probleme des Patienten gezeigt wird, durch Effekte der Person des Therapeuten und zeitliche Abhängigkeiten beeinflußt wird – für den Patienten dürfte das eine untergeordnete Rolle spielen, er wird sich mit dieser Problematik bei diesem Therapeuten kaum aufgehoben fühlen können.

---

81 Das ZUMA (Zentrum für Umfragen, Methoden und Analysen) in Mannheim bietet kostenlose Beratung bei allen Fragen zu Untersuchungsdesign, Auswertungsmehthoden usw., speziell im Bereich sozialwissenschaftlicher Forschungen.

5 Hypothesen und Operationalisierungen

Aus den Überlegungen zur Funktion von Affekten und Affektexpressionen, deren Verbindung mit Blickverhalten, Sprechen und Sprachinhalt und der Rolle der Affekte im psychotherapeutischen Prozeß (siehe Kap. 3) lassen sich verschiedene Hypothesen ableiten.

Um dem Interaktionspartner die Bestimmung des Referenzpunktes eines Affektausdrucks zu ermöglichen, sollte der Affekt in einem bestimmten Kontext eingebunden sein. Eine grobe Unterscheidung möglicher Referenzpunkte ist die zwischen "gilt mir bzw. unserer Beziehung" (interaktiv) und "gilt einem kognitiven Inhalt" (inhaltsbezogen). Da das Interesse dieser Arbeit in erster Linie der Funktion der negativen Affekte *Ärger-*, *Ekel-* und *Verachtungs*-Signale der Therapeuten gilt, werden sich auch die Hypothesen schwerpunktmäßig auf die Kontexteinbettung dieser Affekte beziehen. Um dem Interaktionspartner, in diesem Fall dem Patienten, zu signalisieren, daß die vom Therapeuten gezeigten *Ärger*, *Ekel* und *Verachtung* nicht ihm gelten, sollte der Kontext generell wie folgt aussehen: a) der Therapeut spricht selbst, b) spricht über andere Personen und c) blickt den Patienten nicht an (vgl. Kap. 3). Die Kontexte dieser mimischen Affektausdrücke der Therapeuten werden in den folgenden Kapiteln untersucht.

5.1 Hypothesen zum Fragenkomplex 1

Es sollen die mimischen Affektexpressionen im Hinblick auf ihr zeitlich simultanes Auftreten mit verschiedenen anderen Verhaltensweisen (Kontexte) untersucht werden. Diese Untersuchung basiert auf der Komplett-Kodierung der Mimik (EMFACS) und der Sprache (modifizierte SASB-Inhaltsanalyse) der jeweils 3. und 12. Stunde von sechs Kurztherapien. Drei dieser Behandlungen gelten als erfolgreich, die anderen drei als wenig erfolgreich. Die Kontexteinbettung der Therapeuten-Mimik wird für erfolgreiche und wenig erfolgreiche Therapeuten getrennt berechnet und anschließend miteinander verglichen.

Die Mimik-Kodierung ergab für die beiden Therapeutengruppen folgende Häufigkeitsverteilung der Affekte in den Stunden 3 u.12.:

Therapeuten	wenig erfolgreich		erfolgreich	
Mimik	Häufigkeit	Prozent	Häufigkeit	Prozent
Ärger	29	12,6	41	17,4
Verachtung	33	14,3	21	8,9
Ekel	43	18,7	43	18,3
Angst	2	0,9	0	0,0
Trauer	11	4,8	1	0,4
Überraschung	0	0,0	9	3,8
Freude	112	48,7	120	51,1
Gesamt	230		235	

Tab. 4: Häufigkeiten der mimischen Affektausdrücke in den beiden Therapeutengruppen (3. u. 12. Stunde).

Bei den wenig erfolgreichen Therapeuten finden sich weniger *Ärger* und *Überraschung*, dafür mehr *Verachtung* und *Trauer* als bei den erfolgreichen. Diese Unterschiede sollen uns hier aber vorerst nicht weiter interessieren[82]. Vielmehr wird in dieser Arbeit die kontextuelle Einbettung der Affekte untersucht. Negative Affekte (*Ärger, Verachtung, Ekel*) kommen in beiden Gruppen jeweils 105 mal vor. Unter *Freude* ist hier nur die sog. *echte Freude* (Duchenne Smile) zu verstehen, andere Lächelformen werden in dieser Arbeit nicht berücksichtigt.

Die Textkodierung mit der hier angewandten modifizierten SASB-Inhaltsanalyse läßt die Bildung einer Unzahl von Variablen zu, die nicht alle untersucht werden können. Die Daten der Sprachinhaltsanalyse wurde aggregiert nach: (a) *Affiliation* (neutral, positiv, negativ) des Inhalts und (b) *Personen*, über die gesprochen wird.

82 Zwar könnte sich hierin ein für den Therapie-Prozeß bedeutsamer Unterschied zeigen – wie in Kap. 1.5 ausgeführt, werden den Affekten Verachtung und Ärger durchaus unterschiedliche Funktionen zugeschrieben. Für die hier durchgeführte Methodik zur Untersuchung der Abweichungen von den Erwartungswerten innerhalb einer Gruppe mittels Kreuztabellen spielt die unterschiedliche Häufigkeit keine Rolle, da die Abweichung von den gruppenspezifischen Erwartungswerten untersucht wird.

Hypothese 1: Interaktionsgewichte der negativen Affekte

Eine zentrale Fragestellung dieser Arbeit ist, ob sich die Funktionen der negativen mimischen Affektexpressionen der Therapeuten in erfolgreichen von denen in wenig erfolgreichen Behandlungen unterscheiden. Entsprechend der Modellannahmen (Kap. 3) wird vermutet, daß die negativen Affekte (Ärger, Verachtung, Ekel) der erfolgreichen Therapeuten weniger interaktive Funktion haben, daß aber die negativen Affekte der wenig erfolgreichen Therapeuten als eher interaktiv anzusehen sind, die negativen Affekte der wenig erfolgreichen Therapeuten also einen höheren *interaktiven Impact* haben, d.h. in stärkerem Maße auf die Patienten im Hier und Jetzt der therapeutischen Situation gerichtet sind.

Zur Abschätzung des *interaktiven Impacts* der negativen Affekte der Therapeuten soll ein *Interaktionsgewicht* berechnet werden. In dieses Interaktionsgewicht eines jeden einzelnen Affektes gehen die Kontexte *Blickverhalten*, *Sprecherstatus*, *Affiliation* des Sprachinhaltes sowie *Personen,* über die gerade gesprochen wird ein. Die Vergabe eines Interaktionsgewichtes orientierte sich daran, ob aus der jeweiligen Kontextkategorie mit hoher Wahrscheinlichkeit von einer interaktiven Funktion des negativen Affektausdruckes ausgegangen werden kann, ob also der Affektausdruck als auf den Patienten im Hier und Jetzt der therapeutischen Situation gerichtet zu betrachten ist.

Folgende Überlegungen stehen hinten den Gewichtungen innerhalb der einzelnen Kontexte:

Blickverhalten:
Hier wurde von der Blickrichtung des Therapeuten ausgegangen. Wenn der Therapeut während der Mimikexpression den Patienten direkt anblickt, so „gibt“ er diesem Affekt einen höheren interaktiven Impact, als wenn er wegschaut. Zwar kann argumentiert werden, daß dieser Impact im mutuellen Blickkontakt höher ist als im Blickzustand „nur Ther“; ebenso ist aber auch möglich, daß die Patienten den Blickkontakt eben wegen der Erwartung eines negativen interaktiven Verhaltens von vorneherein meiden oder ein Gespür dafür entwickeln, wann der Therapeut ein solches Verhalten zeigen wird. So herum betrachtet könnte ein negativer Affekt des Therapeuten bei beidseitigem Blickkontakt auch ein Zeichen für eine ansonsten sichere Beziehung

sein. Aus diesen Gründen wird das Gewicht hier also ausschließlich von der Blickrichtung des Therapeuten bestimmt.

Sprecherstatus:
Zur Signalisierung, an wen ein negativer Affektausdruck addressiert ist, ist die paraverbale Information über den „Status“ des Signalisierenden als Sprecher oder Zuhörer von Bedeutung. Verschiedene Untersuchungen haben gezeigt, daß mimisch-affektives Verhalten vermehrt während des eigenen Sprechens auftritt (Krause 1981; Ellgring 1989; Merten 1995). Ich gehe davon aus, daß ein negativer Affektausdruck des Therapeuten eher während des Sprechens des Therapeuten auttreten sollte, um dem Patienten zu signalisieren, daß dieser Affekt nicht dem Patienten, sondern einer anderen Person oder einem anderen Sachverhalt gilt. Spricht der Therapeut selbst, während er einen negativen Affekt zeigt, so bekommt dieser Affekt ein niedrigeres Interaktionsgewicht. Zeigt er den Affekt, während der Patient spricht, so besteht eher die Möglichkeit, daß der Patient den Affekt direkt auf sich bezieht, bspw. auf seine Art zu sprechen oder darauf, daß er schon wieder mit diesem Thema kommt oder darauf, daß er auf eine Anregung des Therapeuten nicht eingeht etc., ungeachtet des eigentlichen Inhaltes des Gesprochenen[83].

Affiliation:
Geht man bei der negativen Therapeuten-Mimik von der Möglichkeit einer empathischen Spiegelung von Zuständen/Emotionen oder Verhaltensweisen aus, so sollten diese negativen Affekte entsprechend gezeigt werden, wenn über negative Inhalte gesprochen wird. Ist der Inhalt affiliativ unspezifisch, so ist dies schon unpassender; gänzlich unempathisch wäre das Zeigen negativer Affekte, wenn über positive Emotionen oder Verhaltensweisen gesprochen wird.

---

83 Die sehr wenigen negativen Affekte der Therapeuten, die in Sprechpausen gezeigt werden, wurden dem Sprecherzustand Patient zugeschlagen. Dahinter steht folgende Überlegung: das leitende Kriterium für die Refrerenzbestimmung eines negativen Affektausdruckes des Therapeuten ist, ob der Therapeut spricht oder nicht. Wenn nicht gesprochen wird, kann der Patient den negativen Affektausdruck seines Therapeuten kaum als auf ein mentales Objekt bezogen interpretieren und wird ihn mit hoher Wahrscheinlichkeit auf sich beziehen.

Personen:
Aus den Sprachinhalts-Kodierungen wurden folgende aggregierte Variablen gebildet:

Label:		Inhalt des gesprochenen Textes:
nichtkod	=	es wurde keine Inhaltskodierung vergeben
patient	=	der Patient als x-Referent (Zustände/Emotionen des Patienten, Verhalten sich selbst gegenüber: SASB-Introjekt, Verhalten des Patienten anderen gegenüber).
TherBez	=	alle Bezugnahmen auf die Beziehung zwischen Patient und Therapeut.
Andere	=	Andere Personen als x-Referent (Zustände/Emotionen, Introjekt-Verhalten, Interaktionen anderer mit anderen und Verhalten anderer dem Patienten gegenüber)

Abb. 10: Kategorien des Sprachinhalts-Kontextes „Personen".

Diese Aggregierung folgt der Logik des modifizierten SASB-Modells (siehe Kap. 4.1.3). Als x-Referent wird die Person kodiert, die als Subjekt in der Erzählung erscheint, deren Zustände oder Handlungen im Aufmerksamkeitsfokus des Sprechers stehen. Bei der Kategorie *therBez* wurde nicht danach differenziert, wer von beiden (Therapeut oder Patient) als x- oder y-Referent erscheint oder ob die Beziehung mit der Wir-Form angesprochen wird[84].

Für die Bestimmung des Interaktionsgewichtes wurden die Kategorien *nichtkod* und *therBez* zusammengefaßt: wenn der Therapeut während des Sprechens über die therapeutische Beziehung einen negativen Affektausdruck zeigt, dann liegt eine Interpretation dieses Affektes als interaktiv nahe, ebenso wenn kein identifizierbarer Inhalt geäußert wird, weil dem Patienten anders gerichtete Informationen fehlen. Negative Affekte, die in diesen beiden Inhaltskontexten gezeigt werden, werden also als interaktiv betrachtet. Wenn der Patient das Subjekt der Erzählung ist, so gilt die durch den Affekt ausgedrückte negative Bewertung aller Wahrscheinlichkeit nach auch dem Patienten. Da im

84 Bei einer weiteren Differenzierung wird die Kategorien-Anzahl schnell zu groß, so daß dann keine ausreichende Zellenbesetzung mehr gegeben ist.

Sprechakt der Patient aber zum kognitiven Objekt gemacht wird, können sich die Affekte auf verschiedene Aspekte beziehen. Wird z.B. über Interaktionen des Patienten mit anderen gesprochen, so kann der negative Affektausdruck des Therapeuten sich auf dieses spezifische Verhalten des Patienten beziehen oder auch der Illustration des Patientenverhaltens dienen, womit in diesen Fällen dann keine direkte negative Bewertung der Person des Patienten im Hier und Jetzt mehr ausgedrückt ist. Werden die negativen Affekte plaziert, während andere Personen die Subjekte des Gesprochenen sind, dann liegt es wiederum nahe, daß sich diese Affekte auf eben diese anderen Personen beziehen, und nicht auf Teilaspekte des Patienten oder die aktuelle Situation, entsprechend wird das Interaktionsgewicht für diese Affekte niedrig veranschlagt.

Ein Interaktionsgewicht wird also nur dann vergeben, wenn die Information aus dem jeweiligen Kontext relativ eindeutig auf eine interaktive Funktion des negativen Affektes schließen läßt. In Abb. 11 sind die Gewichtungen innerhalb der Kontexte wiedergegeben.

	Interaktionsgewicht	
Kontext	1	0
Blickverhalten	*beide, nurTher*	*nurPat, keiner*
Sprecher	*Patient*	*Therapeut*
Referenten	*nichtkod, therBez*	*patient, andere*
Affiliation	*positiv, unspezifisch*	*negativ*

Abb. 11: Kontextgewichtungen.

Die Gewichte aus den einzelnen Kontexten wurden für jeden einzelnen der negativen Affekte aufsummiert[85], woraus sich das interaktive Gesamtgewicht des jeweiligen mimisch-affektiven Zeichens ergibt. Von den negativen Affektausdrücken der Therapeuten erhalten also diejenigen das niedrigste interaktive Gewicht, die bei Blickabwendung des Therapeuten gezeigt werden, während der Therapeut über negative

85 Dies ist ein in gewissem Sinne willkürliches Vorgehen, ebenso wie die Bestimmung der Gewichte in den einzelnen Kontexten selbst. So könnte es sein, daß die Beziehung der einzelnen Kontextinformationen keine linear-additive, sondern eine dynamische ist. Da bisher aber keinerlei Wissen über die Natur der Beziehungen einzelner Kontextinformationen oder der relativen Gewichtung bei der Funktionszuschreibung von Affektexpressionen in dyadischen Interaktionen vorliegt, wurde hier dieses einfache Vorgehen gewählt.

Handlungen oder Zustände von anderen Personen spricht. Das höchste interaktive Gewicht hat ein negativer Affektausdruck eines Therapeuten dann, wenn er dabei den Patienten anschaut, während letzterer über positive oder unspezifische Aspekte der therapeutischen Beziehung spricht oder der Sprachinhalt unkodierbar ist.

Die Hypothese 1 lautet folgendermaßen: Die negativen Affekte (*Ärger, Verachtung, Ekel*) der wenig erfolgreichen Therapeuten haben eine höheres Interaktionsgewicht als die negativen Affekte der erfolgreichen Therapeuten.

Die folgenden Hypothesen (2-6) beziehen sich auf die differenziertere Untersuchung der Einbettung der Affekte in die für die Bestimmung des Interaktionsgewichtes herangezogenen einzelnen Kontextvariablen. Dabei werden jeweils die empirischen Verteilungen der Affekte in den Kontextkategorien mit den zufällig zu erwartenden Verteilungen verglichen. Die Affekte werden jeweils unterschieden in positiv, negativ und kein Affekt. Positive Affekte sind alle *Freude*-Expressionen, negative Affekte sind *Ärger*, *Verachtung* und *Ekel*. Der Schwerpunkt der Hypothesen richtet sich auf die Einbettung der negativen Affekte[86]. Es werden jeweils zwei Fragen untersucht: gibt es einen systematischen Zusammenhang zwischen dem Zeigen eines mimischen-affektiven Zeichens und der Kontextvariablen; welcher Art sind die etwaigen Zusammenhänge? Findet sich kein Zusammenhang zwischen mimisch-affektiven Verhalten und der jeweiligen Kontextvariable betrachte ich dies als einen Hinweis auf eine generell interaktive Funktion der Affekte. Findet sich ein Zusammenhang, so ist wiederum die Richtung der Abweichung von den Erwartungswerten in den einzelnen Zellen der jeweiligen Kreuztabelle (positive oder negative z-Werte) entscheidend für eine Interpretation eines Affektes als interaktiv oder objektbezogen.

---

86 Die mimischen Affektexpressionen von Angst, Trauer und Überraschung werden in dieser Untersuchung nicht weiter berücksichtigt. Zum einen sind sie vergleichsweise selten (siehe Tab. 4), was dazu führen würde, daß aufgrund der sich hierdurch ergebenden geringen Zellenbesetzungen in den Kreuztabellen die Berechnung des Chi-Quadrat nicht mehr möglich wäre. Zum anderen erscheinen mir diese drei Affekte zu heterogen in ihren Funktionen, als daß sie eine interpretierbare Aggregierungseinheit ergeben können. So könnte man zwar Angst und Trauer als *passive* negative Affekte, wie sich aber aus Abb. 2 auf S. 36 ergibt, ist im einen Fall die Basalklassifikation des Objektes negativ, im anderen Fall positiv.

Hypothese 2: Blickverhalten und Affekt

In der Untersuchung von Merten (1995) zeigte sich, daß in Dyaden von gesunden Interaktionspartnern negative Affekte (Ärger, Verachtung, Ekel) seltener gezeigt werden, wenn der mimisch Aktive alleine zum Partner blickt oder bei mutuellem Blickkontakt, daß sie aber deutlich häufiger als zufällig erwartet gezeigt werden, wenn nur der Partner hinblickt, der mimisch Aktive aber wegblickt; bei beidseitigem Wegblicken konnte kein bedeutsamer Unterschied zum Erwartungswert festgestellt werden. Die Ergebnisse legen den Schluß nahe, daß der mimisch Aktive durch Wegblicken signalisiert, daß der negative Affektausdruck nicht dem Interaktionspartner gilt, während ein Hinblicken bei negativer Affektexpression eine aktuell auf den Interaktionspartner gerichtete Funktion des Affektes anzeigt.

Vor diesem Hintergrund lassen sich folgende Hypothesen bezüglich der Affekt-Blick-Koppelung der Affektexpressionen der Therapeuten formulieren:

Hypothese 2a) Bei den wenig erfolgreichen Therapeuten findet sich eine Systematik in der Affekt-Blick-Kopplung. Inhaltlich wird folgende Systematik erwartet: Die negativen Affektexpressionen (Ärger, Verachtung, Ekel) der Therapeuten treten seltener als bei einer Zufallsverteilung erwartet in den dyadischen Blickzuständen *keiner* und *nurPat* auf und häufiger in *nurTher* und *beide*; d.h. sie werden häufiger gezeigt, wenn der Therapeut zum Patienten blickt.

Hypothese 2b) Auch bei den erfolgreichen Therapeuten findet sich eine Systematik in der Affekt-Blick-Kopplung. Inhaltlich wird folgende Systematik erwartet: Die negativen Affektexpressionen (Ärger, Verachtung, Ekel) der Therapeuten treten häufiger als bei einer Zufallsverteilung erwartet in den dyadischen Blickzuständen *keiner* und *nurPat* auf und sind reduziert in *nurTher* und *beide*; d.h. sie werden häufiger gezeigt, wenn der Therapeut nicht zum Patienten blickt.

Hypothese 3: Sprecherstatus und Affekt

In Alltaginteraktionen gesunder Gesprächspartner werden negative Affekte vornehmlich während des eigenen Sprechens gezeigt (Merten 1995). Ich gehe davon aus, daß dies auch bei den negativen Affekten der

Therapeuten der Fall ist, und daß durch das Anbinden der negativen Affektzeichen an das eigene Sprechen für den Patienten eher die Möglichkeit gegeben ist, den Affekt auf den Gesprächsinhalt zu beziehen[87]. Zeigt der Therapeut den Affekt hingegen während der Patient spricht, so besteht eher die Möglichkeit, daß der Patient den Affekt direkt auf sich bezieht, bspw. auf seine Art zu sprechen oder darauf, daß er schon wieder mit diesem Thema kommt oder darauf, daß er auf eine Anregung des Therapeuten nicht eingeht etc., evtl. ganz ungeachtet des eigentlichen Inhaltes des Gesprochenen.

Bezüglich der Einbettung der Affekte in den Kontext Sprecherstatus werden folgende Hypothesen aufgestellt:

Hypothese 3a) Bei den wenig erfolgreichen Therapeuten findet sich keine Systematik in der Affekt-Sprecher-Kopplung. Affektive Mimik und paraverbales Verhalten sind bei den wenig erfolgreichen Therapeuten zwei von einander unabhängige Verhaltenskanäle.

Hypothese 3b) Bei den erfolgreichen Therapeuten findet sich eine Systematik in der Affekt-Sprecher-Kopplung. Inhaltlich wird folgende Systematik erwartet: Die negativen Affektexpressionen (Ärger, Verachtung, Ekel) der Therapeuten werden häufiger während des eigenen Sprechens gezeigt, als bei einer zufälligen Verteilung zu erwarten wäre.

Die folgenden drei Hypothesen beziehen sich auf die Untersuchung der Einbettung der Affekte in verschiedenen Sprachinhalten.

Hypothese 4: Sprachinhalt und Affekt

Als erstes soll die Frage untersucht werden, ob das mimisch-affektive Verhalten insgesamt mit dem sprachlich-inhaltlichen Verhalten in Zusammenhang steht. In einem ersten Auswertungsschritt wird unterschieden, ob irgendeine Inhaltskodierung vergeben wurde oder nicht. Auf der Ebene der Affekte wird wieder zwischen kein Affekt, Freude und negative Affekte unterschieden. Damit ein Patient einen negativen Affektausdruck seines Therapeuten auf ein mentales Objekt beziehen zu können, sollte ein solches Objekt während des Affektausdruckes sprachlich klar benannt sein. Die Hypothesen lauten:

---

87 Wobei dies natürlich sehr stark vom Inhalt des Gesprochenen abhängt.

Hypothese 4a) Bei den wenig erfolgreichen Therapeuten findet sich keine Systematik in der Affekt-Inhalts-Kopplung. Affektive Mimik und Sprachinhalt sind bei den wenig erfolgreichen Therapeuten zwei von einander unabhängige Verhaltenskanäle.

Hypothese 4b) Bei den erfolgreichen Therapeuten findet sich eine Systematik in der Affekt-Inhalts-Kopplung. Inhaltlich wird folgende Systematik erwartet: Die negativen Affektexpressionen (Ärger, Verachtung, Ekel) der Therapeuten treten häufiger als bei einer Zufallsverteilung erwartet auf, wenn eine Sprachinhaltskodierung vergeben werden konnte.

In den folgenden beiden Hypothesen wird der Sprachinhalt differenzierter betrachtet.

Hypothese 5: Affiliation und Affekt

Die Sprachinhaltskodierungen wurden danach aggregiert, ob über positive Interaktionen oder Emotionen/Zustände gesprochen wird, über negative oder ob die Affiliation des Inhaltes neutral bzw. unspezifisch ist. Die Affekte werden wieder unterschieden in positiv, negativ und kein Affekt (s.o.).

Als Hinweis dafür, daß die negativen mimischen Affektexpressionen der Therapeuten nicht aktuell auf den Patienten gerichtet sind, könnte gelten, wenn die Affekte systematisch in einen zur affiliativen Qualität passenden Sprachinhalt eingebettet sind. Negative Affekte, die in negative Sprachinhalte eingebettet sind, könnten der Illustration des Gesprochenen dienen oder eine empathische Teilhabe anzeigen. Werden die negativen Affekte hingegen gezeigt, während über unspezifische oder gar positive Inhalte gesprochen wird, entfällt dies. Hier muß eher davon ausgegangen werden, daß sie eher interaktive Funktion haben.

Auch beim mimischen Freudeausdruck der Therapeuten kann ein Zusammenhang mit der Affiliation des Sprachinhaltes erwartet werden. Zwar wird die Hauptfunktion der mimischen Freudeexpressionen in der Etablierung und Aufrechterhaltung einer positiven Beziehung gesehen, und insofern wäre nicht von einem Zusammenhang mit dem Sprachinhalt auszugehen. Ich gehe aber davon aus, daß häufiges Zeigen von mimischer Freude auch während des Sprechens über negative Inhalte zwar einerseits eine positive Beziehung etabliert, andererseits aber auch zur Vermeidung der affektiven Auseinandersetzung mit den problematischen Themen in der Therapiesituation führt. Folgende Hypothesen werden aufgestellt:

Hypothese 5a) Bei den wenig erfolgreichen Therapeuten findet sich keine Systematik in der Affekt-Affiliations-Kopplung. Mimischer Affektausdruck und Affiliation des Sprachinhaltes sind unabhängig von einander.

Hypothese 5b) Bei den erfolgreichen Therapeuten hingegen findet sich eine Systematik in der Affekt-Affiliations-Kopplung. Inhaltlich wird folgende Systematik erwartet: Die negativen Affekte (Ärger, Verachtung, Ekel) der Therapeuten treten häufiger als bei einer Zufallsverteilung erwartet bei negativen Inhalten auf und seltener bei postiven oder neutralen. Freude-Mimik der Therapeuten ist überzufällig häufiger bei positiven oder neutralen Inhalten und seltener bei negativen Inhalten.

Hypothese 6: Personen und Affekt

Dieser Teil stellt die zentrale Fragestellung dieser Arbeit dar. Die den folgenden Hypothesen zugrundeliegende Annahme ist an mehreren Stellen deutlich gemacht worden: Eine für die Bestimmung der interaktiven Funktion eines mimischen Affektausdrucks zentrale Kontext-Information ist das „Objekt", auf das sich der Ausdruck bezieht, der Referenzpunkt des Affektes. Eine wesentliche Informationsquelle zur Referenzpunktbestimmung für den Interaktionspartner stellt dabei der simultan zum Affektausdruck gesprochene Text dar.

Die Affekte werden wieder unterschieden in positiv, negativ und kein Affekt (s.o.). Der Sprachinhalt wurde nach den Personen, über die gesprochen wird, differenziert. Die entsprechenden Kategorien sind: *nichtkod, therBez, patient, andere* (siehe Abb. 10). Folgende Hypothesen werden überprüft:

Hypothese 6a) Bei den wenig erfolgreichen Therapeuten findet sich keine Systematik in der Affekt-Personen-Kopplung. Hierin drückt sich die Annahme aus, daß die Mimik in dieser Gruppe primär der unmittelbaren Beziehungsregulierung dient und somit keinen Zusammenhang mit dem Sprachinhalt aufweist.

Hypothese 6b) Bei den erfolgreichen Therapeuten findet sich eine Systematik in der Affekt-Personen-Kopplung. Inhaltlich wird folgende Systematik erwartet, die die Annahme widerspiegelt, daß sich die negativen Affekte (Ärger, Ekel, Verachtung) der Therapeuten in dieser Gruppe mehrheitlich auf andere Personen beziehen und nicht auf den Patienten oder die therapeutische Beziehung:

Die negativen Affekte sind überzufällig seltener im Personen-Kontext *nichtkod*,

Die negativen Affekte sind überzufällig seltener im Personen-Kontext *therBez*,

Die negativen Affekte sind überzufällig seltener im Personen-Kontext *patient,*

Die negativen Affekte sind überzufällig häufiger im Personen-Kontext *andere.*

Für die kontextuelle Einbettung der Freudemimik werden keine spezifischen Hypothesen aufgestellt. Die in der Literatur beschriebenen Funktionen des Lächelns legen eher die Hypothese nahe, daß das Lächeln auch bei erfolgreichen Therapeuten nicht an den Sprachinhalt gekoppelt ist, da es der Herstellung „positiver resonanter Zustände" (Bänninger-Huber 1996) diene, der Versicherung über die positive Beziehung auch oder sogar gerade beim Sprechen über schwierige Themen.

5.2 Hypothesen zum Fragenkomplex 2

Wie die Ergebnisse von Merten (1996)[88] nahelegen, ist, zumindest bei Kurztherapien, die Art der Beziehungsgestaltung am Beginn einer Behandlung von entscheidender Bedeutung für das spätere Ergebnis. Aus diesem Grunde sollen die negativen Affektexpressionen (Ärger, Verachtung, Ekel) der sechs Therapeuten über die gesamte Anfangsphase der Behandlungen betrachtet werden. Es wird der Verlauf der

88 Es zeigten sich hohe korrelative Zusammenhänge zwischen mimischen Verhaltensmaßen in der 1. Stunde und den Erfolgseinschätzung nach Ende der Behandlung (siehe Kap. 2.3.2, Tab. 1).

kontextuellen Einbettung und damit der Verlauf des *interaktiven Impacts* (s.o.) der negativen Affekte der Therapeuten innerhalb der ersten Behandlungsstunden untersucht.

Wie in Kap. 2.2 ausgeführt, wird davon ausgegangen, daß sich ein Therapeut erst einmal "verführen" lassen muß, bevor er das Beziehungsmuster des Patienten verstehen kann. Zwar sollte sich dieses Verführenlassen aus therapietechnischen Gründen nicht im offenen Verhalten zeigen, sondern zur inneren Diagnostik verwendet werden. Man kann allerdings davon ausgehen, daß dies zumindest in der Anfangsphase einer Therapie nicht immer möglich ist, was sich aber im Verlauf eines erfolgreichen Behandlungsprozesses ändern sollte, damit es nicht zu einer dauerhaften Implantierung der maladaptiven Beziehungsmuster der Patienten in der Therapiebeziehung kommt.

Hypothese 7: Verlauf der interaktiven negativen Affekte

Die, gemessen am Sprachinhaltskontext *Personen*, als interaktiv zu interpretierenden negativen Affekte sollen separat untersucht werden. Wie oben ausgeführt, kann davon ausgegangen werden, daß der Patient die negativen Affekte der Therapeuten im Kontext *nichtkod* auf sich oder das unmittelbare Beziehungsgeschehen beziehen muß, da ihm keine gegenteiligen Kontextinformationen mitgeteilt werden. Negative Affekte der Therapeuten in einem Kontext, in dem über die therapeutische Beziehung gesprochen wird (*therBez*) indizieren ebenfalls eine negative Bewertung der therapeutischen Beziehung. Die Affekte in diesen Sprachinhaltskontexten können daher als *interaktive Affekte* bezeichnet werden.

Entsprechend der Modellannahmen (Kap. 3) werden folgende Verläufe der interaktiven negativen Affekte erwartet:

Hypothese 7a) Es wird erwartet, daß sich diejenigen negativen Affektexpressionen der Therapeuten, die im Sprachinhaltskontext *nichtkod* und im Sprachinhaltskontext *therBez* gezeigt werden, im Verlauf der erfolgreichen Behandlungen abnehmen.

Hypothese 7b) Bei den wenig erfolgreichen gehe ich davon aus, daß diese mimischen Affektexpressionen entweder gleichbleibend häufig gezeigt werden, oder daß im Verlauf die Häufigkeit sogar ansteigt, was als ein zunehmendes Agieren der Gegenübertagung dieser Therapeuten verstanden werden könnte.

Hypothese 8: Verlauf der Interaktionsgewichte

Für beide Therapeuten-Gruppen wird das mittlere Interaktionsgewicht der negativen Affekte im Verlauf der ersten vier kodierten Behandlungsstunden untersucht. Es wird erwartet, daß sich das mittlere Interaktionsgewicht der negativen Affekte der erfolgreichen Therapeuten im Verlauf verringert. Bei den weniger erfolgreichen Therapeuten wird ein gleichbleibend hohes mittleres Interaktionsgewicht oder sogar ein Anstieg erwartet.

Hypothese 9: Einzelbetrachung aller sechs Behandlungen

Da sich die beiden Gruppen nur aus jeweils drei Behandlungen zusammensetzen, ist die Gefahr von Artefakten sehr groß. Aus diesem Grund sollen die Verläufe der Häufigkeiten der negativen Affekte, der mittleren Interaktionsgewichte und des interaktiven Gesamtimpacts für die sechs Behandlungen einzeln untersucht werden. Der *negative interaktive Gesamtimpact* ergibt sich aus der Summe der Interaktionsgewichte aller negativen Affekte in einer Sitzung.

Für jede der drei erfolgreichen Behandlungen wird erwartet, daß das mittlere Interaktionsgewicht der negativen Affekte abnimmt, die absolute Häufigkeit dieser Affekte zumindest nicht zunimmt und sich somit auch der interaktive Gesamtimpact verringert. Für jede der drei wenig erfolgreichen Behandlungen wird erwartet, daß sowohl die absolute Häufigkeit als auch das mittere Interaktionsgewicht der negativen Affekte und damit einher gehend auch der interaktive Gesamtimpact von Beginn an sehr hoch ist oder im Verlauf der ersten vier Behandlungstunden ansteigt.

5.3 Hypothesen zum Fragenkomplex 3

Eine als erfolgreich geltende Behandlung soll einer detaillierten Einzelfallanalyse unterzogen werden. Die Einzelfallanalyse ermöglicht eine fallspezifische Aggregierung der Sprachinhaltsdaten, insbesondere was die für diesen Patienten signifikanten Objekte angeht. Die Untersuchung wird sich auf die Platzierung der Affekte in den Sprachinhaltskontext *Personen* beschränken. Neben der Untersuchung der Affekt-Kontext-Koppelungen über alle kodierten Stunden wird auch die Entwicklung dieser Zusammenhänge über den Verlauf der gesamten Behandlung betrachtet.

Hypothese 10: Fallspezifische Objekte und Affekte des Therapeuten

Die mimischen Affektexpressionen des Therapeuten aus 10 Behandlungsstunden wurden im Text plaziert und diese 10 Stunden wurden auch komplett inhaltskodiert (insgesamt umfaßte diese Behandlung 15 Sitzungen). Es soll die Plazierung der Affekte des Therapeuten im Kontext des Sprechens über die für diesen Patienten relevanten Bezugspersonen untersucht werden. Durch die hohe Anzahl der für diese Einzelbehandlung vorliegenden Daten wird eine differenziertere Affekt-Kontext-Analyse möglich, da auch bei differenzierteren Aggregierungen noch genügend große Zellenbesetzungen verbleiben. So können die *Personen* danach unterschieden werden, ob über positive, negative oder unspezifische Verhaltens- oder Erlebensaspekte dieser gesprochen wird. Die negativen Affekte Ärger, Verachtung und Ekel können einzeln untersucht werden. Generell wird erwartet, daß die negativen Affekte des Therapeuten an das Sprechen über spezifische Personen gebunden ist, genauer, an das Sprechen über spezifisch negative Aspekte dieser signifikanten Objekte des Patienten.

Weiterhin wird die Einbettung der Affekte des Therapeuten über den Verlauf der Behandlung untersucht. Dazu wird die Behandlung in drei Phasen eingeteilt. Hierzu können keine spezifischen Hypothesen aufgestellt werden: Man könnte vermuten, daß sich eine spezifische

Affekt-Kontext-Koppelung schon früh in der Behandlung einstellt, ebenso gut könnte sich diese aber auch erst im Verlauf entwickeln.

Hypothese 11: Fallspezifische Objekte und Affekte des Patienten

Für diese Behandlung wurden auch die Affekte des Patienten im Text plaziert (für 7 von 15 Sitzungen), so daß hier auch die Affekt-Sprachinhalts-Einbettung des Patienten untersucht werden kann. Zur Kontextanalyse der Affekte des Patienten werden die gleichen Variablen wie beim Therapeuten untersucht. Entsprechend der Annahme einer modellgeleiteten Identifizierung (siehe Kap. 1.8 und Kap. 3) wird erwartet, daß sich die Kontexteinbettung der Affekte des Patienten im Verlauf derjenigen des Therapeuten angleicht, was als Hinweis gesehen werden könnte, daß beide die gleiche affektive Haltung den Objekten gegenüber einnehmen. Ob sich hier allerdings der Patient einfach dem Therapeuten „anpaßt" oder ob sich eine gemeinsame affektive Haltung den Objekten gegenüber in einem intersubjektiven Austauschprozeß bei beiden erst im Laufe der Behandlung entwickelt, kann an dieser Stelle noch nicht abgeschätzt werden.

Hypothese 12: Interaktive Affekte des Therapeuten und emotionales Erleben

Ebenfalls anhand dieses Einzelfalles soll die Frage untersucht werden, ob gleiche mimische Affektausdrücke des Therapeuten in unterschiedlichen Kontexten unterschiedliche Funktionen haben, was sich dann, so die Vermutung, darin zeigt, daß sie unterschiedlich mit dem emotionalen Erleben des Therapeuten aber insbesondere auch des Patienten zusammenhängen. Da für diese Behandlung die Kontextplazierungen der mimischen Affektexpressionen des Therapeuten für 10 Behandlungsstunden vorliegen, kann der Zusammenhang der Affektausdrücke, differenziert nach kontextueller Einbettung, mit dem emotionalen Erleben korrelativ untersucht werden. Es soll die Häufigkeit der negativen Affekte des Therapeuten, differenziert nach Kontexteinbettung, mit den Selbst- und Fremdeinschätzungen des emotionalen Erlebens von Therapeut und Patient (Differentielle Affekt Skala, DAS, siehe Kap. 4.1.4) korreliert werden.

Hypothese 12a) Die absolute Häufigkeit der negativen Affekte des Therapeuten korreliert nicht mit den DAS-Ratings von Therapeut und Patient.

Hypothese 12b) Die interaktiven negativen Affekte des Therapeuten, also diejenigen, die in den Kontexten *nichtkod* und *therBez* plaziert sind, korrelieren mit den DAS-Ratings von Therapeut und Patient.

Hypothese 12c) Die objektbezogenen negativen Affekte des Therapeuten, also diejenigen, die im Kontext *andere* plaziert sind, korrelieren nicht mit den DAS-Ratings von Therapeut und Patient.

Über die Korrelationen zwischen Erlebensratings und den negativen Affekten des Therapeuten, die im Kontext *patient* gezeigt werden, werden keine Hypothesen aufgestellt, da hier eine Entscheidung über die Funktion als interaktiv oder objektbezogen kritisch ist (vgl. Ausführungen zu Hypothese 1 ab Seite 177).

Zur qualitativen Detailanalyse (Kap. 6.3.5) und dem Reklinifizierungsversuch (Kap. 6.3.6) der Ergebnisses dieser Einzelfallanalyse wurden keine Hypothesen formuliert.

6 Ergebnisse

6.1 Affektausdruck der Therapeuten im Kontext

Im folgenden sollen die mimischen Affektexpressionen der drei erfolgreichen und der drei wenig erfolgreichen Therapeuten im Hinblick auf ihr zeitlich simultanes Auftreten mit verschiedenen anderen Verhaltensweisen (Kontexte) untersucht werden. Die Auswertungen folgen den in Kap. 5.1 aufgestellten Hypothesen. Als erstes wird unter Heranziehung der simultanen Kontexte für jeden negativen Affekt ein Interaktionsgewicht berechnet. Danach wird die Einbettung der Affekte, dann auch der Freudeexpressionen, in die einzelnen Kontexte detaillierter analysiert.

6.1.1 Interaktionsgewichte der negativen Affekte der Therapeuten

Entsprechend der Modellannahmen (Kap. 3) wurde in Hypothese 1 vermutet, daß die negativen Affekte (Ärger, Verachtung, Ekel) der wenig erfolgreichen Therapeuten einen höheren *interaktiven Impact* haben, d.h. in stärkerem Maße auf die Patienten im Hier und Jetzt der therapeutischen Situation gerichtet sind, als die negativen Affekte der erfolgreichen Therapeuten.

Zur Abschätzung des *interaktiven Impacts* der negativen Affekte der Therapeuten wurde ein *Interaktionsgewicht* berechnet (siehe Kap. 5.1: Hypothese 1).

Die folgende Abbildung zeigt das Histogramm der Interaktionsgewichte der negativen Affekte der wenig erfolgreichen Therapeuten (Stunden 3 und 12):

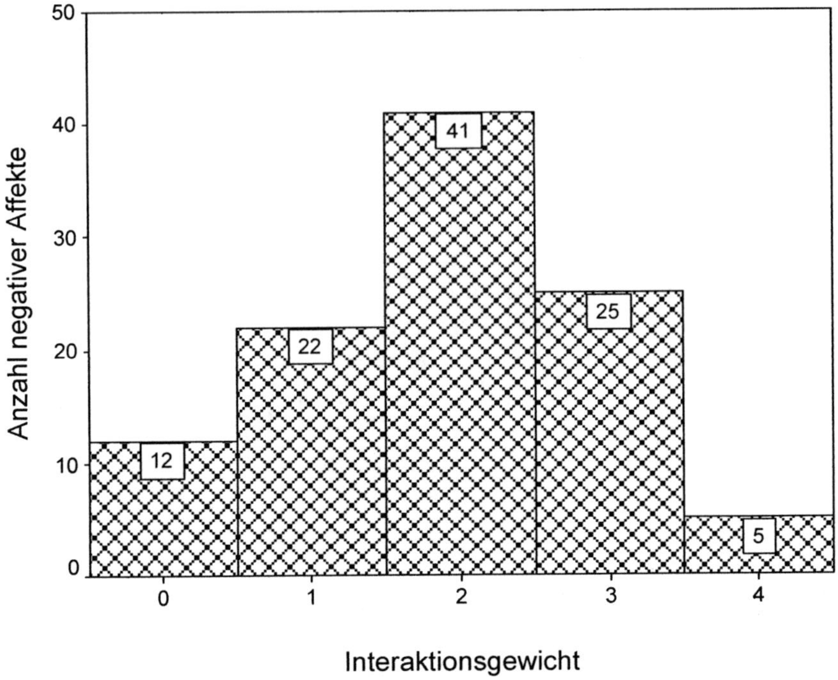

Abb. 12: Interaktionsgewichte der negativen Affekte der wenig erfolgreichen Therapeuten (Stunden 3 u. 12; N=105; Mittelwert=1,9).

Beim größten Teil der negativen Affekte der wenig erfolgreichen Therapeuten (67,6%) sprechen 2 oder mehr der Kontextvariablen für eine interaktive Funktion.

Die folgende Abbildung zeigt das Histogramm der Interaktionsgewichte der negativen Affekte der erfolgreichen Therapeuten (Stunden 3 u. 12):

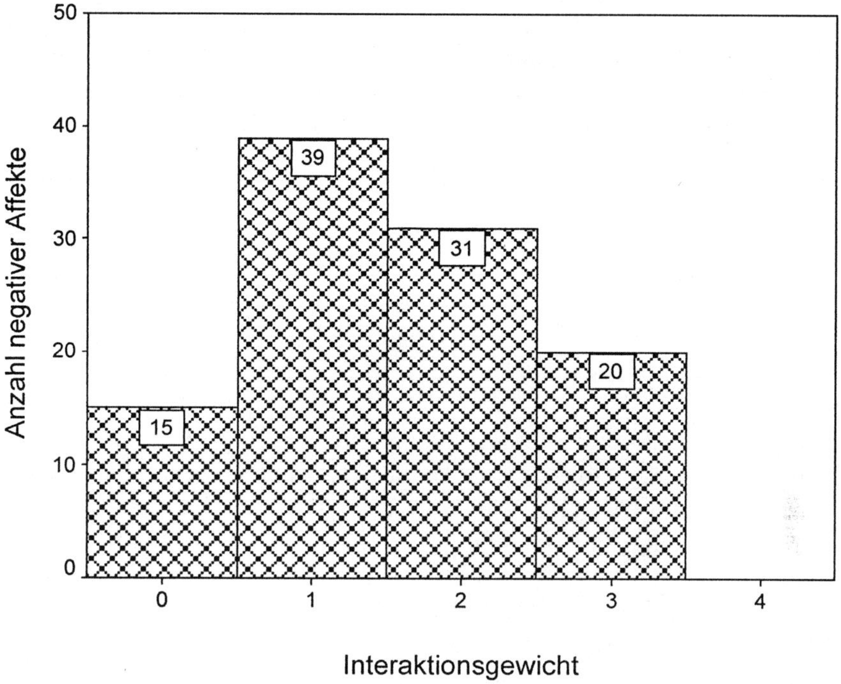

Abb. 13: Interaktionsgewichte der negativen Affekte der erfolgreichen Therapeuten (Stunden 3 u. 12; N=105; Mittelwert=1,5).

Bei etwas mehr als der Hälte (51,4%) der negativen Affekte der erfolgreichen Therapeuten[89] deutet nur einer oder gar keiner der 4 Kontexte auf eine interaktive Funktion hin. Negative Affekte, die auf allen Kontextebenen „interaktiv“ eingebettet sind, kommen bei diesen Therapeuten gar nicht vor.

Der Mittelwertsunterschied der Interaktionsgewichte der negativen Affekte in den beiden Therapeutengruppen ist hoch signifikant (U-Test: $p<.01$ zweiseitig). Hypothese 1 kann damit als bestätigt angesehen werden.

Die Anzahl der negativen Affekte (Ärger, Verachtung, Ekel) ist in beiden Therapeuten-Gruppen gleich (jeweils genau 105). Die negativen

89 Daß in beiden Therapeutengruppen in den hier untersuchten Stunden die gleiche Anzahl negativer Affekte (jeweils 105) gezeigt wird, ist Zufall (vgl. Tab. 4 auf S. 230).

Affekte der erfolgreichen Therapeuten haben aber einen deutlich geringeren interaktiven Impact. Die negativen Affekte der wenig erfolgreichen Therapeuten scheinen in höherem Maße direkt auf den Patienten im Hier und Jetzt gerichtet zu sein, was als ein höheres Ausmaß an Zurückspeisung von negativen Gegenübertragungsgefühlen in die aktuelle Beziehung betrachtet werden kann.

Im folgenden werden die Einbettung der Affektexpressionen der Therapeuten in den einzelnen Kontexten differenzierter untersucht.

6.1.2 Blickverhalten und Affekt

Ausgehend von den Untersuchungen von Merten (1995) und der Vermutung (Kap. 3), daß die negativen Affekte der wenig erfolgreichen Therapeuten in höherem Maß interaktive Funktion haben, als diejenigen der erfolgreichen Therapeuten, wurden folgende Hypothesen fomuliert:

Hypothese 2a) Bei den wenig erfolgreichen Therapeuten findet sich eine Systematik in der Affekt-Blick-Kopplung. Inhaltlich wird folgende Systematik erwartet: Die negativen Affektexpressionen (Ärger, Verachtung, Ekel) der Therapeuten treten seltener als bei einer Zufallsverteilung erwartet in den dyadischen Blickzuständen *keiner* und *nurPat* auf und häufiger in *nurTher* und *beide*; d.h. sie werden häufiger gezeigt, wenn der Therapeut zum Patienten blickt.

Hypothese 2b) Auch bei den erfolgreichen Therapeuten findet sich eine Systematik in der Affekt-Blick-Kopplung. Inhaltlich wird folgende Systematik erwartet: Die negativen Affektexpressionen (Ärger, Verachtung, Ekel) der Therapeuten treten häufiger als bei einer Zufallsverteilung erwartet in den dyadischen Blickzuständen *keiner* und *nurPat* auf und sind reduziert in *nurTher* und *beide*; d.h. sie werden häufiger gezeigt, wenn der Therapeut nicht zum Patienten blickt.

Im Gegensatz zu den anderen Kontextvariablen liegen für das Blickverhalten keine vollständigen Basisraten vor. Zu jedem Affektausdruck wurde das simultan realisierte dyadische Blickverhalten kodiert; über das Blickverhalten während der übrigen Zeit liegen keine Daten vor. Als Basisraten fungieren daher die während aller Affektexpression realisierten dyadischen Blickzustände. Die Ergebnisse sind entsprechend mit Vorsicht zu interpretieren. Es werden vier Kategorien der Kontextvariable *Blick* unterschieden (siehe Merten 1995): *keiner*, *nurTher*, *nurPat* und *beide* (Beschreibung siehe Abb. 7, S. 161).

Die Affekte werden nun unterschieden in positiv, negativ und andere. Positive Affekte sind alle Freude-Espressionen, negative Affekte sind Ärger, Verachtung und Ekel. Die anderen mimischen Affektexpressionen (Angst, Trauer und Überraschung) wurden hier zusammengefaßt, sie werden für die Interpretation nicht weiter berücksichtigt; zum einen sind sie vergleichsweise selten, zum anderen zu heterogen in ihren Funktionen, als daß sie eine sinnvolle Aggregierungseinheit ergeben können.

In der Tab. 5 ist dargestellt, wie sich die Affekte der wenig erfolgreichen Therapeuten im Kontext *Blick* verteilen:

Therapeuten wenig Erfolg			Mimik: andere Aff.	Mimik: Freude	Mimik: neg.Aff	Summe
Blick	*keiner*	Anzahl	0	3	24	27
		erwartet	1,5	13,1	12,3	
		z-Wert	-1,4	-4,2	4,8	
	nurTher	Anzahl	1	50	45	96
		erwartet	5,4	46,7	43,8	
		z-Wert	-2,6	0,9	0,3	
	nurPat	Anzahl	4	4	15	23
		erwartet	1,3	11,2	10,5	
		z-Wert	2,6	-3,2	2,0	
	beide	Anzahl	8	55	21	84
		erwartet	4,7	40,9	38,3	
		z-Wert	1,9	3,9	-4,8	
		Summe	13	112	105	230
Chi-Quad[90]= 37,98		df=3	p<.001			

Tab. 5: Affekte im Kontext Blickverhalten (Blick) für die wenig erfolgreichen Therapeuten. Angegeben sind die tatsächliche Anzahl, die erwartete Anzahl und die z-Werte.

Zwar zeigt sich entsprechend der Hypothese 2a ein hoch-signifikanter Zusammenhang zwischen den beiden Variablen *Affekt* und *Blick* bei den

90 Für die Überprüfung der Hypothese 2a mittels Chi-Quadrat-Test wurden die Affekte *Angst, Trauer* und *Überraschung* (*andere Aff.*) herausgenommen, da sonst die Voraussetzung zur Durchführung (max. 20% der Erwartungswerte < 5) nicht gegeben wäre.

wenig erfolgreichen Therapeuten (Chi-Quad.=37,98, df=3, p<.001). Entgegen der Hypothese werden die negativen Affekte aber überzufällig häufiger in den dyadischen Blickzuständen *keiner* (z=4,8) und *nurPat* (z=2,0) gezeigt, also dann wenn der Therapeut den Patienten nicht anschaut. Bei mutuellem Blickkontakt werden deutlich weniger negative Affekte gezeigt als erwartet (z=-4,8). Freude zeigen die wenig erfolgreichen Therapeuten überzufällig häufig bei beidseitigem Anblicken (z=3,9), seltener als erwartet, wenn sie nicht zum Patienten schauen (bei *nurPat* z=-3,2 und bei *keiner* z=-4,2).

In der Tab. 6 ist dargestellt, wie sich die Affekte der erfolgreichen Therapeuten im Kontext *Blick* verteilen:

Therapeuten erfolgreich			Mimik			
			andere Aff.	Freude	neg.Aff	Summe
Blick	*keiner*	Anzahl	0	8	21	29
		erwartet	1,2	14,8	13,0	
		z-Wert	-1,2	-2,7	3,2	
	nurTher	Anzahl	1	24	18	43
		erwartet	1,8	22,0	19,2	
		z-Wert	-0,7	0,7	-0,4	
	nurPat	Anzahl	2	20	34	56
		erwartet	2,4	28,6	25,0	
		z-Wert	-0,3	-2,6	2,8	
	beide	Anzahl	7	68	32	107
		erwartet	4,6	54,6	47,8	
		z-Wert	1,6	3,5	-4,2	
		Summe	10	120	105	235
Chi-Quad[91]= 22,37		df=3	p<.001			

Tab. 6: Affekte im Kontext Blickverhalten (Blick) für die erfolgreichen Therapeuten.

Wie oben wurden auch hier für die Chi-Quadrat-Berechnung die 10 Affekte der Restkategorie herausgenommen (aus den gleichen Gründen). Entsprechend der Hypothese 2b zeigt sich bei den erfolgreichen Therapeuten ein hoch-signifikanter Zusammenhang zwischen den beiden

91 Für die Überprüfung der Hypothese 2b mittels Chi-Quadrat-Test wurden die Affekte *Angst, Trauer* und *Überraschung* (*andere Aff.*) herausgenommen, da sonst die Voraussetzung zur Durchführung (max. 20% der Erwartungswerte < 5) nicht gegeben wäre.

Variablen *Affekt* und *Blick* (Chi-Quad.=22,37, df=3, p<.001). Negative Affekte sind auch hier überzufällig häufiger in den dyadischen Blickzuständen *keiner* (z=3,2) und *nurPat* (z=2,8) gezeigt, und bei mutuellem Blickkontakt werden deutlich weniger negative Affekte gezeigt (z=-4,2). Freude zeigen auch die erfolgreichen Therapeuten überzufällig häufig bei beidseitigem Anblicken (z=3,5), und seltener als erwartet, wenn sie nicht zum Patienten schauen (bei *nurPat* z=-2,6 und bei *keiner* z=-2,7).

Insgesamt scheinen sich die beiden Therapeuten-Gruppen wenig darin zu unterscheiden, innerhalb welchen Blick-Kontextes die mimischen Affektexpressionen plaziert sind. Bei beiden Gruppen wurde eine deutliche Systematik in der Affekt-Blick-Koppelung gefunden. Diese Systematik entspricht im wesentlichen der für die Gruppe der erfolgreichen Therapeuten formulierten Hypothese 2b. Allerdings liegen hier keine Komplett-Kodierungen des Blickverhaltens vor, so daß die Berechnung von Abweichungswerten hier kritisch ist. Gemessen an den absoluten sowie relativen Häufigkeitsverteilungen unterscheiden sich die beiden Therapeutengruppen schon. Die wenig erfolgreichen Therapeuten zeigen 66 von 105 negative Affekte (62,8%), während sie zum Patienten schauen. Bei den erfolgreichen Therapeuten sind lediglich 50 von 105 der negativen Affekte (47,6%) in diese, oben als Hinweise für eine interaktive Funktion betrachtete Kontexte plaziert.

6.1.3 Sprecherstatus und Affekt

Bezüglich der Einbettung der Affekte in den Kontext *Sprecherstatus* wurden folgende Hypothesen aufgestellt:

Hypothese 3a) Bei den wenig erfolgreichen Therapeuten findet sich keine Systematik in der Affekt-Sprecher-Kopplung. Affektive Mimik und paraverbales Verhalten sind bei den wenig erfolgreichen Therapeuten zwei von einander unabhängige Verhaltenskanäle.

Hypothese 3b) Bei den erfolgreichen Therapeuten findet sich eine Systematik in der Affekt-Sprecher-Kopplung. Inhaltlich wird folgende Systematik erwartet: Die negativen Affektexpressionen (Ärger, Verachtung, Ekel) der Therapeuten werden häufiger während des eigenen Sprechens gezeigt, als bei einer zufälligen Verteilung zu erwarten wäre.

Die Affekte werden wieder unterschieden in positiv, negativ und kein Affekt[92]. Positive Affekte sind alle Freude-Expressionen, negative Affekte sind Ärger, Verachtung und Ekel.

In den folgenden Tabellen (Tab. 7 und Tab. 8) ist dargestellt, wie sich die Affekte der beiden Therapeutengruppen im Kontext *Sprecherstatus* verteilen:

Therapeuten wenig Erfolg			Mimik: kein Affekt	Freude	negAff.	Summe
Sprecher	*Therapeut*	Anzahl	1025	82	55	1107
		Erwartet	1065,35	41,65	39,04	
		z-Wert	-8,04	8,04	3,28	
	Patient	Anzahl	1840	30	50	1870
		Erwartet	1799,65	70,35	65,96	
		z-Wert	8,04	-8,04	-3,28	
		Summe	2865	112	105	2977
Chi-Quad	75,06	df=2	p<.001			

Tab. 7: Affekte und Sprecherzustand bei den wenig erfolgreichen Therapeuten.

Therapeuten erfolgreich			Mimik: kein Affekt	Freude	negAff.	Summe
Sprecher	*Therapeut*	Anzahl	979	86	75	1140
		Erwartet	1061,99	41,61	36,41	
		z-Wert	-12,04	8,68	8,04	
	Patient	Anzahl	2084	34	30	2148
		Erwartet	2001,01	78,39	68,59	
		z-Wert	12,04	-8,68	-8,04	
		Summe	3063	120	105	3288
Chi-Quad	145,07	Df=2	p<.001			

Tab. 8: Affekte und Sprecherzustand bei den erfolgreichen Therapeuten.

Mimisch-affektives Verhalten der Therapeuten, sei es nun positiv oder negativ, wird häufiger als erwartet gezeigt, wenn die Therapeuten selbst sprechen. Das gilt, entgegen der Hypothese 3a, für erfolgreiche und wenig erfolgreiche Therapeuten gleichermaßen.

Allerdings sind die Abweichungen von den Erwartungswerten für die negativen Affekte *Ärger, Verachtung, Ekel* bei den erfolgreichen

92 „Kein Affekt" heißt hier und in der weiteren Untersuchung: weder Freude noch Ärger, Ekel oder Verachtung.

Therapeuten größer (z=8,04) als bei den weniger erfolgreichen Therapeuten (z=3,28). Die negativen Affekte der erfolgreichen Therapeuten sind also enger an das eigene Sprechen gebunden.

6.1.4 Sprachinhalt und Affekt

In einem ersten Auswertungsschritt zur Untersuchung der Einbettung der mimischen Affektausdrücke der Therapeuten wird unterschieden, ob irgendeine Inhaltskodierung vergeben wurde oder nicht. Auf der Ebene der Affekte wird wieder zwischen kein Affekt, Freude und negative Affekte unterschieden. Damit der Patient einen negativen Affektausdruck seines Therapeuten auf ein mentales Objekt beziehen kann, sollte ein solches während des Affektausdruckes sprachlich klar benannt sein. Die Hypothesen lauteten:

Hypothese 4a) Bei den wenig erfolgreichen Therapeuten findet sich keine Systematik in der Affekt-Inhalts-Kopplung. Affektive Mimik und Sprachinhalt sind bei den wenig erfolgreichen Therapeuten zwei von einander unabhängige Verhaltenskanäle.

Hypothese 4b) Bei den erfolgreichen Therapeuten findet sich eine Systematik in der Affekt-Inhalts-Kopplung. Inhaltlich wird folgende Systematik erwartet: Die negativen Affektexpressionen (Ärger, Verachtung, Ekel) der Therapeuten treten häufiger als bei einer Zufallsverteilung erwartet auf, wenn eine Sprachinhaltskodierung vergeben werden konnte.

In den Tabellen (Tab. 9 und Tab. 10) ist dargestellt, wie sich die Affekte der beiden Therapeutengruppen im Kontext *Sprachinhalt* verteilen:

Therapeuten wenig Erfolg			Mimik			
			kein Affekt	Freude	negAff.	Summe
Sprachinhalt	*nicht kodierbar*	Anzahl	365	14	11	390
		Erwartet	361,57	14,67	13,76	
		z-Wert	0,72	-0,19	-0,81	
	Inhalts-kodierung	Anzahl	2395	98	94	2587
		Erwartet	2398,43	97,33	91,24	
		z-Wert	-0,72	0,19	0,81	
		Summe	2760	112	105	2977
Chi-Quad	0,71	df=2	n.s.			

Tab. 9: Affekte und Sprachinhalt bei den wenig erfolgreichen Therapeuten.

Bei den wenig erfolgreichen Therapeuten findet sich entsprechend der Hypothese 4a kein Zusammenhang zwischen kodierbarem Sprachinhalt und dem mimisch-affektiven Verhalten.

Therapeuten erfolgreich			Mimik			
			kein Affekt	Freude	negAff.	Summe
Sprach-inhalt	*nicht kodierbar*	Anzahl	468	28	20	516
		Erwartet	480,69	18,83	16,48	
		z-Wert	-2,41	2,34	0,96	
	Inhalts-kodierung	Anzahl	2595	92	85	2772
		Erwartet	2582,31	101,17	88,52	
		z-Wert	2,41	-2,34	-0,96	
		Summe	3063	120	105	3288
Chi-Quad	6,58	df=2	p<.05			

Tab. 10: Affekte und Sprachinhalt bei den erfolgreichen Therapeuten.

Bei den erfolgreichen Therapeuten findet sich zwar entsprechend der Hypothese 4b ein Zusammenhang zwischen affektiver Mimik und kodierbarem Sprachinhalt (Chi-Quad=6,58, p<.05). Dieser Zusammenhang geht aber nicht, wie angenommen, auf die Verkoppelung der negativen Affekte mit kodierbaren Inhalten zurück, sondern darauf, daß Freude signifikant häufiger als zufällig erwartet gezeigt wird, wenn keine Sprachinhaltskodierung vergeben wurde, seltener dagegen, wenn über klar identifizierbare Objekte gesprochen wird (z=-2,34). Dies kann als Hinweis dafür genommen werden, daß die erfolgreichen Therapeuten bindungserhaltendes Verhalten auf Phasen konzentrieren, wenn wenig inhaltlich klare Themen verhandelt werden, daß aber eine Verernstung stattfindet, sobald inhaltlich gearbeitet wird.

6.1.5 *Affiliation und Affekt*

Zur Verteilung der Affekte der Therapeuten im Kontext *Affiliation* des Sprachinhaltes wurden folgende Hypothesen aufgestellt:

Hypothese 5a) Bei den wenig erfolgreichen Therapeuten findet sich keine Systematik in der Affekt-Affiliations-Kopplung. Mimischer Affektausdruck und Affiliation des Sprachinhaltes sind unabhängig von einander.

Hypothese 5b) Bei den erfolgreichen Therapeuten hingegen findet sich eine Systematik in der Affekt-Affiliations-Kopplung. Inhaltlich wird folgende Systematik erwartet: Die negativen Affekte (Ärger, Verachtung, Ekel) der Therapeuten treten häufiger als bei einer Zufallsverteilung erwartet bei negativen Inhalten auf und seltener bei postiven oder neutralen. Freude-Mimik der Therapeuten ist überzufällig häufiger bei positiven oder neutralen Inhalten und seltener bei negativen Inhalten.

In der Tab. 11 ist dargestellt, wie sich die Affekte der wenig erfolgreichen Therapeuten im Kontext *Affiliation* des Sprachinhaltes verteilen:

Therapeuten			Mimik			
wenig Erfolg			keinAff	Freude	negAff	Summe
Affiliation	unspez	Anzahl	901	51	39	991
		erwartet	918,76	37,28	34,95	
		z-Wert	-2,66	2,80	0,85	
	positiv	Anzahl	647	18	18	683
		erwartet	633,21	25,70	24,09	
		z-Wert	2,31	-1,76	-1,44	
	negativ	Anzahl	1212	43	48	1303
		erwartet	1208,02	49,02	45,96	
		z-Wert	0,57	-1,17	0,41	
		Summe	2760	112	105	2977
Chi-Quad=	10,64	df=4	n.s.			

Tab. 11: Affekte und Affiliation bei den wenig erfolgreichen Therapeuten.

Entsprechend der Hypothese 5a zeigt das Chi-Quadrat keinen Zusammenhang zwischen den beiden Variablen *Affekt* und *Affiliation* des Sprachinhaltes bei den wenig erfolgreichen Therapeuten. Bei den wenig erfolgreichen Therapeuten sind affektive Mimik und Affiliation des

Sprachinhaltes insgesamt zwei voneinander unabhängige Variablen. Freude wird allerdings signifikant häufiger gezeigt, wenn über affiliativ unspezifische Inhalte gesprochen wird (z=2,80).

In der Tab. 12 ist dargestellt, wie sich die Affekte der erfolgreichen Therapeuten im Kontext „Affiliation“ verteilen:

Therapeuten erfolgreich			Mimik			
			keinAff	Freude	negAff	Summe
Affiliation	unspez	Anzahl	936	61	34	1031
		erwartet	960,45	37,63	32,92	
		z-Wert	-3,64	4,69	0,23	
	positiv	Anzahl	789	19	21	829
		erwartet	772,27	30,26	26,47	
		z-Wert	2,66	-2,41	-1,25	
	negativ	Anzahl	1338	40	50	1428
		erwartet	1330,28	52,12	45,60	
		z-Wert	1,08	-2,27	0,88	
		Summe	3063	120	105	3288
Chi-Quad=	24,20	df=4	p<.001			

Tab. 12: Affekte und Affiliation bei den erfolgreichen Therapeuten.

Entsprechend der Hypothese 5b Es zeigt sich ein signifikanter Zusammenhang zwischen den beiden Variablen *Affekt* und *Affiliation* des Sprachinhaltes bei den erfolgreichen Therapeuten (Chi-Quad=24,20, p<.001). Bei den negativen Affekten entsprechen die Richtungen der Abweichungen von den Erwartungswerten den Hypothesen, sind aber nicht besonders ausgeprägt. Stärkere Abweichungen finden sich bei der Freudemimik. Freude wird vornehmlich dann gezeigt, wenn über affiliativ unspezifische (z=4,69) und systematisch seltener, wenn über positive (z=-2,41) oder negative Inhalte (z=-2,27) gesprochen wird. Die negativen Affekte zeigen keine signifikanten Abweichungen von den Erwartungswerten, auch wenn die Richtungen der Abweichungen bei positiven und negativen Inhalten der Hypothese entspricht.

Die Richtungen der Abweichungen stimmen zwischen den beiden Therapeutengruppen überein, die Abweichungen sind bei den erfolgreichen Therapeuten allerdings deutlich ausgeprägter, so daß sich auch nur diesen ein signifikantes Chi-Quadrat für die Gesamtmatrix ergibt, was allerdings nicht auf eine systematischen Verkoppelung der negativen Affekte mit der Affiliation des Sprachinhaltes zurückgeht, sondern auf eine solche der Freudemimik.

6.1.6 Personen und Affekt

Ausgehend von den Modellannahmen (Kap. 3) wurden folgende Hypothesen in bezug auf die Einbettung der Affektmimik in die Kontextvariable *Personen* aufgestellt:

Hypothese 6a) Bei den wenig erfolgreichen Therapeuten findet sich keine Systematik in der Affekt-Personen-Kopplung. Hierin drückt sich die Annahme aus, daß die Mimik in dieser Gruppe primär der unmittelbaren Beziehungsregulierung dient und somit keinen Zusammenhang mit dem Sprachinhalt aufweist.

Hypothese 6b) Bei den erfolgreichen Therapeuten findet sich eine Systematik in der Affekt-Personen-Kopplung. Inhaltlich wird folgende Systematik erwartet, die die Annahme widerspiegelt, daß sich die negativen Affekte (Ärger, Ekel, Verachtung) der Therapeuten in dieser Gruppe mehrheitlich auf andere Personen beziehen und nicht auf den Patienten oder die therapeutische Beziehung:

Die negativen Affekte sind überzufällig seltener im Personen-Kontext *nichtkod*,

Die negativen Affekte sind überzufällig seltener im Personen-Kontext *therBez*,

Die negativen Affekte sind überzufällig seltener im Personen-Kontext *patient,*

Die negativen Affekte sind überzufällig häufiger im Personen-Kontext *andere*.

Für die kontextuelle Einbettung der Freudemimik wurden keine spezifischen Hypothesen aufgestellt.

In der Tab. 13 ist dargestellt, wie sich die Affekte der wenig erfolgreichen Therapeuten im Sprach-Inhaltskontext *Personen* verteilen.

Therapeuten wenig Erfolg			Mimik keinAff	Freude	negAff	Summe
Personen	*nichtkod*	Anzahl	365	14	11	390
		Erwartet	361,57	14,67	13,76	
		z-Wert	0,72	-0,19	-0,81	
	therBez	Anzahl	244	16	15	275
		erwartet	254,95	10,35	9,70	
		z-Wert	-2,67	1,88	1,82	
	patient	Anzahl	1622	58	67	1747
		erwartet	1619,66	65,73	61,62	
		z-Wert	0,34	-1,51	1,09	
	andere	Anzahl	529	24	12	565
		erwartet	523,82	21,26	19,93	
		z-Wert	0,93	0,67	-2,01	
		Summe	2760	112	105	2977
Chi-Quad=	12,01	df=6	n.s.			

Tab. 13: Affekte und Personen bei den wenig erfolgreichen Therapeuten.

Entsprechend der Hypothese 6a findet sich kein signifikanter Zusammenhang zwischen den beiden Variablen *Affekt* und *Personen* bei den wenig erfolgreichen Therapeuten (Chi-Quad=12,01). Schaut man sich die Richtung der einzelnen Abweichungen von den Erwartungswerten der negativen Affekte dennoch an, so finden wir hier vermehrt negative Affekte, wenn über den Patienten (z=1,09) und besonders wenn über die therapeutische Beziehung (z=1,82) gesprochen wird, und weniger vor allem dann, wenn über andere Personen gesprochen wird (z=-2,01) und, weniger deutlich, bei keinem identifizierbaren Inhalt (z=-0,81). Freudemimik tritt vermehrt während des Sprechens über die therapeutische Beziehung auf (z=1,88) und ist reduziert, wenn der Patient Subjekt der Erzählung ist (z=-1,51).

Bei den erfolgreichen Therapeuten verteilen sich die Affekte im Sprach-Inhaltskontext *Personen* wie folgt (Tab. 14):

Therapeuten erfolgreich			Mimik			
			keinAff	Freude	negAff	Summe
Personen	*nichtkod*	Anzahl	468	28	20	516
		erwartet	480,69	18,83	16,48	
		z-Wert	-2,41	2,34	0,96	
	therBez	Anzahl	143	9	6	158
		erwartet	147,19	5,77	5,05	
		z-Wert	-1,35	1,41	0,44	
	patient	Anzahl	1531	47	37	1615
		erwartet	1504,48	58,94	51,57	
		z-Wert	3,66	-2,22	-2,89	
	andere	Anzahl	921	36	42	999
		erwartet	930,64	36,46	31,90	
		z-Wert	-1,45	-0,09	2,18	
		Summe	3063	120	105	3288
Chi-Quad=	21,97	df=6	p<.01			

Tab. 14: Affekte und Personen bei den erfolgreichen Therapeuten.

Entsprechend der Hypothese 6b zeigt sich ein hoch-signifikanter Zusammenhang zwischen den beiden Variablen *Affekt* und *Personen* bei den erfolgreichen Therapeuten (Chi-Quad=21,97, p<.01). In der Gruppe der drei erfolgreichen Therapeuten sind die Verhaltenskanäle des mimisch-affektiven Verhaltens und des Sprechens über Personen also nicht unabhängig voneinander. Welcher Art dieser Zusammenhang ist, ergibt sich durch Vergleiche der einzelnen beobachteten Häufigkeiten mit den erwarteten Häufigkeiten und kann an den z-Werten abgelesen werden. Die negativen Affekte der erfolgreichen Therapeuten werden vermehrt dann gezeigt, wenn über andere Personen gesprochen wird (z=2,18) und deutlich seltener als erwartet, wenn der Patient das Subjekt der Erzählung ist (z=-2,89). Freudemimik hingegen taucht gehäuft im Kontext des Sprechens über die therapeutische Beziehung auf (z=1,41) und wenn kein identifizierbarer Sprachinhalt kommuniziert wird (z=2,34); sie ist dagegen deutlich reduziert, wenn der Patient das Subjekt der Erzählung ist (z=-2,22).

Zur Veranschaulichung sind in Abb. 14 die z-Werte der negativen Affekte der beiden Therapeutengruppen graphisch gegenübergestellt.

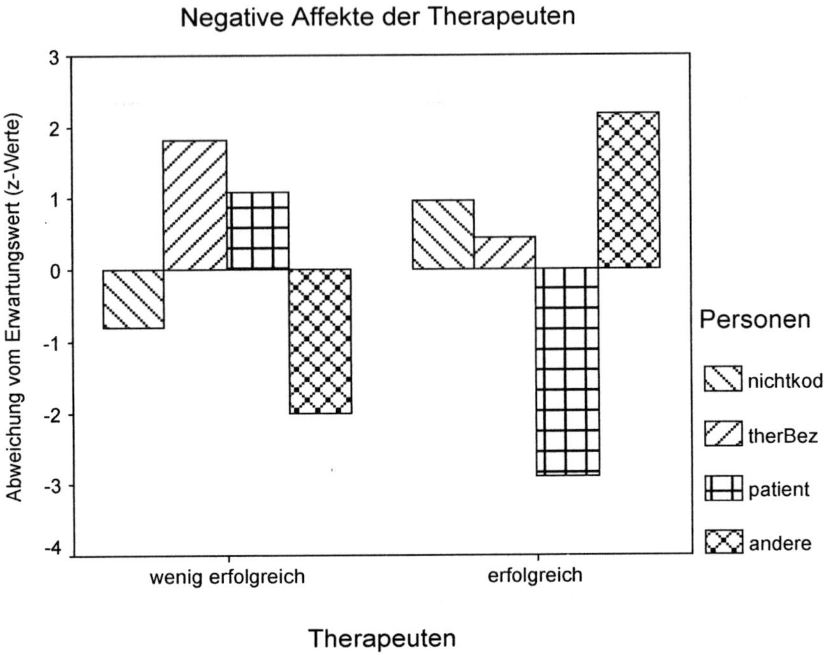

Abb. 14: Negative Affekte der Therapeuten beim Sprechen über Personen. Abweichungen von den Erwartungswerten (z-Werte). Beide Therapeutengruppen.

Die beiden Therapeuten-Gruppen unterscheiden sich bezüglich der Einbettung ihrer mimischen Affektexpressionen im Sprachinhaltskontext *Personen* also deutlich. Die Abweichungen der Affekte in den einzelnen Kategorien vom jeweiligen Erwartungswert entsprechen im wesentlichen den aufgestellten Hypothesen, die vor dem Hintergrund formuliert wurden, daß insbesondere das Gros der negativen Affekte (Ärger, Verachtung, Ekel) der erfolgreichen Therapeuten nicht der unmittelbaren Beziehungsregulierung dient, sondern sich auf mentale Objekte bezieht.

Hier findet sich auch eine Erklärung dafür, warum sich keine Systematik der Einbettung der negativen Affekte in den Sprachinhalt finden ließ, wenn letzterer nicht differenziert wird (siehe Kap. 6.1.4, Tab. 10, S. 202): Die Abweichungen von den Erwartungswerten innerhalb verschiedener Inhaltsvariablen heben sich gegenseitig auf. Erst bei einer differenzierten Betrachtung werden die systematischen Verkoppelungen zwischen Affektausdruck und Sprachinhalt sichtbar.

Es kann angenommen werden, daß diejenigen mimischen Affektexpressionen, die in den Sprachinhalts-Kontexten *nichtkod* und *therBez* eingebettet sind, unmittelbar beziehungsregulierende Funktion haben bzw. vom Patienten so verstanden werden müssen. Sie indizieren Bewertungen des aktuellen Beziehungsgeschehens durch den Therapeuten, beim Kontext *therBez* angezeigt durch das gleichzeitige Sprechen über eben die Beziehung, beim Kontext *nichtkod* dadurch, daß eine gegenteilige Kontext-Information fehlt. Mimische Affektexpressionen in diesen Sprachinhaltskontexten können als *interaktive Affekte* bezeichnet werden. Vor diesem Hintergrund sind vor allem die deutlich über dem Erwartungswert liegende Anzahl der negativen Affekte der wenig erfolgreichen Therapeuten im Kontext des Sprechens über die therapeutische Beziehung von Bedeutung. Bei den negativen Affekten der erfolgreichen Therapeuten finden sich in diesen Kontexten nur geringe Abweichungen.

Die Affektexpressionen, die im Sprachinhaltskontext *andere* gezeigt werden, können als *objektbezogene Affekte* interpretiert werden. Sie machen Aussagen über die Bewertung der Objekte, über die gerade gesprochen wird, oder sie illustrieren das Verhalten dieser Objekte. In beiden Fällen kann davon ausgegangen werden, daß sie keine direkt interaktive Funktion haben. Die negativen Affekte der erfolgreichen Therapeuten sind überzufällig häufig in diesem Sprachinhaltskontext plaziert, die der wenig erfolgreichen Therapeuten deutlich seltener als erwartet.

Die erfolgreichen Therapeuten verhalten sich insgesamt affektiv neutral, wenn der Patient das Subjekt der Erzählung ist – sowohl *Freude-Mimik* als auch die *negativen Affekte* tauchen hier signifikant reduziert auf, worin sich eine Art affektiver Neutralität ausdrückt, sowohl im positiven wie im negativen Bereich. Bei den wenig erfolgreichen Therapeuten finden sich mehr negative Affekte als erwartet in diesem Sprachinhaltskontext, die „Neutralität“ dieser Therapeuten bezieht sich also nur auf die positive Affektivität.

6.2 Die negativen Affekte der Therapeuten im Verlauf der ersten Sitzungen

Die folgenden Auswertungen basieren auf den Daten der jeweils ersten vier komplett mimik-kodierten Stunden[93] der schon oben untersuchten sechs Therapeuten. Die Basisraten der Kontexte liegen hier nicht vor. Es wird nicht, wie oben, die Abweichung von den Erwartungswerten untersucht, sondern der Verlauf der Häufigkeiten der negativen Affekte in Verbindung mit den Kontexten. Zusätzlich zur Häufigkeitsbetrachtung wird der Verlauf der Interaktionsgewichte untersucht. Innerhalb der ersten vier kodierten Behandlungsstunden zeigen die drei wenig erfolgreichen Therapeuten zusammen 542 Primäraffekte, die erfolgreichen Therapeuten 385 Primäraffekte. Die prozentuale Verteilung der Affekte Ärger, Verachtung, Ekel, Freude unterscheidet sich in beiden Gruppen allerdings nicht signifikant (U-Tests)[94].

Die mittlere Anzahl der negativen Affekte (Ärger, Verachtung, Ekel) zeigt in den ersten Stunden den in Abb. 15 dargestellten Verlauf:

---

93 Für alle sechs Behandlungen liegen die Daten für die ersten drei durchgeführten Stunden vor, für vier Behandlungen auch die der vierten Stunden. Für eine Behandlung (thnr24) wurde statt der vierten die fünfte Stunde, für eine weitere (thnr02) statt der vierten die siebte Stunde herangezogen, weil für die vierten Stunden dieser beiden Behandlungen keine Mimik-Daten vorlagen. Aus Gründen der Darstellung werden im Folgenden auch diese der Rubrik „4.Stunde“ zugeordnet. In den Abbildungen und Tabellen ist die Stunde „4“ entsprechend aber in Anführungszeichen gesetzt.

94 Diese Berechnung erfolgte auf der Basis der %-Verteilungen der Affekte in den einzelnen Stunden: es wurden also die prozentualen Häufigkeiten der jeweiligen Affekte der 12 Stunden der erfolgreichen mit denen der wenig erfolgreichen Therapeuten verglichen.

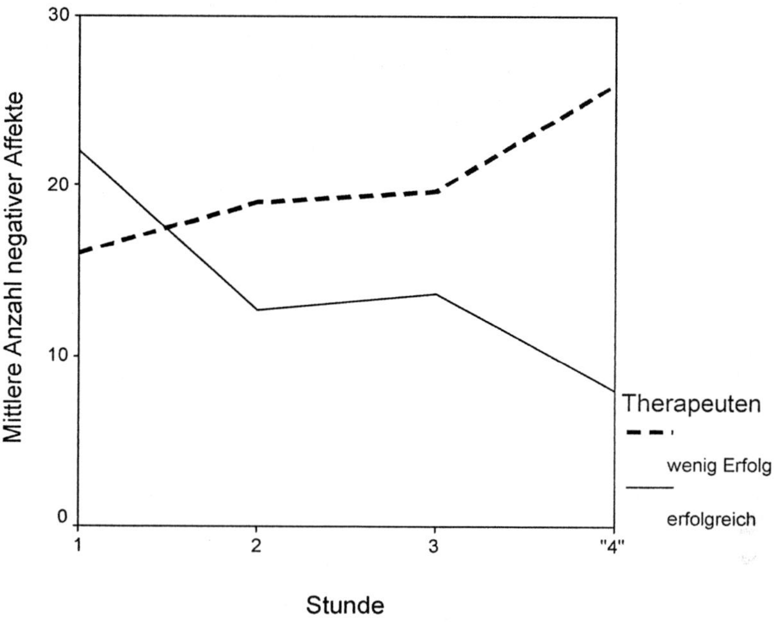

Abb. 15: Mittlere Anzahl der negativen Affekte (Ärger, Verachtung, Ekel) für beide Therapeutengruppen im Verlauf der ersten Stunden.

Anfangs zeigen die erfolgreichen Therapeuten etwas mehr negative Affekte als ihre wenig erfolgreichen Kollegen. Während aber die erfolgreichen Therapeuten im Verlauf der ersten Stunden immer weniger negative Affekte zeigen, steigt die Häufigkeit bei den wenig erfolgreichen drastisch an.

6.2.1 Interaktive negative Affekte im Verlauf

Die negativen Affekte der Therapeuten, die in den Sprachinhaltskontexten *nichtkod* und *therBez* gezeigt werden, wurden oben als interaktive negative Affekte bezeichnet. Entsprechend der Modellannahmen (Kap. 3) wurden folgende Hypothesen bezüglich der Häufigkeit der interaktiven negativen Affekte im Verlauf der ersten Behandlungsstunden formuliert:

Hypothese 7a) Es wird erwartet, daß sich diejenigen negativen Affektexpressionen der Therapeuten, die im Sprachinhaltskontext *nichtkod* und im Sprachinhaltskontext *therBez* gezeigt werden, im Verlauf der erfolgreichen Behandlungen abnehmen.

Hypothese 7b) Bei den wenig erfolgreichen gehe ich davon aus, daß diese mimischen Affektexpressionen entweder gleichbleibend häufig gezeigt werden, oder daß im Verlauf die Häufigkeit sogar ansteigt, was als ein zunehmendes Agieren der Gegenübertagung dieser Therapeuten verstanden werden könnte.

Betrachen wir den Verlauf der gemittelten Häufigkeiten der, gemessen am Sprachinhaltskontext, als interaktiv eingeschätzten negativen Affekte (d.h. der negativen Affekte im Sprachinhaltskontext *nichtkod* und *therBez*, ergibt sich folgende Entwicklung (Abb. 16):

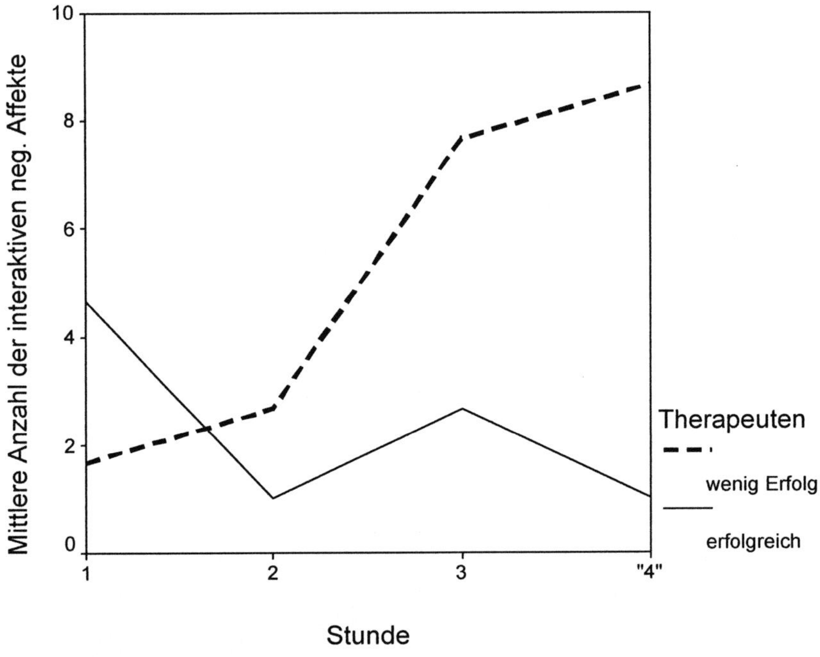

Abb. 16: Mittlere Anzahl der interaktiven negativen Affekte für beide Therapeutengruppen im Verlauf der ersten Stunden.

Während die mittlere Anzahl der interaktiven negativen Affekte bei den erfolgreichen Therapeuten im Verlauf leicht sinkt, steigt diese bei den wenig erfolgreichen Therapeuten nach der zweiten Stunde sprunghaft an.

6.2.2 Verlauf der mittleren Interaktionsgewichte

Im folgenden soll der Verlauf der Interaktionsgewichte (vgl. Kap. 6.1.1) der negativen Affekte der beiden Therapeutengruppen betrachtet werden.

In Hypothese 8 wurde erwartet, daß sich das mittlere Interaktionsgewicht der negativen Affekte der erfolgreichen Therapeuten im Verlauf verringert. Bei den weniger erfolgreichen Therapeuten wird ein gleichbleibend hohes mittleres Interaktionsgewicht oder sogar ein Anstieg erwartet.

Betrachtet man die Mittelwerte der Interaktionsgewichte der einzelnen negativen Affekte, ergibt sich folgender Verlauf (Abb. 17):

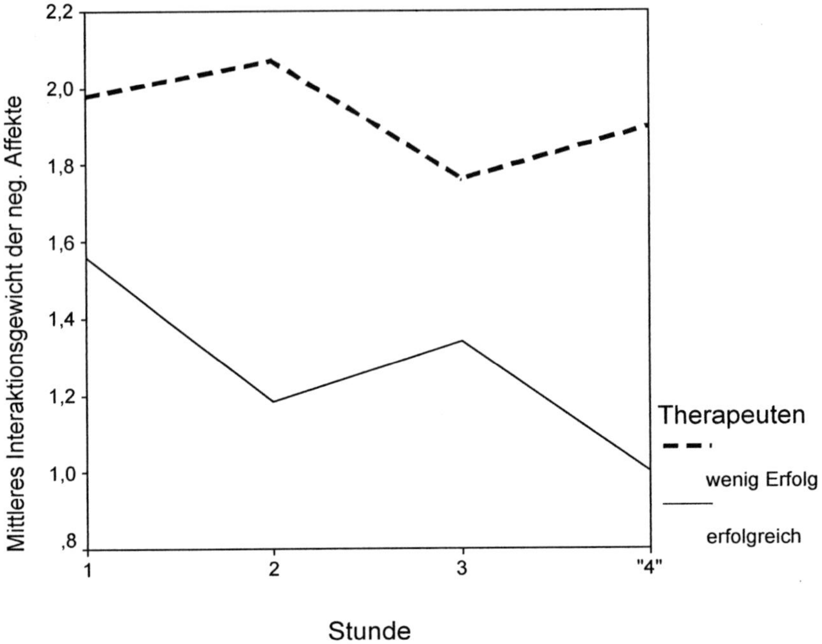

Abb. 17: Mittelwerte der Interaktionsgewichte der einzelnen negativen Affekte der beiden Therapeutengruppen im Verauf der ersten Stunden.

Während das mittlere Interaktionsgewicht bei den wenig erfolgreichen Therapeuten relativ stabil bleibt, fällt es bei den erfolgreichen Therapeuten deutlich ab. Wie schon oben (Kap. 6.1.1) beim Vergleich der mittleren Interaktionsgewichte der negativen Affekte der beiden Therapeutengruppen in den Stunden 3 und 12, zeigt sich auch im Verlauf der ersten Behandlungsstunden ein deutlicher Unterschied. Das mittlere Interaktionsgewicht der negativen Affekte der wenig erfolgreichen Therapeuten liegt auch hier knapp unter 2, d.h. im Mittel weisen bei jedem der negativen Affekte zwei der Kontextvariablen auf eine interaktive Funktion hin. Bei den erfolgreichen Therapeuten liegt das mittlere Interaktionsgewicht in der vierten kodierten Stunde nur noch bei knapp über 1, d.h. im Mittel weist bei jedem der negativen Affekte dieser Therapeuten nur eine der Kontextvariablen auf eine interaktive Funktion hin.

Für die beiden Therapeutengruppen ergibt sich in den ersten Behandlungsstunden also folgender Verlauf: bei den wenig erfolgreichen Therapeuten bleibt das mittlere Interaktionsgewicht der negativen Affekte auf hohem Niveau weitgehend stabil. Die absolute Anzahl dieser Affekte steigt allerdings deutlich an, so daß sich im Verlauf der *interaktive Gesamtimpact* der negativen Affekte in dieser Therapeutengruppe stark erhöht. Die erfolgreichen Therapeuten hingegen zeigen zwar anfangs mehr negative Affekte, die absolute Anzahl sinkt aber im Verlauf, ebenso wie das mittlere Interaktionsgewicht, woraus sich insgesamt eine deutliche Reduktion des *interaktiven Gesamtimpacts* der negativen Affekte innerhalb dieser Therapeutengruppe ergibt.

6.2.3 Einzelbetrachung aller sechs Behandlungen

Da sich die beiden Gruppen nur aus jeweils drei Behandlungen zusammensetzen, ist die Gefahr von Artefakten sehr groß. Aus diesem Grund sollen hier die Verläufe der Häufigkeiten der negativen Affekte und der mittleren Interaktionsgewichte für die sechs Behandlungen einzeln angegeben werden. Werden die Interaktionsgewichte der einzelnen negativen Affekte aufsummiert, erhält man so etwas wie den negativen interaktiven Gesamtimpact der jeweiligen Sitzung.

negative Affekte der Therapeuten			Stunden 1	2	3	„4"
	thnr01	Anzahl	30	16	20	9
		mittl. Interaktionsgewicht	1,37	1,56	1,30	0,89
		interaktiver Gesamtimpact	41	25	26	8
erfolg-	thnr02	Anzahl	12	14	12	10
reiche		mittl. Interaktionsgewicht	1,75	0,93	1,42	1,10
Behand-		interaktiver Gesamtimpact	21	13	17	11
lungen	thnr24	Anzahl	24	8	9	5
		mittl. Interaktionsgewicht	1,71	0,88	1,33	1,00
		interaktiver Gesamtimpact	41	7	12	5
	thnr05	Anzahl	6	13	20	26
		mittl. Interaktionsgewicht	1,50	1,46	1,50	1,62
wenig		interaktiver Gesamtimpact	9	19	30	42
erfolg-	thnr09	Anzahl	7	5	8	21
reiche		mittl. Interaktionsgewicht	2,29	2,20	1,38	1,62
Behand-		interaktiver Gesamtimpact	16	11	11	34
lungen	thnr21	Anzahl	35	39	31	31
		mittl. Interaktionsgewicht	2,00	2,26	2,03	2,32
		interaktiver Gesamtimpact	70	88	63	72

Tab. 15: Negative Affekte, mittleres Interaktionsgewicht und interaktiver Gesamtimpact der einzelnen Therapeuten im Verlauf der ersten Stunden.

In Hypothese 9 wurde erwartet, daß für jede der drei erfolgreichen Behandlungen das mittlere Interaktionsgewicht der negativen Affekte abnimmt, die absolute Häufigkeit dieser Affekte zumindest nicht zunimmt und sich somit auch der interaktive Gesamtimpact verringert. Für jede der drei wenig erfolgreichen Behandlungen wurde erwartet, daß sowohl die absolute Häufigkeit als auch das mittere Interaktionsgewicht der negativen Affekte und damit einhergehend auch der interaktive Gesamtimpact im Verlauf der ersten Behandlungstunden ansteigt.

In Tab. 15 (S.216) finden sich die Verläufe der Häufigkeiten der negativen Affekte, der mittleren Interaktionsgewichte und der interaktiven Gesamtimpacts der einzelnen Behandlungen in der Anfangsphase.

Zwei der erfolgreichen Behandlungen (thnr01 u. thnr24) entsprechen genau dem oben für die Gruppe erwarteten Verlauf: es findet eine deutliche Reduktion der absoluten Häufigkeit der negativen Affekte sowie des mittleren Interaktionsgewichts dieser statt. Bei der dritten Behandlung aus dieser Gruppe (thnr02) kommt es zu keiner nennenswerten Reduktion der Häufigkeit der negativen Affekte, wobei allerdings schon von Beginn an recht wenig gezeigt werden; das mittlere Interaktionsgewicht erfährt aber auch hier eine deutliche Reduktion, d.h.

daß die Kontexte der negativen Affekte immer weniger auf eine interaktive Funktion hinweisen. Bei allen drei Behandlungen kommt es zu einer Verringerung des negativen interaktiven Gesamtimpacts.

Bei den drei wenig erfolgreichen Therapeuten ist das Bild heterogener. Bei Therapeut 05 steigt die Häufigkeit der negativen Affekte kontinuierlich und sehr drastisch an (von 6 auf 26), das mittlere Interaktionsgewicht erfährt nur eine leichte Steigerung (von 1,50 auf 1,62). Das mittlere Interaktionsgewicht der negativen Affekte der Therapeutin 09 sinkt, allerdings ausgehend vom einem sehr hohen Anfangsniveau; dafür steigt die absolute Häufigkeit der negativen Affekte in der 4. Stunde sprunghaft. Therapeut 21 zeigt von Anfang an sehr viele negative Affekte und das ändert sich auch im Verlauf nicht wesentlich; das mittlere Interaktionsgewicht erfährt allerdings eine Steigerung (von 2,00 auf 2,32). Bei den ersten beiden Behandlungen dieser Gruppe kommt es zu einer Erhöhung des negativen interaktiven Gesamtimpacts, bei der letzten Behandlung bleibt dieser auf sehr hohem Niveau relativ stabil.

Die auf Gruppenebene gefundenen Ergebnisse lassen sich also im Wesentlichen auch bei der Einzelbetrachtung der sechs Behandlungen wiederfinden.

Die Verlaufsbetrachtung der absoluten Häufigkeiten der negativen Affekte, der Häufigkeiten der, gemessen am Sprachinhaltskontext, als *interaktiv* zu wertenden negativen Affekte und der *Interaktionsgewichte* der negativen Affekte der Therapeuten innerhalb der ersten Stunden unterstützt die obige Vermutung, daß die erfolgreichen Therapeuten sich zwar zu Beginn „verführen“ lassen – die von den Patienten „provozierten“ negativen affektiven Reaktionen werden interaktiv wirksam. Im weiteren Verauf scheinen sie aber ihre negative Gegenübertragung zunehmend weniger in die Beziehung zum Patienten zurückzuspeisen, u.U. weil durch die Teilhabe am Patientenmuster eben dieses verstanden werden konnte, was dann einen anderen Umgang mit den eigenen Reaktionen ermöglichte.

Die Verläufe bei den wenig erfolgreichen Therapeuten sprechen hingegen dafür, daß es ihnen zunehmend weniger gelingt, ihre negative Gegenübertragung nicht interaktiv „zurückzuspeisen“. Der deutliche Anstieg der Absolutanzahl der negativen Affekte, der *interaktiven negativen Affekte* sowie des *interaktiven negativ-affekiven Gesamtimpacts* können im Gegenteil eher so interpretiert werden, daß die wenig erfolgreichen Therapeuten anfangs ihre negative Gegenübertragung noch „unterdrücken" können, was aber schon innerhalb der ersten paar Stunden nicht mehr gelingt. Unter Umständen führt gerade diese Unterdrückung der Gegenübertragung zu spezifischen Fehleinschätzungen der aktuellen Beziehungsdynamik, so daß auch keine Neuverortung der negativen Affektivität im mentalen Raum möglich ist und sie sich dann im unmittelbaren Interaktionsverhalten äußert.

6.3 Eine Einzelfallanalyse

Es soll nun eine der sechs Behandlungen detaillierter analysiert werden. Von dieser Einzelfallanalyse verspreche ich mir verschiedenes: Erstens soll der Frage nachgegangen werden, ob sich die für die Gruppe gefundenen Ergebnisse auch auf Einzelfallebene wiederfinden lassen[95]. Zweitens, und das ist der Hauptvorteil, wird hier eine fallspezifische Aggregierung der Sprachinhaltsdaten möglich, insbesondere was die für diesen Patienten signifikanten Objekte angeht. Bei der Untersuchung der kontextuellen Einbettung der Affekte wird daher der Schwerpunkt auf dem Sprachinhaltskontext liegen. Für diese Behandlung wurden auch die Affekte des Patienten im Text plaziert, so daß hier auch die Affekt-Sprachinhalts-Einbettung des Patienten untersucht werden kann.
Dadurch, daß hier für den Therapeuten Daten über den Verlauf vorliegen (10 von 15 Sitzungen) können die Zusammenhänge seiner Affektmimik, differenziert nach der Einbettung in verschiedene Kontexte, mit dem Erleben nach der Stunde korrelativ untersucht werden.
In einer Detailanalyse werden eine ganze Reihe von konkreten Beispielen der kontextuellen Einbettung der Affekte des Therapeuten dargestellt. Anhand dieser Beispiele sollen beispielhaft einige Affektexpressionen des Therapeuten und deren Einbettung in den jeweiligen Kontexten dargestellt und funktional interpretiert werden, d.h. der Referenzpunkt des Affektausdruckes bestimmt werden und somit auch welche Funktion ein spezieller Affektausdruck in diesem Moment für

---

95 Für den Verlauf der Interaktionsgewichte innerhalb der ersten Stunden konnte dies schon in Kap.6.2 gezeigt werden.

die Interaktion hat. Es soll so versucht werden, die aus den obigen empirischen Ergebnissen abgeleiteten Funktionszuschreibungen auf ihre Sinnhaftigkeit im Falle von einzelnen Affekten zu überprüfen. Abschließend soll, ausgehend von der fallspezifischen Problematik, wie sie sich in der Fokusformulierung des Therapeuten darstellt, versucht werden, die Ergebnisse der Kontextanalyse der Mimik und die daraus abgeleitete funktionale Interpretation der Affekte in Zusammenhang mit den spezifischen Konflikten des Patienten zu stellen.

6.3.1 Falldarstellung

Bei dem hier betrachteten Einzelfall handelt es sich um eine auf 15 Sitzungen limitierte psychoanalytische Fokaltherapie eines 55-jährigen Künstlers, der wegen Beziehungsproblemen mit seiner Ehefrau und Alkoholabusus den Therapeuten aufsuchte. In der Vorgeschichte gab es eine Hospitalisierung wegen einer depressiven Erkrankung, die der Patient anläßlich einer Beförderung entwickelt hatte. Die Diagnose des Therapeuten zu Beginn lautete: „Histrionische Persönlichkeitsstörung" (DSM-III-R: 301.50) und „Neurotische Leistungs- und Sexualstörung; Alkoholabusus". Die Behandlung wurde, wie vorgesehen, nach 15 Sitzungen beendet. Aufgrund eines kumulierten Erfolgsmaßes (Ratings von Patient und Therapeut auf einer individualisierten Zielerreichungsskala, Einschätzungen der Zufriedenheit mit der Therapie, Veränderung in der Freiburger Beschwerdeliste) landete diese Behandlung nach Abschluß auf dem 2. Erfolgsrang der 11 Behandlungen aus dem Projekt „Multikanale Psychotherapie-Prozeßforschung". In den Katamnesen, bis zu 1 ½ Jahre nach Behandlungsende, zeigte sich der Behandlungserfolg als stabil.

Der Behandlungsfokus des Therapeuten drehte sich darum, daß der Patient sich von anderen (vornehmlich Mutter und Ehefrau) vereinnahmen und ausnutzen ließ. Seine Arbeitsleistung stand im Dienste der narzißtisch verarmten Frauen, deren Defizite er gewissermaßen „aufzufüllen" hatte und von denen er gleichzeitig entwertet wurde.

6.3.2 *Affekte des Therapeuten im Sprachinhaltskontext*

Oben (Kap. 6.1.6) hatten wir gesehen, daß die Therapeuten aus den drei erfolgreichen Behandlungen ihre negativen Affekte häufiger als erwartet zeigen, wenn über andere Personen gesprochen wird. Da in dieser Therapie die Beziehung des Patienten zu den Frauen im Behandlungs-Fokus stand, soll die Einbettung der negativen Affekte während des Sprechens über die Frauen analysiert werden.

Für den Therapeuten liegen die Daten aus den Stunden 1, 2, 4, 5, 7, 8, 10, 12, 14 und 15 vor[96]. Bevor auf die Einbettung der Affekte im fallspezifischen Inhaltskontext *Frauen* eingegangen wird, soll die Verteilung der Affekte entsprechend des in Kap. 6.1.6 untersuchten Schemas betrachtet werden. Über alle zehn Sitzungen sind die Affekte des Therapeuten folgendermaßen im Sprechen über *Personen* eingebettet:

			Mimik			
Therapeut 01			keinAff	Freude	negAff	Summe
Personen	*nichtkod*	Anzahl	797	159	56	1012
		erwartet	915,37	57,95	38,69	
		z-Wert	-13,90	15,01	3,12	
	therBez	Anzahl	375	34	10	419
		erwartet	378,99	23,99	16,02	
		z-Wert	-0,69	2,18	-1,59	
	patient	Anzahl	2344	77	57	2478
		erwartet	2241,38	141,89	94,73	
		z-Wert	9,19	-7,35	-5,18	
	andere	Anzahl	1855	70	104	2029
		erwartet	1835,26	116,18	77,57	
		z-Wert	1,84	-5,44	3,77	
		Summe	5371	340	227	5938
Chi-Quad=	297,73	df=6	p<.001			

Tab. 16: Affekte und Personen des Therapeuten 01.

96 Die dritte Behandlungsstunde fiel aus. Im Projekt wurde die Stundennummerierung aber durchgehend entsprechend der vereinbarten Sitzungen weitergeführt, so daß die hier als Stunden 4 und 5 bezeichneten den tatsächlich stattgefundenen Stunden 3 und 4 entsprechen.

Der Therapeut zeigt deutlich mehr Freude als erwartet, wenn keine Sprachinhalts-Kodierung vergeben wurde. Ebenso sind die Freude-Expressionen häufiger, während über die therapeutische Beziehung gesprochen wird, deutlich seltener dagegen, während der Patient oder andere Personen Subjekt der Erzählung sind.

Negative Affekte des Therapeuten sind häufiger als erwartet, bei keiner Sprach-Codierung und wenn über andere Personen gesprochen wird, geringfügig seltener beim Sprechen über die therapeutische Beziehung und wieder deutlich reduziert, während des Sprechens über den Patienten.

Im Wesentlichen entsprechen die Ergebnisse dieses Einzelfalles den in Kap. 6.1.6 beschriebenen Ergebnissen für die Gruppe der 3 erfolgreichen Therapeuten.

Affekte des Therapeuten beim Thema Frauen

In der kurzen Darstellung dieses Falles wurde deutlich, daß ein Hauptproblem des Patienten darin bestand, sich gegenüber den Frauen (insbesondere gegenüber seiner Mutter und seiner Ehefrau) abzugrenzen. Die Frauen werden als kontrollierend und ausbeuterisch beschrieben. Aus diesem Grund soll sich die Analyse im folgenden auf die Affektausdrücke des Therapeuten während des Sprechens über Frauen konzentrieren (vgl. Hypothese 10). Dem obigen Vorgehen der Sprachinhaltsdaten-Aggregierung entsprechend, wurden alle Äußerungen beider Sprecher, in denen Frauen als Subjekt (x-Referentin) im Text auftauchen zusammengefaßt und allen anderen Äußerungen gegenübergestellt.

Über alle zehn Sitzungen sind die Affekte des Therapeuten folgendermaßen im Sprechen über Frauen eingebettet:

Therapeut 01			Mimik: keinAff	Freude	negAff	Summe
x-Frau	sonstiges	Anzahl	4720	321	165	5206
		erwartet	4708,90	298,09	199,02	
		z-Wert	1,49	3,89	-7,00	
	x-Frau	Anzahl	651	19	62	732
		erwartet	662,10	41,91	27,98	
		z-Wert	-1,49	-3,89	7,00	
		Summe	5371	340	227	5938
Chi-Quad=	61,67	df=2	p<.001			

Tab. 17: Affekte des Therapeuten 01 beim Sprechen über Frauen.

Während die Freude-Expressionen des Therapeuten seltener als erwartet beim Thema Frauen gezeigt werden, finden sich die negativen Affekte in diesem Inhaltskontext deutlich erhöht (z=7,00), und zwar wesentlich ausgeprägter als es der Fall ist, wenn andere Personen mit einbezogen werden (vgl. Tab. 16). Dieses Ergebnis könnte gemäß den Annahmen in Kap. 3 so interpretiert werden, daß der Therapeut über den mimischen Affektausdruck seine negative Bewertung des Verhaltens dieser Frauen ausdrückt.

Affekte des Therapeuten beim Thema Frauen im Verlauf

Im folgenden soll die Einbettung der Affekte des Therapeuten im Sprachinhalts-Kontext „Frauen“ über den Verlauf der Therapie betrachtet werden. Dazu werden die 10 kodierten Behandlungstunden in drei Phasen eingeteilt, wodurch hinreichende Zellenbesetzungen in den einzelnen Phasen erreicht werden.

Phase 1			Mimik			
Therapeut 01			keinAff	Freude	negAff	Summe
x-Frau	anderes	Anzahl	1965	67	61	2093
		erwartet	1964,05	63,16	65,79	
		z-Wert	0,25	1,40	-1,71	
	x-Frau	Anzahl	274	5	14	293
		erwartet	274,95	8,84	9,21	
		z-Wert	-0,25	-1,40	1,71	
		Summe	2239	72	75	2386
Chi-Quad=	4,75	df=2	p<.10			

Tab. 18: Affekte des Therapeuten 01 beim Thema Frauen. Phase 1.

In der ersten Phase finden sich nur geringe Abweichungen von den Erwartungswerten. Zwar ist die Richtung der Verkoppelung, wie sie sich für die gesamten Stunden ergab, schon zu erkennen, aber keine der Abweichungen erreicht einen signifikanten Wert.

Phase 2			Mimik			
Therapeut 01			keinAff	Freude	negAff	Summe
x-Frau	anderes	Anzahl	1309	111	55	1475
		erwartet	1315,56	99,32	60,12	
		z-Wert	-1,53	3,38	-1,88	
	x-Frau	Anzahl	201	3	14	218
		erwartet	194,44	14,68	8,88	
		z-Wert	1,53	-3,38	1,88	
		Summe	1510	114	69	1693
Chi-Quad=	14,30	df=2	p<.001			

Tab. 19: Affekte des Therapeuten 01 beim Thema Frauen. Phase 2.

In der mittleren Behandlungsphase finden sich bedeutsame Abweichungen von den Erwartungswerten, und zwar bei der Freude-Mimik des Therapeuten. Freude wird deutlich seltener gezeigt, wenn über Frauen gesprochen wird. Die Abweichung der negativen Affekte verfehlt die Signifikanzgrenze knapp.

Phase 3			Mimik			
Therapeut 01			keinAff	Freude	negAff	Summe
x-Frau	anderes	Anzahl	1446	143	49	1638
		erwartet	1429,17	135,69	73,13	
		z-Wert	3,62	1,90	-8,37	
	x-Frau	Anzahl	176	11	34	221
		erwartet	192,83	18,31	9,87	
		z-Wert	-3,62	-1,90	8,37	
		Summe	1622	154	83	1859
Chi-Quad=	71,96	df=2	p<.001			

Tab. 20: Affekte des Therapeuten 01 beim Thema Frauen. Phase 3.

In der Schlußphase der Behandlung schließlich findet sich eine sehr hohe Abweichung für die negativen Affekte: negative Affekte des Therapeuten werden häufiger dann gezeigt, wenn über Frauen gespochen wird. Die noch in der mittleren Phase aufzufindende Abweichung der Freudemimik geht hier wieder zurück.

Zur Veranschaulichung sind in Abb. 18 die z-Werte der mimischen Affektausdrücke des Therapeuten im Verlauf graphisch dargestellt.

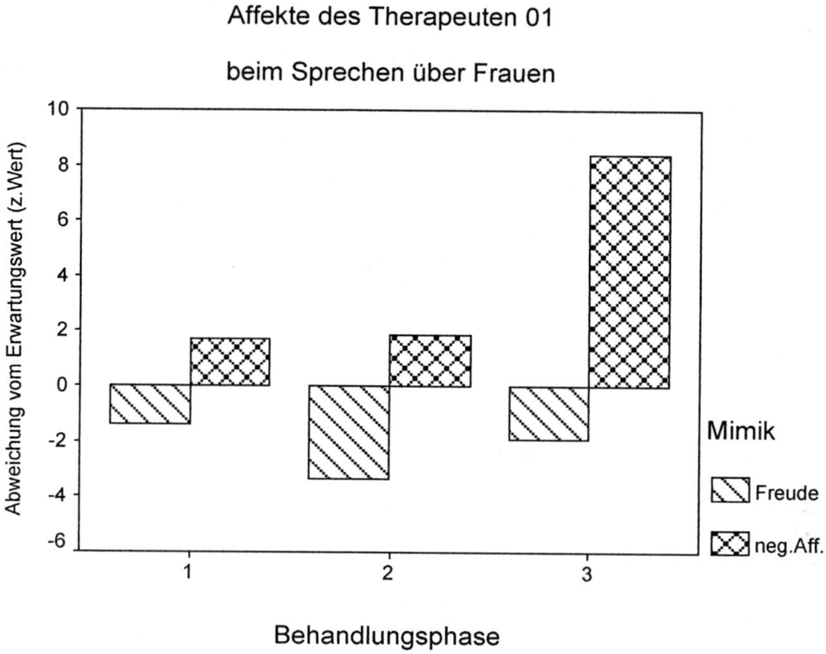

Abb. 18: Affekte der Therapeuten 01 beim Sprechen über Frauen. Abweichungen von den Erwartungswerten (z-Werte).

Es zeigt sich also ein deutlicher Prozeßverlauf der Einbettung der Affekte des Therapeuten im Sprachinhaltskontext *Frauen*. Während der Anfangsphase der Behandlung finden sich nur geringe Abweichungen von den Erwartungswerten, d.h. die Affekte des Therapeuten sind noch nicht systematisch mit dem Sprechen über die Frauen verkoppelt. In der mittleren Phase fällt erst einmal die Freudemimik beim Thema Frauen heraus, was im Sinne einer Verernstung der Thematik verstanden werden könnte. Auch wenn die negativen Affekte von Beginn an etwas häufiger im Kontext des Sprechens über die Frauen gezeigt werden, eine bedeutsame Abweichung von den Erwartungswerten findet sich erst in der letzten Behandlungsphase, hier ist die Abweichung allerdings sehr hoch, das Sprechen über Frauen und das Zeigen negativer Affekte sind eng miteinander verkoppelt.

Es soll nun geprüft werden, ob sich diese Verkoppelung von Affektmimik des Therapeuten und dem Sprechen über Frauen auf die Frauen generell bezieht, oder nur auf bestimmte Aspekte. Dazu wird die Inhaltskategorie „Frauen“ nach der Affiliation des Inhaltes differenziert, wodurch sie sich in drei Unterkategorien aufspaltet: unspezifisch, positiv und negativ. Über alle Stunden ergibt sich dabei folgende Verteilung der Affekte des Therapeuten in diese differenzierten Inhaltskategorien:

			Mimik			
Therapeut 01			keinAff	Freude	negAff	Summe
x-frau differenziert nach Affiliation des Inhaltes	anderes	Anzahl	4720	321	165	5206
		erwartet	4708,90	298,09	199,02	
		z-Wert	1,49	3,89	-7,00	
	xfrau-unsp	Anzahl	216	5	10	231
		erwartet	208,94	13,23	8,83	
		z-Wert	1,61	-2,38	0,41	
	xfrau-pos	Anzahl	116	1	4	121
		erwartet	109,45	6,93	4,63	
		z-Wert	2,05	-2,34	-0,30	
	xfrau-neg	Anzahl	319	13	48	380
		erwartet	343,72	21,76	14,53	
		z-Wert	-4,46	-2,00	9,26	
		Summe	5371	340	227	5938
Chi-Quad=	100,94	df=6	p<.001			

Tab. 21: Affekte des Therapeuten 01 beim Sprechen über die „bösen“ Frauen.

Es wird deutlich, daß die negativen Affekte des Therapeuten sich nicht auf die Frauen an sich beziehen, sondern auch innerhalb dieses Sprachkontextes wieder sehr spezifisch plaziert sind: die negativen Affekte werden gehäuft dann gezeigt, wenn von negativen Aspekten der Frauen die Rede ist (das ist vornehmlich negatives Verhalten dem Patienten gegenüber, aber auch anderen Personen oder sich selbst gegenüber sowie negative emotionale Zustände).

Diese spezifische Anbindung der negativen Affekte des Therapeuten an das Sprechen über negative Aspekte der Frauen findet sich schon in der ersten Behandlungsphase (z=3,90), wird in der mittleren

Phase etwas schwächer (z=2,98) und verstärkt sich in der Schlußphase der Behandlung noch einmal deutlich (z=9,39) (keine Tabellen).

Diese überzufällige Plazierung der negativen Affekte des Therapeuten während des Sprechens über negative Aspekte der Frauen gilt auch, wenn Ärger, Verachtung und Ekel getrennt voneinander untersucht werden (Tab. 22):

			negative Affekte				
Therapeut 01			kein negAff	Ärger	Verachtung	Ekel	Summe
x-frau	anderes	Anzahl	5134	46	26	93	5206
differen-		erwartet	5115,70	57,86	32,44	108,71	
ziert		z-Wert	5,53	-4,47	-3,23	-4,34	
nach	xfrau-	Anzahl	226	4	1	5	231
Affilia-	unspez	erwartet	226,99	2,57	1,44	4,82	
tion		z-Wert	-0,51	0,92	-0,37	0,08	
des	xfrau-pos	Anzahl	119	2	0	2	121
Inhaltes		erwartet	118,90	1,34	0,75	2,53	
		z-Wert	0,07	0,57	-0,88	-0,34	
	xfrau-neg	Anzahl	356	14	10	24	380
		erwartet	373,41	4,22	2,37	7,94	
		z-Wert	-7,07	4,94	5,14	5,96	
		Summe	5835	66	37	124	5938
Chi-Quad[97]=	89,49	df=9	p<.001				

Tab. 22: Negative Affekte des Therapeuten 01 beim Sprechen über die „bösen“ Frauen.

Alle drei negativen Affekte werden signifikant häufiger als erwartet gezeigt, wenn über negative Aspekte der Frauen gesprochen wird (Ärger z=4,94; Verachtung z=5,14 und Ekel z=5,96).

6.3.3 Affekte des Patienten beim Thema Frauen

In Kap. 3 wurde vermutet, daß ein Therapeut durch Plazierung der Affekte innerhalb bestimmter Sprachkontexte seine affektive Bewertung

97 Das Chi-Quadrat sollte hier nicht zur Interpretation herangezogen werden, da 50% der erwarteten Häufigkeiten einen Wert kleiner als 5 aufweisen.

des jeweiligen kognitiven Inhaltes mitteilt. Diese affektive Haltung des Therapeuten einem Sachverhalt oder einer Person gegenüber kann vom Patienten wahrgenommen werden und der Patient kann sich mit dieser Haltung identifizieren. In dem hier untersuchten Fall würde man entsprechend erwarten, daß der Patient sich mit der distanzierenden Haltung des Therapeuten den Frauen gegenüber identifiziert (siehe Hypothese 11). Zur Untersuchung dieser Frage wird nun die Sprachkontext-Einbettung der mimischen Affekte des Patienten untersucht.

Die mimischen Affektexpressionen des Patienten wurden für sieben Stunden im Transkript plaziert. Die hier untersuchten Stunden sind die Sitzungen 1, 2, 4, 5 (Phase 1) und 12, 14, 15 (Phase 3), für die mittlere Phase liegen keine Plazierungen der Affekte im Text vor.

Über alle sieben Stunden ergibt sich folgende Einbettung der Affekte des Patienten im Sprachinhalt *Frauen*.

			Mimik			
Patient01			keinAff	Freude	negAff	Summe
x-Frau	anderes	Anzahl	3438	154	139	3731
		erwartet	3435,68	149,42	145,90	
		z-Wert	0,40	1,10	-1,67	
	x-Frau	Anzahl	471	16	27	514
		erwartet	473,32	20,58	20,10	
		z-Wert	-0,40	-1,10	1,67	
		Summe	3909	170	166	4245
Chi-Quad=	3,87	df=2	n.s.			

Tab. 23: Affekte des Patienten 01 beim Thema Frauen.

Obwohl die gleichen Tendenzen wie beim Therapeuten zu beobachten sind, findet sich über alle sieben Stunden kein signifikanter Zusammenhang zwischen den Affektexpressionen des Patienten und dem Sprechen über Frauen.

Wird die Einbettung der Affekte des Patienten nach Therapie-Phasen differenziert betrachtet, ergibt sich folgendes Bild:

Phase 1			Mimik			
Patient01			keinAff	Freude	negAff	Summe
x-Frau	anderes	Anzahl	1945	61	87	2093
		erwartet	1945,63	59,65	87,72	
		z-Wert	-0,15	0,51	-0,22	
	x-Frau	Anzahl	273	7	13	293
		erwartet	272,37	8,35	12,28	
		z-Wert	0,15	-0,51	0,22	
		Summe	2218	68	100	2386
Chi-Quad=	0,30	df=2	n.s.			

Tab. 24: Affekte des Patienten 01 beim Thema Frauen. Phase 1.

In der ersten Behandlungsphase findet sich kein signifikanter Zusammenhang. Das mimisch-affektive Verhalten des Patienten und das Sprechen über Frauen sind völlig unabhängig voneinander. Dies gilt für Freude und die negativen Affekte gleichermaßen. Auch wenn das Sprechen über die Frauen nach unspezifischen, positiven oder negativen Inhalten differenziert wird, findet sich keinerlei Systematik, die negativen Affekte des Patienten sind gleichermaßen auf diese Aspekte verteilt (keine Tabelle). Für die mittlere Therapiephase liegen keine Daten vor.

Phase 3			Mimik			
Patient01			keinAff	Freude	negAff	Summe
x-Frau	anderes	Anzahl	1493	93	52	1638
		erwartet	1489,97	89,87	58,15	
		z-Wert	0,76	0,98	-2,38	
	x-Frau	Anzahl	198	9	14	221
		erwartet	201,03	12,13	7,85	
		z-Wert	-0,76	-0,98	2,38	
		Summe	1691	102	66	1859
Chi-Quad=	6,44	df=2	p<.05			

Tab. 25: Affekte des Patienten 01 beim Thema Frauen. Phase 3.

Am Ende der Therapie zeigt das Chi-Quadrat der Gesamttabelle (Tab. 25) einen signifikanten Zusammenhang (Chi-Quad=6,44, p<.05). Die z-Werte für die negativen Affekte zeigen eine signifikante Abweichung von den Erwartungswerten: negative Affekte des Patienten werden nun häufiger gezeigt, während Frauen das Subjekt des gesprochenen Textes sind (z=2,38).

In dieser Schlußphase der Behandlung sind die negativen Affekte des Patienten zudem spezifisch an das Sprechen über negative Aspekte der Frauen gebunden (z=2,86, keine Tabelle), wie dies beim Therapeuten schon von Anfang an der Fall war (siehe Tab. 22, Seite 226).

Zur Veranschaulichung sind in Abb. 19 die z-Werte der mimischen Affektausdrücke des Patienten im Verlauf graphisch dargestellt.

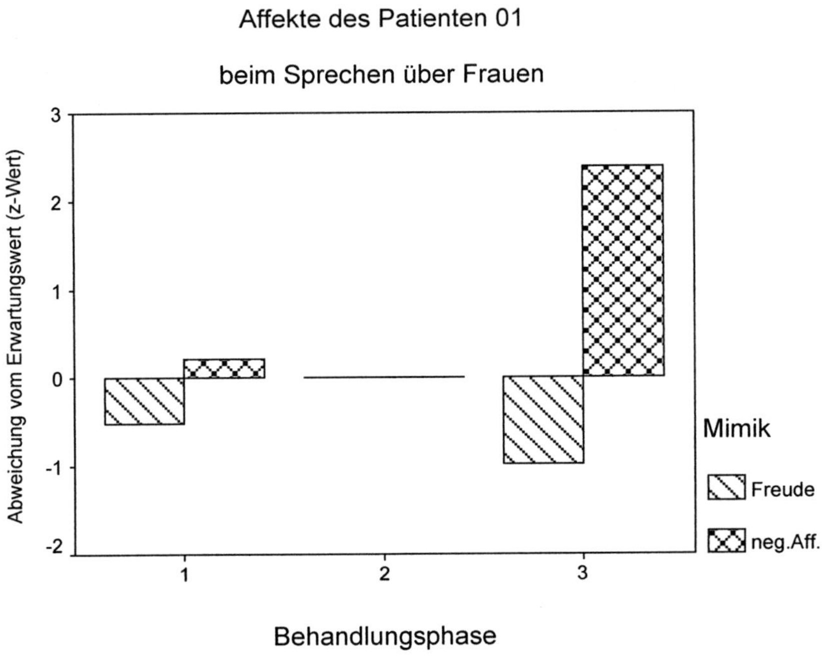

Abb. 19: Affekte der Patienten 01 beim Sprechen über Frauen. Abweichungen von den Erwartungswerten (z-Werte). Für die mittlere Phase liegen keine Daten vor.

Auch beim Patienten findet sich ein deutlicher Prozeßverlauf: während zu Beginn der Behandlung kein Zusammenhang zwischen Mimik und dem Sprachinhalt *Frauen* zu erkennen ist, treten seine negativen Affektausdrücke in der Schlußphase überzufällig häufig auf, wenn über Frauen gesprochen wird. Auch wenn die Verkoppelung der negativen

Affekte des Patienten mit dem Sprechen über die Frauen nicht die gleiche Ausprägung erreicht, wie beim Therapeuten, könnte die hier festgestellte Entwicklung als Hinweis auf die Übernahme der affektiven Bewertung des Verhaltens der Frauen gesehen werden: der Patient scheint sich im Laufe der Behandlung mit der affektiven Haltung seines Therapeuten gegenüber bestimmten Aspekten der Frauen zu identifizieren, was als modellgeleitete Identifizierung (siehe Kap. 3) interpretiert werden kann.

6.3.4 Zusammenhang zwischen Affektausdruck des Therapeuten und emotionalem Erleben

An mehreren Stellen dieser Arbeit wurde deutlich gemacht, daß mimisch affektive Zeichen, je nach kontextueller Einbettung, verschiedene Funktionen in einer Interaktion haben können. Insbesondere wurde zwischen interaktiver und inhaltsbezogener Funktion unterschieden. Im folgenden soll ein Validierungsversuch dieser Unterscheidung unternommen werden, indem die negativen Affektexpressionen des Therapeuten, differenziert nach ihrer Einbettung im Sprachinhalt, mit dem Erleben des Patienten in Zusammenhang gebracht werden. Dahinter steht die Überlegung, daß die negativen Affektausdrücke des Therapeuten, die nicht an sprachlich klar benannte mentale Objekte gebunden sind, direkte interaktive „Wirkung“ auf das Erleben des Patienten in der Sitzung haben. Entsprechend müßte sich die Häufigkeit dieser interaktiven negativen Affekte des Therapeuten im DAS-Rating des Patienten der entsprechenden Sitzungen niederschlagen.

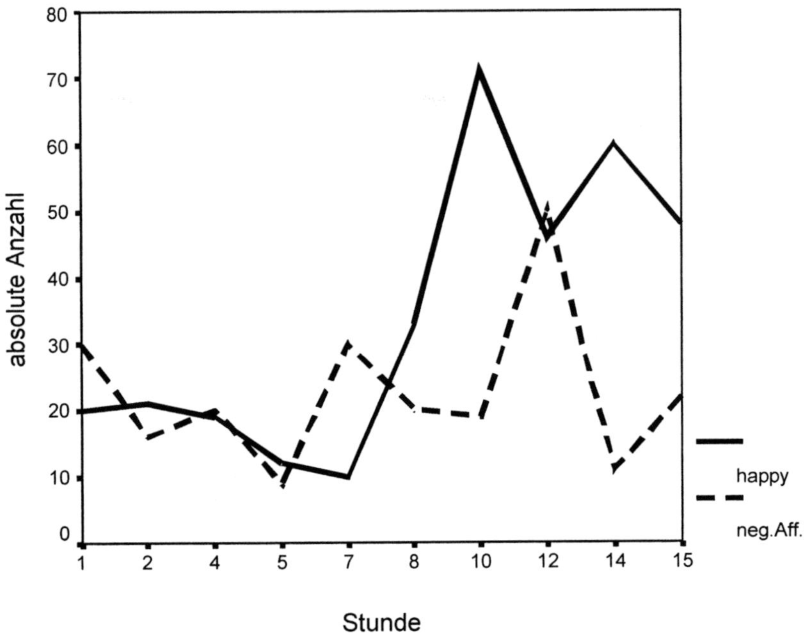

Abb. 20: Absolute Anzahl der Freude-Expressionen und der negativen Affekte (Ärger, Verachtung, Ekel) des Therapeuten 01. Verlauf über die Stunden.

Bevor die Zusammenhänge der negativen Affekte des Therapeuten, differenziert nach ihrer Einbettung in den verschiedenen Inhaltskontexten, mit dem emotionalen Erleben des Patienten korrelativ untersucht werden, soll ein kurzer Überblick über den Verauf der mimischen Affekthäufigkeiten in der Mimik gegeben werden (Abb. 20, S.232).

Die Anzahl der negativen Affekte des Therapeuten sinkt bis zur 5. Stunde, steigt danach wieder an, mit einem deutlichen Maximum in der 12. Stunde. Auch die Anzahl der Freude-Expressionen des Therapeuten sinkt anfangs, um dann ab der 8. Stunde deutlich anzusteigen, mit einem Maximum in der 10. Stunde. Ab der Mitte der Behandlung kommt es insgesamt zu einem Anstieg der mimischen Affektexpressionen des Therapeuten.

In der Abb. 21 ist der prozentuale Anteil der negativen Affekte insgesamt und der in bezug auf den sprachinhaltlichen Kontext als interaktiv zu verstehenden negativen Affekte (folgend einfach interaktive negative Affekte genannt) an der Gesamtanzahl der Affekte (Freude, Ärger, Verachtung u. Ekel) im Verlauf der Behandlung dargestellt.

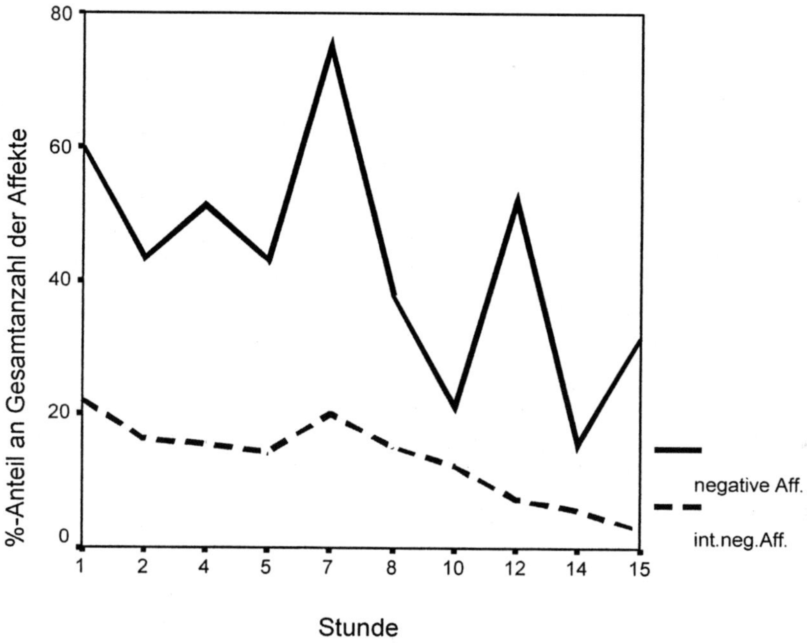

Abb. 21: Prozentualer Anteil der *negativen Affekte* insgesamt und der *interaktiven negativen Affekte* des Therapeuten 01 an der Gesamtanzahl seiner mimischen Affekte. Verlauf über die Stunden.

Gemessen an der Gesamtanzahl der Affekte des Therapeuten sinkt der Anteil der negativen Affekte im Verlauf der Behandlung, ebenso der Anteil der interaktiven negativen Affekte (negative Affekte im Inhaltskontext *nichtkod* und *therBez*). Interessant ist, daß die Erhöhung der negativen Affekte in der 7. Stunde noch mit einer Erhöhung der interaktiven negativen Affekte einhergeht, in der 12. Stunde aber nicht mehr. Das negative interaktive Element hat sich zum Ende der Behandlung von der Gesamthäufigkeit der negativen Affekte entkoppelt.

Nach diesem Überblick sollen jetzt die Zusammenhänge der negativen Affektexpressionen des Therapeuten, differenziert nach ihrer Einbettung in die jeweiligen Sprachinhaltskontexte, mit dem subjektiven

Erleben des Patienten und mit dessen Einschätzung des Erlebens des Therapeuten untersucht werden.

Zu diesem Zwecke werden Partialkorrelationen („controlling for *Freude*") zwischen den Häufigkeiten der entsprechenden mimischen Affektexpressionen des Therapeuten auf Stundenebene und den DAS-Ratings des Patienten nach den jeweiligen Stunden berechnet. Wie in der Verlaufsübersicht der Affekte am Anfang des Kapitels deutlich wurde, steigt der Anteil der Freude-Expressionen des Therapeuten in der zweiten Therapiehälfte stark an. Da anzunehmen ist, daß diese Freude-Expressionen einen starken Einfluß auf die DAS-Ratings des Patienten haben, wurde eben dieser Einfluß bei der folgenden Korrelationsberechnung herauspartialisiert.

Bezüglich des Zusammenhanges der negativen Affektexpressionen des Therapeuten und den emotionalen Erlebensratings wurden folgende Hypothesen formuliert:

Hypothese 12a) Die absolute Häufigkeit der negativen Affekte des Therapeuten korreliert nicht mit den emotionalen Erlebensratings von Therapeut und Patient.

Hypothese 12b) Die interaktiven negativen Affekte des Therapeuten, also diejenigen, die in den Kontexten *nichtkod* und *therBez* plaziert sind, korrelieren mit den emotionalen Erlebensratings von Therapeut und Patient.

Hypothese 12c) Die objektbezogenen negativen Affekte des Therapeuten, also diejenigen, die im Kontext *andere* plaziert sind, korrelieren nicht mit den emotionalen Erlebensratings von Therapeut und Patient.

Über die Korrelationen zwischen Erlebensratings und den negativen Affekten des Therapeuten, die im Kontext *patient* gezeigt werden, werden keine Hypothesen aufgestellt, da hier eine Entscheidung über die Funktion als interaktiv oder objektbezogen kritisch angesehen wurde (vgl. Ausführungen zu Hypothese 1 ab Seite 177).

Werden die absoluten, d.h. nicht nach Kontexteinbettung differenzierten Häufigkeiten der einzelnen negativen Affekte des Therapeuten mit den 20 Emotionsratings[98] des Therapeuten und denjenigen des Patienten in

98 Die DAS-Ratings bestehen aus 10 Skalen zur emotionalen Selbsteinschätzung in der Stunde (Interesse, Freude, Überraschung, Trauer, Angst, Ärger, Verachtung, Ekel, Scham, Schuld) und den gleichen 10 Skalen zur Fremdbeurteilung des

Verbindung gesetzt, so findet sich nicht eine einzige signifikante Korrelation. Weder die Häufigkeit von Ärger, noch von Verachtung, noch von Ekel korreliert auch nur mit einem einzigen Selbst- oder Fremdrating des Therapeuten oder des Patienten. Hypothese 12a kann also als bestätigt gelten. Dieses Ergebnis für sich genommen, spräche dafür, daß das mimisch affektive Verhalten des Therapeuten weder einen Zusammenhang mit seinem emotionalen Erleben hat noch mit dem des Patienten noch mit den gegenseitigen Emotionsattribuierungen hat.

Werden die negativen Affekte des Therapeuten aber diffenziert nach ihrer Einbettung in den Sprachinhaltskontext *Personen* mit den DAS-Ratings des Patienten in Zusammenhang gebracht, ergibt sich ein anderes Bild[99].

In Tab. 26 sind die auf dem 5%-Niveau signifikanten Korrelationen zwischen den nach Sprachinhaltskontext *Personen* differenzierten Häufigkeiten der einzelnen negativen Affekte des Therapeuten und seinen DAS-Ratings angegeben.

Therapeuten, d.h. wie der Patient die Emotionalität des Therapeuten in der Stunde einschätzt (vgl. Kap. 4.1.4).

99 Durch die differenzierte Betrachtung jedes negativen Affektes in den vier Inhaltskontexten *nichtkod, therBez, patient und andere* ergibt sich eine 12x20-Korrelationsmatrix, so daß 12 signifikante Korrelationen bei einer Irrtumswahrscheinlichkeit von 5% auch zufällig zu erwarten sind. Aufgrund des äußerst seltenen Vorkommens von Verachtung in *therBez* (2mal) und Ärger in *therBez* (1mal) wurden diese Variablen aus der Korrelationsberechnung entfernt, so daß sich die auch zufällig zu erwartende Anzahl von signifikanten Korrelationen auf 10 verringert.

	Mimik des Therapeuten in verschiedenen Sprachinhaltskontexten	Partial-Korrelationen (kontrolliert für Freude-Mimik)	Signifikanz-Koeffizienten (2-seitig)	DAS Therapeuten-Ratings nach den Stunden
1	Verachtung in *patient*	.80	.008	S-Ärger
2	Ekel in *nichtkod*	.71	.032	S-Schuld
3	– ‖ –	.74	.022	F-Furcht
4	– ‖ –	.88	.002	F-Scham
5	– ‖ –	.75	.020	F-Schuld
6	Ekel in *therBez*	.84	.004	S-Interesse
7	Ekel in *patient*	-.76	.018	S-Ärger
8	– ‖ –	.69	.026	F-Furcht
9	– ‖ –	.73	.022	F-Scham
10	– ‖ –	.87	.002	F-Schuld
11	Ärger in *nichtkod*	.80	.010	S-Freude
12	– ‖ –	-.71	.032	S-Trauer
13	Ärger in *patient*	-.68	.042	S-Trauer
14	– ‖ –	.69	.038	F-Schuld

Tab. 26: Zusammenhänge zwischen den negativen Affektexpressionen des Therapeuten, differenziert nach Einbettung in Sprachinhaltskontexten, und den DAS-Ratings des Therapeuten (S = eigenes Erleben; F = Fremdattribuierung).

Entsprechend der Hypothese 12c finden sich keine Korrelationen zwischen objektbezogenen negativen Affekten des Therapeuten und seinen DAS-Ratings. Sieben der 14 Korrelationen beziehen sich auf negative Affekte in den Kontexten *nichtkod* oder *therBez*, ebenso viele auf negative Affekte im Kontext *patient*. Die Hälfte der Korrelationen beziehen sich auf das Selbsterleben des Therapeuten, die andere Hälfte auf seine Einschätzungen über das Erleben seines Patienten.

Je mehr Verachtungsmimik der Therapeut im Kontext des Sprechens über den Patienten zeigt, umso mehr Ärger empfindet er.

Je mehr Ekelmimik der Therapeut ohne Einbettung in einen kodierbaren Sprachinhalt zeigt, umso schuldiger fühlt er sich; gleichzeitig schätzt er den Patienten als mehr Angst, Scham und Schuld empfindend ein. Zeigt er seine Ekelmimik, während über die therapeutische Beziehung gesprochen wird, empfindet er mehr Interesse. Je mehr Ekelmimik er im Kontext des Sprechens über den Patienten zeigt, umso weniger Ärger empfindet er; gleichzeitig schreibt er dem Patienten ein höheres Angst-, Scham- und Schulderleben zu.

Je mehr Ärgermimik der Therapeut innerhalb eines nicht-kodierbaren Sprachkontextes zeigt, umso mehr Freude empfindet er und und gleichzeitig umso weniger Trauer. Zeigt er seine Ärgermimik häufig im Kontext des Sprechens über den Patienten, empfindet er auch weniger Trauer und schreibt dem Patienten ein höheres Schulderleben zu.

	Mimik des Therapeuten in verschiedenen Sprachinhaltskontexten	Partial-Korrelationen (kontrolliert für Freude-Mimik)	Signifikanz-Koeffizienten (2-seitig)	DAS Patienten-Ratings nach den Stunden
1	Verachtung in *nichtkod*	-.68	.044	S-Interesse
2	– ‖ –	-.69	.040	S-Freude
3	– ‖ –	.71	.032	S-Ärger
4	– ‖ –	.76	.017	S-Scham
5	– ‖ –	-.76	.017	F-Freude
6	– ‖ –	.76	.017	F-Ärger
7	Verachtung in *andere*	.67	.049	S-Freude
8	Ekel in *nichtkod*	.67	.049	S-Schuld
9	– ‖ –	.72	.028	F-Furcht
10	Ekel in *therBez.*	.86	.003	F-Überraschung
11	Ärger in *patient*	.69	.039	S-Verachtung

Tab. 27: Zusammenhänge zwischen den negativen Affektexpressionen des Therapeuten, differenziert nach Einbettung in Sprachinhaltskontexten, und den DAS-Ratings des Patienten (S = eigenes Erleben; F = Fremdattribuierung).

In Tab. 27 sind die auf dem 5%-Niveau signifikanten Korrelationen zwischen den nach Sprachinhaltskontext *Personen* differenzierten Häufigkeiten der einzelnen negativen Affekte des Therapeuten und den DAS-Ratings des Patienten angegeben.

In Tab. 27 finden sich fast ausschließlich Korrelationen mit den oben als *interaktiv* bezeichneten negativen Affekten, also den negativen Affekten des Therapeuten, die in keinem kodierbaren Inhaltskontext plaziert sind oder wenn über die therapeutische Beziehung gesprochen wird.

Je mehr Verachtung der Therapeut ohne Einbettung in einen kodierbaren Sprachinhalt zeigt (Verachtung in *nichtkod*), um so weniger Interesse und Freude empfindet der Patient; gleichzeitig empfindet er mehr Ärger und Scham, und schätzt den Therapeuten als ärgerlicher und weniger freudig ein. Dagegen empfindet der Patient mehr Freude, je mehr Verachtung der Therapeut im Kontext des Sprechens über andere Personen zeigt.

Je mehr Ekel der Therapeut ohne Einbettung in einen kodierbaren Sprachinhalt zeigt (Ekel in *nichtkod*), umso schuldiger fühlt sich der Patient und umso ängstlicher schätzt er den Therapeuten ein. Je mehr Ekel der Therapeut zeigt, während gleichzeitig über die therapeutische Beziehung gesprochen wird, um so überraschter wird er vom Patienten wahrgenommen.

Je mehr Ärger der Therapeut zeigt, während gleichzeitig über den Patienten gesprochen wird, umso mehr Verachtung empfindet der Patient.

Die Hypothese 12a-c können im wesentlichen als bestätigt angesehen werden. Es finden sich keine signifikanten Zusammenhänge zwischen der absoluten Häufigkeit der negativen Affektausdrücke des Therapeuten und den Erlebensratings, weder mit seinen eigenen noch mit denen des Patienten. Der überwiegende Teil der gefundenen Korrelationen bezieht sich auf die oben als *interaktiv* bezeichneten Affekte. Bis auf eine Ausnahme finden sich keine Korrelationen mit *objektbezogenen* Affektausdrücken.

Auffällig ist, daß die Hälfte der Korrelationen mit den Ratings des Therapeuten einen Zusammenhang zwischen seinen negativen Affektausdrücken (vornehmlich Ekel, einmal auch Ärger) und seiner Einschätzung des Furcht-, Scham- und Schulderlebens des Patienten ergeben. Man könnte spekulieren, ob sich hierin das *affektive Begleitverhalten* seiner insgesamt recht konfrontativ aufdeckenden Behandlungstechnik und er zumindest davon ausgeht, daß dies beim Patient Furcht, Scham und Schuld hervorruft. Weiterhin fällt auf, daß sich wiederum die Hälte der Zusammenhänge beim Therapeuten mit seinen negativen Affekten im Sprachinhaltskontext *patient* finden. Dies könnte als Hinweis dafür gesehen werden, daß aus der Sichtweise des (unbewußten) Erlebens des Therapeuten auch die in diesem Kontext plazierten negativen Affekte als interaktiv zu verstehen sind.

Beim Patienten scheint das allerdings insgesamt anders „anzukommen“. Sein Erleben hängt zum überwiegenden Teil mit der Verachtungsmimik des Therapeuten im Kontext *nichtkod* zusammen, und zwar in durchaus nachvollziehbarer Weise. Es findet sich nur eine Entsprechung bei den Einschätzungen von Patient und Therapeut: was den Zusammenhang zwischen Ekelmimik im Kontext *nichtkod* und dem Schulderleben des Patienten angeht, sind sich beide einig.

Die Tatsache, daß die absoluten Häufigkeiten der negativen Affektausdrücke des Therapeuten nicht eine signifikante Korrelation mit einem der Ratings auweisen, daß sich aber eine Reihe von „sinnvollen" Zusammenhängen ergibt, wenn die Affektausdrücke nach Plazierung im Sprachinhaltskontext differenziert werden, kann als „Validierung" des über den Inhaltskontext definierten Konzeptes der interaktiven negativen Affekte betrachtet werden kann, zumindest was den Zusammenhang dieser Affekte mit dem Erleben des Patienten angeht. Bei korrelativen Zufallstreffern wäre zu erwarten gewesen, daß sich die gefundenen Korrelationen gleichmäßig auf alle Inhaltskontexte verteilen.

Aufgrund der insgesamt äußerst geringen Anzahl der jeweiligen negativen Affekte in den Kontexten *nichtkod* und *therBez* (insgesamt fallen nur 66 negative Affekte in eine von diesen Kontextkategorien), stellt sich allerdings die Frage, wie diese seltenen und zudem noch sehr subliminalen Zeichen solch einen hohen *impact* auf das emotionale Erleben und die Fremdeinschätzung des Patienten haben können? Es kann wohl kaum von einer direkten „Wirkung" der Affekte des Therapeuten auf das Erleben des Patienten gesprochen werden[100].

Unter dynamisch-systemtheoretischer Perspektive wäre es allerdings möglich, daß auch einzelne Ereignisse das System (in diesem Fall das emotionale Erleben des Patienten und seine Wahrnehmung des Therapeuten) in Zustände manövrieren können, die im folgenden das Systemverhalten bestimmen. Dies liegt bei dem hier untersuchten Verhalten besonders nahe: Die Entwertung, Herabsetzung, Verachtung durch andere war ja zentraler Bestandteil der Problematik, des repetitiven Beziehungsmusters des Pateinten. Der Grund dafür, daß sich hauptsächlich Korrelationen mit der interaktiven Verachtungsmimik des Therapeuten finden, könnte der sein, daß der Patient selektiv und höchst sensibel eben auf die ihm gegenüber gezeigte Verachtung reagiert und weniger auf andere Affekte. Ein einziger Verachtungsausdruck des Therapeuten, den der Patient unmittelbar auf sich selbst bezieht, könnte

100 Das kann man bei korrelativen Zusammenhängen zwar generell nicht. Durch die zeitliche Abfolge der hier korrelierten Datenstränge (Affekte während der Sitzung; Ratings nach der Sitzung) läge eine solche Interpretation hier ansonsten nahe.

in dessen Wahrnehmung eine Bestätigung seiner *pathogenic beliefs* sein, womit eine dem Patienten nur zu bekannte Beziehungsrepräsentanz aktiviert wird, die dann seine Stimmung und damit auch die Wahrnehmung des Therapeuten für den Rest der Stunde dominiert.

Allerdings könnte es auch sein, daß sich die durch die vereinzelte interaktive Verachtungsmimik des Therapeuten ausgedrückte affektive Haltung seinem Patienten gegenüber auch über andere Verhaltenskanäle oder deren Zusammenspiel vermittelt, so daß wir in den vereinzelten Ereignissen nur einen Ausschnitt dieser Haltung in diesen Stunden zu sehen bekommen. Beide Interpretationen schließt sich nicht aus.

Was diese Ergebnisse sehr deutlich zeigen, ist die absolute Notwendigkeit, nach kontextueller Einbettung zu unterscheiden, wenn die interaktive Funktion von mimischen Affektexpressionen verstanden werden soll.

6.3.5 Detailanalyse einzelner Affekte des Therapeuten

Es sollen hier beispielhaft einige, zufällig ausgewählte Affektexpressionen des Therapeuten und deren Einbettung in den jeweiligen Kontext dargestellt und funktional interpretiert werden. Besonderes Gewicht wird auch hier auf die Affekte Ärger, Verachtung und Ekel gelegt. Unter funktionaler Interpretation verstehe ich die Bestimmung des Referenzpunktes des Affektausdrucks, also wem oder was der Affekt gilt und welche Funktion hat somit ein spezieller Affektausdruck in diesem Moment für die Interaktion.

In den bisherigen Kapiteln wurde die Funktionsbestimmung der negativen Affekte als interaktiv oder objektbezogen mittels statistischer Kontextanalysen vorgenommen. Hier soll nun versucht werden, die aus den obigen empirischen Ergebnissen abgeleiteten Funktionszuschreibungen auf ihre „Sinnhaftigkeit" im Falle von einzelnen Affekten zu überprüfen. Dabei geht es also gewissermaßen auch um die „klinische" Überprüfung der nach theoretischen Überlegungen und den oben dargestellten statistischen Ergebnissen naheliegenden Kriterien zur Unterscheidung des Referenzpunktes eines mimischen Affektausdruckes. Die Frage lautet hier: stimmt die aus den Kontextvariablen Sprecherzustand, Sprachinhalt und Blickverhalten abgeleitete Referenzbestimmung mit einer eher intuitiven Funktionszuschreibung überein? Auch wenn die

Kontextvariablen Berücksichtigung finden, werde ich gewissermaßen „aus dem Bauch heraus", nach meinem subjektiven Verständnis der jeweiligen Interaktionssequenz entscheiden, wobei mir in einigen Fällen auch der Eindruck aus dem Video-Band noch in Erinnerung war. Das folgende Vorgehen ist also nicht mehr unbedingt als „wissenschaftlich" zu betrachten, es orientiert sich eher an Bischof (1989), der ein „Zurück zu den Sachen" empfiehlt, eine „anekdotische Beobachtung" und Beschreibung der zu untersuchenden Pänomene. Nicht zuletzt dient dieses Kapitel auch der Veranschaulichung des Materials, die es dem Leser ermöglichen soll, sich einen eigenen Eindruck zu verschaffen.

Die Beispiele entstammen der ersten und der zwölften Sitzung. In diesen beiden Sitzungen zeigte der Therapeut besonders viele negative Affekte. Aus diesen beiden Sitzungen wurden einzelne negativen Affekte nach dem Zufallsprinzip ausgewählt.

Beispiele aus der ersten Behandlungsstunde:

<Patient 34>[101] abgesehen vom Drama des begabten Kind<u>es, 1/</u> daß meine Mutter mir fast mal wörtlich gesagt hat, dass sie, dass ich verwirkliche, was sie sich versagt hat, oder was ihr versagt worden ist, wegen dieser frühen Heirat
Inhaltskod.: x-Ref=0, y-Ref =0, Inhalt=0. Affekt-Therapeut: Verachtung. Blick: 1.

Der Therapeut zeigt direkt an der unterstrichenen Stelle eine Verachtungsmimik und schaut den Patienten dabei an, während dieser wegschaut. Die Text-Unit erhielt keine Inhalts-Codierung, da weder über eine Interaktion, noch über einen emotionalen Zustand eines Objektes eine klare Aussage gemacht wird. Zwar könnte man im Sinne eines hermeneutischen Vorgehens geltend machen, daß der Patient mit dem Zitat eine Mitteilung über eine persönliche Problematik macht (was zweifellos der Fall ist), SASB verbietet aber eine Kodierung unter Verwendung einer solchen Interpretationstiefe. Die sprachinhaltliche Unschärfe und der dem Patienten zugewandte Blick legen den Schluß nahe, daß die mimisch ausgedrückte Verachtung des Therapeuten direkt dem Patienten im Hier und Jetzt gilt, etwa seiner prätentiösen Art Zitate

---

101 In den Spitzklammern ist der Sprecher angegeben. Die jeweils nachfolgende Zahl gibt die Nummer des Sprechaktes in der Stunde an.

und Andeutungen einzuflechten und dadurch seine Belesenheit zu demonstrieren.

<Therapeut 105> hmhm. verstehe ich nicht.
Inhaltskod.: x-Ref=0, y-Ref =0, Inhalt=0. Affekt-Therapeut: Ekel. Blick: 1.

Vor dieser Aussage des Therapeuten versucht der Patient seine Mutter unter Zuhilfenahme starker Gestik zu charakterisieren, verstrickt sich dabei aber in Widersprüche, mit denen ihn der Therapeut konfrontiert, worauf hin der Patient schließlich verstummt. Der Text erhielt keine Inhaltscodierung. Der Therapeut schaut den Patienten während der Affekt-Expression an, während der Patient wegschaut. Auch hier scheint der Ekel sich direkt auf den Patienten zu beziehen, auf sein aktuelles Verhalten in diesem Moment.

<Therapeut 115> ich hatte so das Gefuehl, aeh, Sie Sie weichen aus.
Inhaltskod.[102]: x-Ref=2, y-Ref =1, Inhalt=28. Affekt: Freude. Blick: 2.

Hier nun thematisiert der Therapeut das Interaktionsverhalten des Patienten, was vorher Anlaß der interaktiven (also auf den Patienten im Hier und Jetzt bezogenen) negativen Affektausdrücke war, und zeigt dabei Freude, was als Versicherung der Beibehaltung der positiven Beziehung trotz Konfrontation betrachtet werden kann.

<Therapeut 123> aber die Frage ist, ja was was haben denn Sie gemacht, um den Mangel der Mutter in einer Art Delegationsverfahren zu beheben? – ich glaube, das war ja der Ausgangspunkt. ist denn Ihr Glänzen, ist Ihr Glänzen die Antwort auf die Farblosigkeit der Mutter, oder wie soll ich das sehen? --
Inhaltskod.: x-Ref=2, y-Ref =5, Inhalt=25. Affekt auf „ja was“: Überrasch.. Blick: 2.
Affekt auf „zu beheben“: Ekel. Blick: 3.

Auf dem „ja was“ zeigt der Therapeut Überraschung, was hier als Involvement-Erhöhung verstanden werden könnte, der Therapeut unterstreicht damit die Bedeutsamkeit der Frage, die er sogleich formulieren wird. Sprachinhaltlich geht es hier um das Verhalten des Patienten, er ist Subjekt der sprachlichen Äußerung. Während des Ekels vom Therapeuten besteht beidseitiger Blickkontakt. Blickkontakt und Sprachinhaltskontext deuten darauf hin, daß der Ekel dem Patienten gilt. Allerdings wird klar, daß es nicht der Patient im Hier und Jetzt der Therapiestunde ist, sondern ein sprachlich benannter spezifischer Teilaspekt seines Verhaltens außerhalb der Stunde. Diesem spezifischen

102 Ref=2 steht für Patient; Ref =1 steht für Therapeut.

Verhalten gegenüber zeigt der Therapeut seine negative Wertung. Durch den Blickkontext wird diese Referenzbestimmung allerdings wieder relativiert.

Nach einem zögerlichen „tja, das" vom Patienten, fährt der Therapeut fort:

Stnr 1 <Therapeut 125> oder was soll ich mit der Bemerkung der Frau machen,[1]/ die ist doch sehr kraenkend, die Frau,[2]/ also die Musik haette nur Sekundaerfunktion, um die Frauen, an die Frauen ranzukommen.[3]/ - - das wuerde auf der gleichen Linie liegen, ne/f Sie machen etwas, um der Mama zu gefallen. [4]/-

Inhaltskod. Unit 2: x-Ref=4, y-Ref =2, Inhalt=16. Affekt: Ekel. Blick: 2.
Inhaltskod. Unit 4: x-Ref=2, y-Ref =5, Inhalt=25. Affekt: Freude. Blick: 3.
(Ref=4 steht für Lebenspartner, in diesem Fall die Ehefrau; Ref =5 steht für Mutter).

Blickverhalten und Sprachinhalt des Ekels auf „sehr kränkend" zeigen deutlich an, daß das Verhalten der Ehefrau bewertet wird. Es handelt sich um einen objekt-bezogenen negativen Affekt des Therapeuten. Die Freude-Expression am Ende dieses Interaktes könnte so verstanden werden, daß der Therapeut damit noch einmal signalisiert, daß er trotz seiner Konfrontationen die Beziehung zum Patienten aufrecht erhalten wird.

<Patient 132> [...] also ich bin auch mit einem ganz grossen Sendungsbewusstsein losgegangen, immer wieder.[9]/ ich habe der Menschheit zu sagen, wie ich die Musik sehe, und dadurch passiert ganz viel. [10]/

Inhaltskod. Unit 10: x-Ref=2, y-Ref =9, Inhalt=14. Affekt: Verachtung. Blick: 3.
(Ref=9 steht für unspezifisch andere).

Vieles spricht dafür, daß es sich hier um einen interaktiven Affekt des Therapeuten handelt, auch wenn hier eine Sprachinhaltscodierung vergeben wurde: während des Affektausdrucks spricht der Patient und zwar über sich selbst und Therapeut und Patient schauen sich an. Insgesamt liegt die Interpretation nahe, daß sich die durch die Verachtungs-Mimik des Therapeuten ausgedrückte Bewertung hier eher auf die prätentiöse Wortwahl und Sprechweise des Patienten bezieht als auf den Inhalt, wobei sich beide nicht groß unterscheiden: die berichtete Größenvorstellung wird in situ durch eine übertrieben ausladende Armbewegung und pathetischer Betonung karrikiert, womit sich der Patient hier selbst lächerlich zu machen scheint.

Der Therapeut antwortet:

<Therapeut 133> der Menschheit, oder der Mama? -[1]/ ich komme immer wieder zurueck, ne/f -[2]/ ist denn die Mutter musikalisch gewesen? [3]/ - - - - -

Inhaltskod. Unit 2: x-Ref=1, y-Ref =2, Inhalt=14. Affekt: Freude. Blick: 3.

Der Therapeut spricht sein eigenes fokussierendes Verhalten an und zeigt Freude bei beidseitigem Blickkontakt. Auch hier liegt es nahe, daß dies der Versicherung der Aufrechterhaltung der positiven Beziehung auch bei konfrontativen Interventionsphasen dient.

Es folgt jetzt eine längere Passage, bei der zum besseren Verständnis auch die Sprach-Interakte ohne Affektausdruck angegeben sind.

<Therapeut 407> ah, jawohl. also vielleicht ist das die latente – die latente Verachtung,

<Patient 408> Selbstverachtung meinen Sie?

<Therapeut 409> jawohl. ja nicht nur!, [1]/ sie aeh, Sie sind ja irgendwo aeh, aeh, so behandelt worden. [2]/ offensichtlich haben sie nicht realisiert, aeh, dass Sie so behandelt worden sind. also verachtungsvoll. [3]/ hinter dem Lieben und all dem steckt etwas [4]/ -- in den Beziehungen, also offen-, alle!, die Männer dort haben Frauenbeziehungen gehabt, wo die Frauen die Männer an der Nase herumgeführt haben und irgendwo verachtet, ne [5]/

Inhaltskod. Unit 3: x-Ref=9, y-Ref =2, Inhalt=16. Affekt auf „offensichtlich haben“: Ekel. Blick: 2.

Inhaltskod. Unit 4: x-Ref=1, y-Ref =2, Inhalt=18. Affekt auf „dem Lieben“: Ekel. Blick: 3.

Alle drei Kontexte (Sprecher, Inhaltscodierung, Blick) des ersten Ekels des Therapeuten, auf „offensichtlich haben“, sprechen für einen Objektbezug. Allerdings ist hier die Inhalts-unit sehr groß gewählt worden, bei einer, hier durchaus möglichen, weiteren Aufteilung des Textes wäre der Patient als x-Referent zu kodieren gewesen, so daß sich der Ekel des Therapeuten hier wohl eher auf das „Nichtrealisieren“ des Patienten bezieht, was allerdings in engem Zusammenhang mit dem Objektverhalten steht.

Der zweite Ekel, auf „dem Lieben“, drückt meines Erachtens nach eindeutig die negative Wertung des Therapeuten in bezug auf das heuchlerische Verhalten der Frauen aus, auch wenn hier das Blickverhalten eine interaktive Funktion anzeigen würde. Es scheint hier eher so zu sein, daß durch den klaren sprachlichen Kontext ein Ekel-Ausdruck bei beidseitigem Blickkontakt möglich ist, ohne daß der Objektbezug des Affektes verloren geht.

Der Text geht weiter:

<Patient 412> hmhm
<Therapeut 413> das i-
<Patient 414> ja, + ja
<Therapeut 415> das ist! + so
<Patient 416> und das + das
<Therapeut 417> nur Sie! + scheinbar nicht, ne
<Patient 418> das aehm -
<Therapeut 419> und, und bei Ihnen ist es doch so_ nur haben Sie es noch nicht realisiert, ne
Inhaltskod.: x-Ref=5, y-Ref =2, Inhalt=16. Affekt nach „so.“: Verachtung. Blick: 3.

Sprecherkontext und Inhaltscodierung würden einen Objektbezug der Verachtungs-Mimik des Therapeuten nahelegen, der beidseitige Blickkontakt dagegen eher eine interaktive Funktion. Abweichend vom durch Sprecherkontext und Inhaltscodierung nahegelegten Objektbezug scheint sich der Affekt hier auf den Patienten zu beziehen, und stellt eine zeitsynchrone Inszenierung passend zur inhaltlichen Aussage dar: der Therapeut zeigt dem Patienten gegenüber Verachtung, dafür, daß dieser sich von den Frauen verachten läßt und es noch nicht einmal bemerkt.

<Therapeut 497> und das, das wird uns jetzt noch beschaeftigen, [1]/ was ist eigentlich komisch, was ist laecherlich, wann blamiert man sich, nicht. [2]/
Inhaltskod. Unit 1: x-Ref=3, y-Ref =3, Inhalt=50. Affekt-Therapeut: Ekel. Blick: 2.
Inhaltskod. Unit 2: x-Ref=2, y-Ref =0, Inhalt=89. Affekt-Therapeut: Ekel. Blick: 3.

Sprecherkontext und Blickzustand während der ersten Ekel-Mimik des Therapeuten (auf „das wird“) indizieren einen Objektbezug, sprachinhaltlich geht es um die therapeutische Beziehung, was oben als Hinweis auf eine interaktive Funktion gesehen wurde. Der Affektausdruck fällt allerdings exakt auf das Wort „das“ und bezieht sich daher wohl eher auf den damit bezeichneten Sachverhalt. Dieser wird dann in der nächsten Unit sprachlich expliziert und erneut mit einer Ekel-Mimik begleitet, diesmal bei beidseitigem Blickkontakt. Insgesamt scheinen sich beide Ekel-Expressionen auf den Teilaspekt des Patienten, das „Sich-Blamieren“, zu beziehen. Man könnte sagen, daß in der ersten Unit, um keine Mißverständnisse über den Referenzpunkt des Affektes, wegen des Zusammenhangs mit der therapeutischen Beziehung, aufkommen zu lassen, der Therapeut wegschaut und damit zeigt, daß hier nicht die Beziehung bewertet wird. Beim zweiten Ekel ist der Referenzpunkt sprachinhaltlich klar angegeben und nun ist es nicht mehr nötig, dies durch Blickabwendung zu unterstreichen.

Beispiele aus Stunde 12 :

<Patient 20> aeh, ich hatte das Gefuehl, alles sammelt sich noch mal in mir, was ich auf den Narzißmen anderer Frauen getanzt war[1]/ und dachte und den Höhepunkt liefere ich jetzt in *301 (Stadt)[2]/ ...
Inhaltskod.: x-Ref=2, y-Ref =19, Inhalt=25. Affekt auf „Höhepunkt.“: Ekel. Blick: 1.
Inhaltskod.: x-Ref=2, y-Ref =19, Inhalt=25. Affekt auf „liefere“: Ekel. Blick: 3.
Die beiden Ekel-Expressionen des Therapeuten folgen sehr kurz hintereinander, beide Male schaut er den Patienten dabei an. Sprecherzustand und Blickverhalten sprechen für eine interaktive Funktion, der Sprachinhaltskodierung zufolge könnte auch ein umschriebener Teilaspekt des Patienten gemeint sein. Um letztere Funktion deutlich werden zu lassen, hätte aber zumindest eine Blickabwendung geschehen müssen. Insgesamt würde ich hier beide Ekel-Expressionen als unmittelbar interaktiv verstehen: sie bewerten die theatralische Erzählweise, wobei diese sich allerdings mit dem berichteten Inhalt deckt, eine schon seit längerem in der Behandlung herausgearbeitete und als problematisch erkannte Verhaltensweise des Patienten.

Nachdem der Patient in dieser Weise weiterspricht, folgt vom Therapeuten:
<Therapeut 21> stimmt das jetzt, oder sagen Sie es ironisch?
Inhaltskodierung: x-Ref=2, y-Ref =1, Inhalt=28. Affekt: Ekel. Blick: 1.
Blickverhalten und das direkte Ansprechen des aktuellen Verhaltens des Patienten sprechen deutlich für eine interaktive Funktion des Ekels: der Therapeut ist ungehalten ob des Gebahrens des Patienten und versucht gewissermaßen ihn zu disziplinieren.

Nachdem der Patient in einem längeren Monolog verschiedene, wenig zusammenhängende Dinge erzählt, fragt der Therapeut:
<Therapeut 63> wie geht es Ihnen denn jetzt so?
Inhaltskodierung: x-Ref=2, y-Ref =0, Inhalt=0. Affekt: Ekel. Blick: 3.
Die Ekel-Mimik erfolgt bei vollem Blickkontakt während auf das innere Befinden des Patienten in Form einer offenen Frage Bezug genommen wird. Sprachinhalt, Blickverhalten und hier auch die sequentielle Abfolge sprechen wieder deutlich für eine interaktive Funktion der Ekel-Mimik: immer noch ist der Therapeut ungehalten über das ausufernde, unzusammenhängende Erzählen des Patienten und versucht erneut, ihn zu konstruktiverer Mitarbeit zu bewegen. Das Ungehaltensein fließt in

die empathische Intervention ein; dadurch drückt der Therapeut aus, wie es ihm selbst „jetzt so" geht.

<Therapeut 223> der [ein Baghwan-Anhänger, C.B.] klinkte immer aus. [1]/ so, ja, warum ist denn das jetzt so bedeutsam, was der sagt, der Baghwan. [2]/ im Grunde war das nichts besonderes gewesen, nicht/f
Inhaltskodierung: x-Ref=9, y-Ref =0, Inhalt=0. Affekt: Ekel. Blick: 2.

Sprecherzustand, Blickkontext und Sprachinhalt zeigen einen klaren Objektbezug der Ekel-Mimik an: der Therapeut drückt seine abfällige Haltung gegenüber Baghwan aus.

<Therapeut 243> ja das ist ja, das finde ich ja, das hat mich immer gestoert,/ also genau diese Haltung, nicht/f, stinkreich und dann in den Himmel fahren.
Inhaltskodierung: x-Ref=9, y-Ref =0, Inhalt=0. Affekt: Ekel. Blick: 2.

Alle Indikatoren verweisen auf einen Objektbezug des Ekels. Die Mimik unterstreicht hier lediglich die auch verbal ausgedrückte negative affektive Haltung des Therapeuten gegenüber den externen Personen.

<Therapeut 281> ja. das ist halt die Kunst und die Religion sind da in in der in der Idealisierung, glaub ich, doch sehr ähnlich. nicht aus sich heraus, sondern weil die Leute das draus machen, also die + Zuschauer und die Künstler,
<Patient 282> ja ja, hmhm/j +
<Therapeut 283> nicht/f, teilweise /meistens
<Patient 284> hmhm/j
<Therapeut 285> die schlechten, nicht/f, glaube ich wenigstens.
<Patient 286> j:a, ja
Inhaltskod.: x-Ref=9, y-Ref =0, Inhalt=83. Affekt auf „meistens": Ekel. Blick: 2.
Inhaltskod.: x-Ref=9, y-Ref =0, Inhalt=83. Affekt auf „nicht/f": Ärger. Blick: 3.

Für den Ekel des Therapeuten weisen alle Indikatoren auf einen Objektbezug hin: der Ekel gilt den schlechten Künstlern. Der Ärger fällt zwar in die gleiche Inhaltsunit, der Blickzustand und auch die Plazierung auf dem nachgeschobenen „nicht" lassen den Objektbezug zumindest unklar werden: der Ärger kann hier ebensogut eine aktuell Zustimmung vom Patienten einfordernde Funktion haben. Das zögernde, langgezogene „j:a" des Patienten spricht eher für letztere Interpretation (zumindest durch den Patienten; und letztlich ist naürlich seine „Interpretation" entscheidend). Das „j:a" könnte aber auch seine Unsicherheit darüber ausdrücken, ob nicht doch auch er mit den „schlechten Künstlern" gemeint ist.

<Therapeut 507> hmhm/j. ja, ich meine/v, wenn jemand, aeh, so das Gefuehl hat, mit zu kurz gekommen sein / und die Ressentiments, die ja dann mit dazu gehoeren, / hm, das ist eine Sache, / aber was ja vielleicht so schwierig ist in Ihrer Beziehunng und im Umgang mit Ihnen ist ja, das irgendwo da so eine unbewusste Hoffnung da ist, daß Sie! derjenige waeren, wo das gewissermaßen retrospektiv, aeh, aendern koennte.
Inhaltskod.: x-Ref=4, y-Ref =0, Inhalt=76. Affekt auf „gehoeren": Ärger. Blick: 2.
Inhaltskod.: x-Ref=4, y-Ref =2, Inhalt=15. Affekt auf „daß Sie": Ekel. Blick: 1.

Der Ärger hat einen klaren Objektbezug. Der Therapeut spricht von den Ressentiments der Ehefrau und zeigt Ärger bei Blickabwendung. Der Ärger könnte hier eine negative Bewertung der Ehefrau ausdrücken. Er könnte aber auch eine empathische Teilhabe des Therapeuten mit der Ehefrau darstellen, sein Affektausdruck enspricht dem verbalisierten inneren Zustand der Ehefrau.

Sprecherzustand und Inhaltskodierung verweisen auf einen Objektbezug des Ekels, der Blickzustand und die Plazierung auf dem „Sie", also auf der Anrede des Patienten, sprechen dagegen eher für eine interaktive Funktion. Der Ekel könnte sich auf die Ehefrau beziehen, darauf, wie sie den Patienten funktionalisiert. Er könnte aber auch die Abneigung des Therapeuten dem Patienten ausdrücken, der das mit sich machen läßt.

<Therapeut 569> das ist doch gewissermaßen dann die Neuauflage der Verzichtleistung Ihrer Mutter / und das tiefe Ressentiment, das Ihre Mutter immer hatte, / wegen des Verzichts zugunsten der aeh, narzisstischen Vollkommenheit ihres Mannes, nicht/f
Inhaltskodierung: x-Ref=5, y-Ref =6, Inhalt=25. Affekt: Verachtung. Blick: 3.

Trotz des beidseitigem Blickkontaktes gehe ich hier von der Objektbezogenheit der Verachtung aus: sprachinhaltlich ist klargestellt, daß der Therapeut mit der Verachtung seine Bewertung des Beziehungsarrangements der Mutter und der Ehefrau ausdrückt.

<Therapeut 619> also wir re-, wir haben ja im Grunde jetzt die ganze Stunde ueber, aeh, Leute gesprochen, / die etwas machen, was sie im Grunde nicht koennen, / also entweder aus inneren oder aeusseren Gruenden, nicht/f, und, aeh, das ist eigentlich durch Ihre ganze Familie und durch die ganze Biographie gezogen. also die Art von Verleugnung. nicht/f, das man etwas nicht kann. ...
Inhaltskod.: x-Ref=3, y-Ref =3, Inhalt=50. Affekt auf „haben ja": Freude. Blick: 2.
Inhaltskod.: x-Ref=9, y-Ref =0, Inhalt=76. Affekt auf „Grunde": Ekel. Blick: 3.

Die Freude-Mimik ist eingebettet in das Ansprechen dessen, was Patient und Therapeut in dieser Stunde gemacht haben und dient der Beziehungsversicherung.

Trotz des mutuellen Blickkontaktes ist die Ekel-Mimik, auf dem Wort „Grunde“, m.E. objektbezogen. Er bezieht sich auf die Leute, bzw. auf deren Tun. Daß der Therapeut den Patienten eben nicht zu diesen gehörend sieht, hatte er vorher mehrfach deutlich gemacht, so daß hier der Objektbezug m.E. auch bei beidseitigem Blickkontakt erhalten bleibt.

<Therapeut 675> aber fuer de-, fuer den, aeh, fuer die Person ja innerlich offensichtlich nicht /- nicht/f, und ich glaube nicht, dass, aeh, jemand so nachhaltig und langwierig gewissermaßen, aeh, verwoben waere in so eine Phantasie, wenn! nicht! innerlich ganz große Zweifel da waeren, dass man es ueberhaupt gekonnt haette.
Inhaltskodierung: x-Ref=19, y-Ref =0, Inhalt=83. Affekt: Ekel. Blick: 2.

Alle Indikatoren sprechen für einen Objektbezug des Affektausdrucks. Gemeint sind die Frauen, speziell Mutter und Ehefrau.

<Therapeut 685> dann haette sie irgend!was gemacht
Inhaltskodierung: x-Ref=5, y-Ref =0, Inhalt=83. Affekt: Ekel. Blick: 3.

Es ist die Rede von der Mutter, die irgendwas gemacht haette, wenn sie nicht Zweifel über ihre Fähigkeiten gehabt hätte. Der sprachinhaltliche Bezug ist hier sehr klar, so daß auch der beidseitige Blickkontakt während der Affektexpression deren Objektbezogenheit nicht in Frage stellt.

<Therapeut 703> also aeh, ich glaube, in dem Sinne sind Sie immer von Frauen umgeben gewesen, die letztendlich an ihre eigenen Größenideen nicht geglaubt haben./ ob zu Recht oder Unrecht, kann man ja schlecht sagen, / das kann das Leben nachher sagen. nicht/f, weiss man doch gar nicht.
Inhaltskod.: x-Ref=19, y-Ref =0, Inhalt=83. Affekt auf „letztendlich“: Ekel. Blick: 2.
Inhaltskod.: x-Ref=0, y-Ref =0, Inhalt=0. Affekt auf „sagen“: Freude. Blick: 3.

Für den Ekel auf „letztendlich“ sprechen alle Indikatoren für einen Objektbezug.

<Therapeut 751> also auf der! Hochzeit haben Sie eigentlich nur eine relativ ephemere Funktion, da koennte jeder tanzen, ne/f
Inhaltskod.: x-Ref=19, y-Ref =2, Inhalt=18. Affekt auf „der! Hochzeit“: Ekel. Blick: 2.
Inhaltskod.: x-Ref=19, y-Ref =2, Inhalt=18. Affekt auf „ne“: Ärger. Blick: 3.

Sprecherzustand, Blickverhalten und Sprachinhalt sprechen für einen klaren Objektbezug des Ekels auf „der! Hochzeit“: die Ekel-Mimik drückt die Bewertung des Therapeuten der Inszenierung der Frauen aus. Zwar fällt der Ärger in die gleiche Inhalts-Unit, aber die spezielle Plazierung auf dem „ne/f“ am Ende des Satzes, in Verbindung mit dem beidseitigen Blickkontakt, deuten eher auf eine Zustimmung einfordernde Funktion hin.

<Therapeut 755> ja, haben Sie ja auch, also die, mit den Geschwistern.
<Patient 756> ja. und, aeh
Inhaltskodierung: x-Ref=0, y-Ref =0, Inhalt=0. Affekt: Ärger. Blick: 0.

Sprecherzustand und Inhaltskodierung sprechen für eine interaktive Funktion des Ärgers, der Blickzustand eher nicht, keiner schaut den anderen an. Beim Anschauen des Videos entsteht hier der Eindruck, daß der Therapeut gedanklich noch mit dem Inhalt seiner vorherigen Aussage beschäftigt ist und der Ärger sich darauf bezieht. Es könnte aber auch sein, daß der Ärger eine Reaktion auf das sich beim Patienten ankündigende erneute Abschweifen darstellt und insofern eben doch interaktive Funktion hat.

<Therapeut 843> sieht sie das nicht als Neid?
Inhaltskodierung: x-Ref=4, y-Ref =0, Inhalt=79. Affekt: Ekel. Blick: 3.

Mit „sie" ist die Ehefrau bezeichnet. Trotz des gegenseitigen Blickkontaktes scheint der Objektbezug, dank der klaren sprachinhaltlichen Einbettung, hier nicht in Frage gestellt.

<Therapeut 855> hmhm/j. na, ich hab jetzt gerade von Ihrer Frau gesprochen, + aeh,
<Patient 856> ja + deswegen kann; wenn ich ueber Neid rede, ist es immer! gewesen, wenn ich davon + ...
Inhaltskod.: x-Ref=2, y-Ref =0, Inhalt=79. Affekt: Verachtung. Blick: 2.

Der Blickzustand verweist auf einen Objektbezug, die Inhaltskodierung erfaßt das Sprechen des Patienten über seinen eigenen Neid. Insgesamt entsteht hier der Eindruck, daß die Verachtung eher interaktive Funktion hat, und zwar als Reaktion auf das erneute Abschweifen des Patienten.

Zusammenfassend wird an diesen Beispielen Mehrfaches deutlich: Zum einen zeigt sich sehr anschaulich, wie die negativen Affekte des Therapeuten ständig zwischen einer interaktiven Funktion und objektbewertender Funktion wechseln. Einige der Ekel- und Verachtungs-Expressionen sind offensichtlich direkter Ausdruck und Agieren der negativen Gegenübertragung des Therapeuten. Sie bewerten den Patienten bzw. sein Verhalten im Hier und Jetzt der Sitzung. Dann wiederum sind die Affekte recht eindeutig auf andere Personen (hier meist Mutter und Ehefrau) bezogen und der Therapeut teilt dem Patienten über die

Mimik mit, was er von diesen bzw. deren Verhalten hält. Schwieriger wird die Funktionszuschreibung, wenn der Patient das Subjekt des Sprachinhaltes (x-Referent) ist. Einerseits ist dann mit ziemlicher Sicherheit der Patient mit dem Affekt gemeint, andererseits handelt es sich hier oft um klar umschriebene Teilaspekte seiner Person, so daß nicht der Patient als Ganzes im Hier und Jetzt eine Bewertung zu erfahren scheint, sondern nur bestimmte (problematische) Verhaltensweisen, die sprachlich klar benannt werden (wie dies schon in Kap. 6.1.1 vermutet wurde).

Zum zweiten zeigen die Ausschnitte, daß es, zumindest in dieser Behandlung und besonders in der ersten Stunde, durchaus Parallelitäten zwischen gesprochenem Wort und nonverbalem Verhalten gibt: inhaltlich geht es um die Entwertung, Herabsetzung, Abqualifizierung des Patienten durch dessen Bezugspersonen, und eben dies widerfährt dem Patient auch nonverbal durch den Therapeuten – Paradebeispiele für die Aktualisierung eines konflikhaften Beziehungsmusters in der therapeutischen Beziehung. Gleichzeitig bzw. im Wechsel damit leitet der Therapeut diese affektive Bewertung gewissermaßen zurück auf die Objekte. Die deutlichere Anbindung der negativen Affekte des Therapeuten an das Sprechen über äußere Objekte zum Ende der Behandlung zeigte sich schon in der Verlaufsanalyse (Kap. 6.3.2); in den hier angeführten Einzelbeispielen aus der 1. und 12. Stunde scheint sich auch innerhalb der Sitzungen eine solche Bewegung anzuzeigen, auch wenn dies hier nicht systematisch untersucht wurde.

In den Beispielen scheint sich zudem eine differenzielle Funktion von Ärger, Verachtung und Ekel abzuzeichnen, die in der quantitativen Analyse nicht sichtbar wurde: die Verachtungs-Expressionen stellen eher eine direkte Gegenübertragungsreaktion dar und somit eine Wiederholung des Objektverhaltens durch den Therapeuten, während der Ekel eher auf Objekte bzw. problematische Teilsapekte des Patienten bezogen scheint. Ärger scheint häufiger im Sinne einer „aggressiven Hütetechnik“ (vgl. Kap. 1.5) eingesetzt zu werden.

Schlußendlich wird in der Einzelbetrachtung der Affekte deutlich, daß die oben untersuchten Kontextvariablen keine sichere Funktionszuschreibung erlauben, weder einer der Kontexte (Sprecherzustand, Blickverhalten, Sprachinhaltskodierung) alleine, noch eine einfache Aggregation dieser Kontexte. Meiner Einschätzung nach dominiert die Kombination der Kontexte Sprecherzustand und Sprachinhalt das Blickverhalten, was auch durch die Ergebnisse der empirischen Analyse gestützt wird (der Blickkontext der Affekte der erfolgreichen unterschied sich nicht von dem der wenig erfolgreichen Therapeuten). Allerdings zeigt sich in den Beispielen, daß die Sprachinhaltskodierung mit SASB, auch in der modifizierten Version, immer noch ein zu grobes Raster darstellt, wenn es darum geht, einen mimischen Affektausdruck funktional zu verorten. In der Summe scheint die Erfassung des Sprachinhaltes mittels SASB ein geeignetes Verfahren zu sein, aber für die Referenzbestimmung eines einzelnen Affektausdrucks reicht die Zuordnung zu einer SASB-Kategorie nicht aus, es muß vielmehr sehr detailliert, gewissermaßen wortgenau, hingeschaut respektive hingehört werden.

6.3.6 Reklinifizierungsversuch

Es soll hier versucht werden, die Ergebnisse bezüglich der kontextuellen Einbettung der mimischen Affektexpressionen dieses Therapeuten und die daraus abgeleiteten funktionalen Interpretationen, insbesondere der negativen Affekte, mit der Problematik des Patienten und dem Behandlungsverlauf in Verbindung zu bringen. Dazu werden die Kommentare des Therapeuten, die er unmittelbar nach jeder Stunde in die noch laufende Kamera gesprochen hatte, herangezogen.

Der behandlungstechnische Fokus lag auf der Abhängigkeit des Patienten von den ihn ausbeutenden und entwertenden Frauen. Der ebenfalls entwertete Vater eignete sich wenig als männliche Identifikationsfigur, die den Patienten vor der weiblichen Vereinnahmung hätte schützen können. Der Patient versuchte durch „Glänzen" die narzißtisch verarmten Frauen zu befriedigen, fungierte somit als Selbstobjekt der Mutter und später auch der Ehefrau.

Auszug aus dem Therapeuten-Kommentar nach der 1. Stunde: als *wichtigstes Thema* nennt der Therapeut das *„Rausarbeiten vom Nüchternen gegenüber diesem Besoffenen, Romantischen, das hat dann immer ganz verschiedene Namen, aber im Grunde geht es immer ums gleiche. Nämlich die Verklärung der Verachtung, die Verklärung der Mißbilligung. Und äh, an dem ist man ja ein Stück weitergekommen. Ich denke auch, daß unsere Beziehung sich ein Stück fortentwickelt hat, in dem Sinne, daß er was von meiner Nüchternheit gespürt hat, und* *vielleicht auch realisiert hat, daß er bei mir nicht so hampeln muß*". Der Therapeut spricht weiter darüber, daß der Patienten zur narzißtischen Regulation durch die Frauen funktionalisiert wurde, und kommt dann kurz auf den Vater zu sprechen: „*also man muß zuerst mal den Vater ein bißchen reparieren, das wird die Hauptarbeit sein*". Die eigene Gegenübertragung wird im Kommentar nach dieser 1. Stunde nicht thematisiert. Im Kommentar nach der 2. Stunde wird deutlich, daß der Therapeut etwas von seinem Gegenübertragungsagieren realisiert hat bzw. sich der Möglichkeit dessen bewußt wird: „*Schwierig ist wie immer, daß er vom hundersten ins tausendste hupft, entlang diesen, ich möchte sagen hysterischen Identifikationen, und es geht dann mir so, daß äh, entweder man guckt zu, wie im Zirkus, mit leichtem Befremden; also es ist nicht so, daß ich mich amüsieren würde, aber dann ist natürlich die latente Verachtung über das Gehampel mit ein Problem*". Wie wir bei der Einzelbetrachtung der Affekte gesehen haben (Kap. 6.3.5) war diese Verachtung nicht nur latent, sondern wurde sehr manifest interaktiv schon in der ersten Stunde wirksam. Es finden sich also deutliche Hinweise, daß der Therapeut, insbesondere zu Beginn der Behandlung, in seinem mimisch-affektiven Verhalten seine negative Gegenübertragung in die therapeutische Beziehung zurückspeist und damit das negative Verhalten der Bezugspersonen dem Patienten gegenüber wiederholt. Gleichzeitig wird die Entwertung und Ausbeutung des Patienten durch die anderen (insbesondere die Frauen) vom Therapeuten thematisiert und, via mimischem Affektausdruck, auch sehr deutlich bewertet. Der Therapeut zeigt dem Patienten, was er vom Verhalten der Frauen hält und damit wohl auch, wie er, der Therapeut, sich diesen Frauen gegenüber verhalten würde.

Es könnte der Eindruck entstehen, daß sich der Patient mit dieser Identifizierung zum „Frauen-Hasser" entwickelt, was ihm zwar Entlastung bringen würde aber keine Lösung der Entwertungs-Dynamik darstellt. Es wurde aber deutlich, daß sich die über die Mimik transportierte Wertung des Therapeuten nicht auf die Frauen generell bezieht, sondern sehr spezifisch auf negative Aspekte ihres Verhaltens. Im letzten Drittel der Behandlung ist auch die negative Affektmimik des Patienten spezifisch an das Sprechen über negative Aspekte der Frauen geknüpft. Man könnte vermuten, daß durch die klarere Anbindung der negativen Affekte an die negativen Aspekte die positiven Beziehungsaspekte nicht mehr von negativen Affekten „kontaminiert" werden und es dem Patienten dadurch ermöglicht wird, sich wieder in anderer Weise auf die Beziehung einzulassen. Das wird auch im Stundenkommentar des Therapeuten nach der oben detailliert analysierten Stunde 12 deutlich: „*Die Stunde war nichts besonderes, aber es geht dem Ende zu. Merkt man ja, nicht? äh, wir reden ja auch mehr so auf der Realitätsebene und, äh, können uns jetzt auch zum ersten Mal um die Situation der Frau, äh, kümmern. Aus einer Position heraus, wo es vielleicht überhaupt möglich wäre. Also nicht aus der Position vom Retter oder idealisierten Erzengel. Äh, schwierig war, bis auf die Reihe kam, was er mir eigentlich sagen wollte*". Letzteres bezieht sich auf den Anfang der Stunde und hier finden sich, wie zu Beginn der Behandlung, auch die als interaktiv zu bezeichnenden negativen Affekte des Therapeuten. Im Kommentar wird deutlich, daß der Therapeut diese neue Möglichkeit einer Annäherung mit dem Aufgeben der phantasierten Rettungswünsche des Patienten in Verbindung bringt. Angesichts der Ergebnisse in den vorangegangen Kapiteln ließe sich vermuten, daß eine Annäherung nun deshalb möglich wurde, weil mit dem Herausarbeiten und Bewußtwerden der Ausbeutungs- und Entwertungsthematik auch die negativen Affekte in den Kontext dieser spezifischen Beziehungsrepräsentanz verortet wurden, als angemessene affektive Reaktion auf diese Art von Beziehungskonstellation. Man könnte sich vorstellen, daß erst durch die klare Verortung der negativen Affekte in diese spezifisch negativen Beziehungsaspekte, die positiven Beziehungsaspekte wieder „sichtbar" werden können, weil sie nun nicht mehr von der vomals unbewußten negativen Affektivität „durchsetzt" sind.

In der quantitativen Analyse zeigten alle negativen Affekte des Therapeuten eine systematische Anbindung an das Sprechen über Frauen (vgl. Tab. 22). Zwar bestätigt auch die Einzelbetrachtung der Affekte im letzten Kapitel, daß alle drei negativen Affektausdrucksmuster häufig im Umfeld das Sprechens über Frauen auftauchen, bei genauerer Betrachtung zeigte sich aber, daß sich hier durchaus differentielle Funktionsschwerpunkte abzuzeichnen scheinen. Ärger scheint häufiger, auch beim Sprechen über die Frauen, eine Zustimmung einfordernde (und somit auch interaktive) Funktion im Sinne einer „aggressiven Hütetechnik" zu haben. Die qualitative Analyse einzelner Verachtungsmimiken legte, auch bei Sprachinhaltsanbindung, häufiger eine interaktive Funktion nahe und steht somit mehr als die anderen Affekte im Zusammenhang mit der Reinszenierung des konflikthaften Beziehungsmusters des Patienten. Das scheint insofern nicht verwunderlich, als die zentrale Konfliktdynamik des Patienten sich um Verachtung und Entwertung drehte. In der korrelativen Analyse des Zusammenhangs zwischen der Affektmimik des Therapeuten und dem emotionalen Erleben des Patienten, „reagierte“ der Patient denn auch fast ausschließlich auf interaktive Verachtungssignale des Therapeuten. Die außerordentlich hohen Zusammenhänge mit den doch eher seltenen interaktiven Verachtungssignalen könnten so zustande kommen, daß der Patient aufgrund seines spezifischen konfliktiven Beziehungsmusters selektiv und höchst sensibel auf die ihm gegenüber gezeigte Verachtung reagiert. Ein einziger Verachtungsausdruck des Therapeuten, den der Patient unmittelbar auf sich selbst bezieht, könnte in dessen Wahrnehmung eine Bestätigung seiner *pathogenic beliefs* sein, wodurch eine für diesen Patienten spezifische Beziehungsrepräsentanz aktiviert wird, die dann sein Erleben und auch die Wahrnehmung des Therapeuten für den Rest der Stunde dominiert.

Am deutlichsten hat sich der Objektbezug der Ekel-Mimik des Therapeuten bestätigt. Hier sehe ich am ehesten eine Modellfunktion, wie sie in Kap. 3 beschrieben wurde. Die Funktion des Ekelaffektes wird in erster Linie darin gesehen, ein schlechtes Objekt auszustoßen oder es auf Distanz zu halten, die Ich- bzw. Selbstgrenzen zu sichern (vgl. Kap. 1.5). Man könnte die Problematik des Patienten so formulieren, daß die Frauen „freien Zugang zum Subjektbereich“ (Krause 1990, 641) des Patienten hatten, sie stellten Externalisierungen von Introjekten dar, die ihn kontrollierten, ausbeuteten, entwerteten und die er durch Unterwerfung und Abtretung seiner Leistungen zu besänftigen versuchte, was ihm aber nicht gelang. Da ihn die Abgrenzung innerhalb der Beziehungen nicht adäquat möglich war, fand das Aufbegehren Ausdruck in Alkoholexzessen und selbstdestruktiven Handlungen. Die Selbstschädigungen waren somit Angriffe gegen die Introjekte und stellten gleichzeitig Versuche dar, sich aus deren Zugriff zu befreien. Hätte er es geschafft, sich beruflich zu ruinieren, würde er nicht mehr als stellvertretend bewundertes Selbstobjekt taugen und wäre aus dieser Funktion entlassen. Diese Lage des Patienten, sein innerer Bezugsrahmen, wird dem Therapeuten via außensituationsvermittelter Empathie (vgl. Kap. 2.2.1) wahrnehmbar und seine Ekelreaktionen während er über das Verhalten der Objekte spricht, lassen seinen Umgang mit einer solchen Lage, seine affektive Reaktion gegenüber solchen Introjekten erkennen – die Objekte werden ausgestoßen, auf Distanz gehalten und es werden Grenzen gezogen. Wie wir gesehen haben, bezog sich diese Reaktion auf spezifisch negative Aspekte, also spezifisch auf die „schlechten“ Objektanteile. Genau zu diesen Abgrenzungen war der Patient nicht in fähig, vielmehr war er den Introjekten ausgeliefert und die Grenzen zwischen ihm und den anderen waren oft unklar. Der Therapeut scheint also seine Regulierungskompetenz dem Patienten vermittelt zu haben. Die Entwicklung der Affekt-Inhalts-Koppelung beim Patienten deuten darauf hin, daß sich der Patient mit eben dieser affektiven Haltung des Therapeuten den entwertenden und ausbeutenden Frauen gegenüber identifizierte, was einer modellgeleiteten Identifizierung entspricht. Insofern findet die vom Therapeuten im Kommentar nach der ersten Stunde angesprochenen „Reparierung des Vaters“ auf der Ebene der therapeutischen Beziehung statt. Der Therapeut bot sich dem Patientien als Identifikationsfigur an, die durch seine affektive Haltung deutlich machte, daß „Mann“ den Frauen nicht bedingungslos ausgeliefert ist. Mit der Verortung der negativen Affekte in diese spezifischen negativen Beziehungsanteile wurde dem Patienten hier eine Distanzierung und Abgrenzung möglich, womit die Notwendigkeit der selbstdestruktiven Regulierungen entfiel und er sich nun den realen Objekten auf eine neue Weise nähern konnte.

7 Zusammenfassung und Diskussion

Ausgangspunkt dieser Arbeit war die Frage nach der Funktion negativer mimischer Affekteexpressionen von Therapeuten im Psychotherapie-Prozeß. Die bisherigen Ergebnisse aus dem DFG-Projekt „Multikanale Psychotherapie-Prozeßforschung“ unter der Leitung von Rainer Krause hatten gezeigt, daß Psychotherapeuten in Kurzpsychotherapien in hoher Anzahl mimische Ausdrücke von Ärger, Ekel und Verachtung zeigen. Werden diese affektiven Zeichen als unmittelbar beziehungsregulierend in bezug auf den Patienten im Hier und Jetzt interpretiert, so widersprechen diese Ergebnisse den Modellvorstellungen über veränderungswirksames Beziehungsverhalten in Psychotherapien. Die Idee war, daß sich die negativen Affektausdrücke von erfolgreichen und weniger erfolgreichen Psychotherapeuten darin unterscheiden, auf wen bzw. was sie sich beziehen, was der Referenzpunkt des Zeichens ist, und daß mit den Referenzpunkten auch die Funktionen der mimisch-affektiven Zeichen wechseln. Die leitende Annahme war, daß die negativen mimischen Affektausdrücke der erfolgreichen Therapeuten nicht auf den Patienten im Hier und Jetzt der therapeutischen Situation gerichtet sind, sondern auf andere Objekte, über die gesprochen wird, während die negativen mimischen Affektausdrücke der wenig erfolgreichen Therapeuten sich eher direkt auf ihre Patienten richten.

Im theoretischen Teil wurde versucht, die für die Fragestellung relevanten Teile der Emotionstheorie (Kap. 1) sowie der psychotherapeutischen Veränderungstheorie (Kap. 2) herauszuarbeiten. Das Affektsystem wird von vielen Autoren als aus mehreren Komponenten zusammengesetzt verstanden. Affekte sind maßgeblich an der Steuerung mentaler Prozesse, offenen Verhaltens und physiologischer Zustände beteiligt. Ein Affekt wird nicht durch einfache Reiz-Reaktions-Kopplung ausgelöst, sondern ist das Produkt eines mehrdimensionalen Bewertungsprozesses. Auslösende Reize sind in erster Linie zwischenmenschliche Situationen oder deren mentale Simulation. Neben der Wirksamkeit von kulturellen Gefühlsregeln (die als Niederschlag von in einer Kultur gemeinsam geteilten Situationsbewertungen betrachtet werden können) sind die zentralen Bestandteile dieses Bewertungsprozesses der *subjektive Bedeutungsgehalt* eines Ereignisses und die *Bewältigungsmöglichkeiten / Regulierungsmöglichkeiten* des Subjekts. Den einzelnen Affekten können innerhalb einer propositionalen Struktur spezifische Regulationswünsche und Regulationsfunktionen zugesprochen werden; Affekte versetzen das Individuum in spezifische Handlungsbereitschaften. Über den Affektausdruck können Regulationswünsche und Handlungsbereitschaften dem Interaktionspartner mitgeteilt werden; gleichzeitig kann der Interaktionspartner dadurch Rückschlüsse auf den subjektiven Bedeutungsgehalt einer Situation für den Sender ziehen.

Die Entwicklung von subjektiven Bedeutungsgehalten und affektiven Regulierungskompetenzen wurde unter dem Verinnerlichungsaspekt betrachtet. Dabei wurden *interaktionsgeleitete* Verinnerlichungen und *modellgeleitete* Verinnerlichungen unterschieden. Ergebnisse dieser Verinnerlichungsprozesse sind Repräsentanzen, welche Vorstellungen über das Selbst, das Objekt, die affektiven Reaktionen beider und über den zeitlichen Verlauf von Interaktionen beinhalten. Diese Repräsentanzen bestimmen wesentlich, wie ein Individuum soziale Situationen wahrnimmt und interpretiert, welche Emotionen eine Situation auslöst und welche Möglichkeiten der Beziehungsregulation dem Individuum zur Verfügung stehen. Gleichzeitig haben einmal ausgelöste Affekte eine *Gestaltungswirkung* auf Wahrnehmung, Phantasie und das Handeln.

Es wurde deutlich gemacht, daß bei der Untersuchung der Funktion von affektiven Zeichen (hier der mimisch-affektiven) im interaktiven Prozeß die Bestimmung des Referenzpunktes, des Bezugsfeldes eines Zeichen von ausschlaggebender Bedeutung ist. Durch die Möglichkeit mentaler Simulation und die Entwicklung der Sprache, sowie der möglichen Anbindung der Affekte an diese kognitiven Prozesse beim Menschen, erhalten affektive Zeichen erweiterte Funktionen. In einer einfachen Untergliederung wurde zwischen *interaktiven* Affekten und *objektbezogenen* Affekten unterschieden. Interaktive Affekte dienen der unmittelbaren Regulierung der aktuellen Beziehung und sind direkt auf den Interaktionspartner bezogen. Ebenso wie reale Situationen sind auch mentale Simulationen von Affekten begleitet. Über die Sprache können sich zwei Personen gewissermaßen in einem gemeinsamen mentalen Raum bewegen und über den Affektausdruck können Geschehnisse oder Personen in diesem mentalen Raum kommentiert, bewertet, illustriert oder imitiert werden. Zur Bestimmung der Funktion eines Affektausdruckes in einer Interaktion ist ein Wissen über den Referenzpunkt des Affektes zentral.

In Kap. 2 wurde ein Überblick über die Modellvorstellungen zu psychischen Störungen und psychotherapeutischen Veränderungsprozessen gegeben. Der Schwerpunkt lag auf den Modellvorstellungen aus dem psychoanalytischen Bezugsrahmen. Psychische Störungen wurden im wesentlichen als Beziehungsstörungen verstanden, die sich insbesondere durch ihre repetitiven Beziehungsmuster charakterisieren lassen. Den Beziehungsmustern zugrunde liegen unbewußte psychische Repräsentanzen. Sie beeinhalten Vorgaben über die Rollen sowohl des Subjektes als auch der Objekte sowie des affektiven Austausches zwischen diesen. Sie beeinflussen die Wahrnehmung und Interpretation des Verhaltens und der Intentionen der aktuellen Sozialpartner und bestimmen somit auch, welche Affekte in einer Beziehungssituation ausgelöst werden und entsprechend wieder regulierend in das aktuelle Beziehungsgeschehen eingreifen. Die Sozialpartner werden also in die Beziehungsmuster der Patienten hineingezogen. Die Beziehungsmuster stellen keine einfachen Wiederholungen kindlicher Erfahrungen dar, sondern eine Kompromißbildung aus Konflikten und deren Abwehr. Bei der Implantierung dieser dysfunktionalen Beziehungsmuster in einer aktuellen Situation spielt das affektive Interaktionsverhalten eine entscheidende Rolle. Das Interaktionsverhalten der Patienten wird bestimmt durch das aktivierte Schema, die aktuellen Sozialpartner wiederum reagieren ihrerseits auf das ihnen entgegen gebrachte Verhalten. Zwar sind diese Reaktionen der Sozialpartner von deren eigenen Schemata und subjektiven Regulierungmöglichkeiten abhängig, beliebig sind die sich daraus entwickelnden dyadischen Beziehungsgestalten dennoch nicht. Da den jeweiligen Affekten spezifische Beziehungsdefinitionen, Wünsche und regulatorische Funktionen inhärent sind, die gewöhnlich auch von den Sozialpartnern verstanden werden, wird durch ein affektives Verhalten eines Patienten ein spezifischer Zustand im Interaktionspartner ausgelöst. Die Variationen in der sich nun dyadisch entwickelnden Beziehungsgestalt ergibt sich in erster Linie aus den Regulierungsmöglichkeiten des Interaktionspartners. Welche Lösung dieser auch finden mag, das in dem Affekt enthaltene Beziehungsthema ist in jedem Fall erst einmal interaktiv präsent.

Bei der Darstellung der Modellvorstellungen über die psychotherapeutischen Veränderungsprozesse wurde der Schwerpunkt auf die veränderte Sichtweise der Rolle des Therapeuten und auf die Verstehensprozesse gelegt. Mit der wachsenden Bedeutung, die dem Beziehungsaspekt im therapeutischen Prozeß beigemessen wird, rückt das unmittelbare Beziehungsverhalten der Therapeuten in den Vordergrund des Interesses. Es herrscht ein breiter Konsens darüber, daß sich der Therapeut nicht in die maladaptiven Beziehungsmuster des Patienten verstricken lassen sollte, daß er den vom Patienten ausgehenden Rollendruck erspüren sollte, ohne aber darauf einzugehen, damit sich das Patientenmuster nicht in der therapeutischen Beziehung wiederholt, der Patient stattdessen neue Beziehungserfahrungen machen und seine alten Muster aufgeben kann. Einige Autoren erachten allerdings eine temporäre Verstrickung in die Patientenmuster als unumgänglich; das Sich-Verführen-Lassen, auf die Rollenangebote der Patienten einzugehen, wird hier als Voraussetzung für das Verstehen der Beziehungsmuster erachtet. Und das Verstehen der Muster wiederum ist die Voraussetzung dafür, daß der Therapeut aus eben diesen Mustern aussteigen kann, sich anders verhalten kann, als es ihm die vom Patienten zugewiesene und interaktiv provozierte Rolle nahelegt. Der Patient kann dann neue Beziehungserfahrungen machen und die Verinnerlichung dieser neuen Beziehung wird als eine der wichtigsten Komponenten des therapeutischen Veränderungsprozesses angesehen. Neben der Identifikation des Patienten mit den Funktionen des Therapeuten, wird der Therapeut als Subjekt in diesem Veränderungsprozeß bedeutsam. Es wurde versucht herauszuarbeiten, daß es im wesentlichen die subjektiven affektiven Regulierungskompetenzen des Therapeuten sind, mit denen sich der Patient identifiziert. Die subjektiven affektiven Regulierungskompetenzen des Therapeuten wirken nicht nur auf sein unmittelbares Beziehungsverhalten dem Patienten gegenüber, sondern es ist anzunehmen, daß sie schon die Verstehensprozesse des Therapeuten beeinflussen. Es wurde versucht, die wichtigsten Verstehensprozesse darzustellen und zu ordnen. Es wurde zwischen inhaltlichen und erlebnismäßigen Quellen des Verstehens unterschieden. Erstere beziehen sich auf die Inhalte der verbalen Äußerungen der Patienten, in erster Linie sind das Selbstbeschreibungen und Schilderungen von erlebten Situationen. Eine andere Quelle des Verstehens ist das Erleben des Therapeuten in der aktuellen Therapiesituation. Hier wurde versucht, die häufig genannten Konzepte Empathie und Gegenübertragung zu klären und voneinander abzugrenzen. Es wurde deutlich gemacht, daß keiner dieser Verstehensprozesse als frei vom Einfluß der Subjektivität des Therapeuten betrachtet werden kann, daß auf ihre Verwendung aber dennoch nicht verzichtet werden kann oder die Konzepte als solche überflüssig wären. Vielmehr entsteht daraus ein intersubjektiver Prozeß, was aber nicht heißt, daß dieser Prozeß nun vollkommen zufällig und beliebig wäre. Für die therapeutische Nutzung dieser Prozesse ist die ständige Reflexion und Überprüfung des eigenen Erlebens und der daraus abgeleiteten Schlüsse notwendig. Anschließend wurde versucht, die verschiedenen Verstehensmodi miteinander in Bezug zu setzen.

In Kap. 2.2.2 wurden Spezifika von Kurzpsychotherapien dargestellt, insbesondere die Charakterisierung einzelner grundlegender technischer Ausrichtungen und die Implikationen dieser Technikvariablen für die in der Therapiesituation stattfindenden Interaktionsprozesse. Durch das Face-to-Face-Setting von Kurztherapien ist der Therapeut einem erhöhten interaktiven Druck ausgesetzt und gleichzeitig sind seine affektiven Verhaltenäußerungen dem Patienten unmittelbar wahrnehmbar, woraus sich insgesamt erhöhte Anforderungen an den Therapeuten ergeben, seine inneren Gegenübertragungsreaktionen und insbesondere sein tatsächliches Interaktionsverhalten zu reflektieren, um eine Wiederholung der maladaptiven Beziehungsmuster des Patienten in der therapeutischen Beziehung zu verhindern.

Im Kap. 2.3 wurden die für diese Arbeit relevanten Ergebnisse der Untersuchungen mimisch-affektiven Verhaltens in der Psychotherapie dargestellt. Dabei verwunderte z.B. der positive korrelative Zusammenhang zwischen der Häufigkeit negativer Affektexpressionen der Therapeuten mit Maßen für den Behandlungserfolg. Diese erklärungsbedürftigen Ergebnisse bildeten die Ausgangsbasis für die Entwicklung der eigenen Fragestellung. Insbesondere sollte die Funktion der negativen mimisch-affektiven Zeichen der Therapeuten untersucht werden.

Schließlich wurde versucht (Kap. 3), die bis dahin dargestellten Theorieteile, empirischen Ergebnisse und eigenen Vorstellungen in einem Modellentwurf über die Funktion mimisch-affektiven Verhaltens von Psychotherapeuten zu integrieren, wobei das besondere Augenmerk auf den negativen Affekten lag. Die Funktion eines Affektausdruckes variiert mit dessen Referenzpunkt, mit dessen Bezugsfeld. Der Referenzpunkt interaktiver Affekte ist der Patient im Hier und Jetzt. Der Referenzpunkt objektbezogener Affekte dagegen sind mentale Objekte. Die den Affekten inhärente Bedeutung bleibt dabei erhalten. Eine interaktive Ekelmimik des Therapeuten würde also seinen aktuellen Abscheu gegenüber dem Patienten ausdrücken, durch eine objektbezogene Ekelmimik dagegen würde der Therapeut seine Abscheu über das mentale Objekt zeigen. Das affektive Zeichen per se erlaubt keine Referenzbestimmung, letztere muß aus dem Kontext des Zeichens erschlossen werden. Eingedenk der oben skizzierten Vorstellungen über veränderungswirksames Therapeutenverhalten ist davon auszugehen, daß erfolgreiche Therapeuten wenig interaktive Ekel-, Ärger- und Verachtungssignale ihren Patienten gegenüber zeigen. Stattdessen wurde angenommen, daß es sich bei den negativen Affektexpressionen der erfolgreichen Therapeuten vornehmlich um objektbezogene Affekte handelt, wodurch der Therapeut (zum großen Teil unbewußt) seine affektive Haltung gegenüber den Sozialpartnern des Patienten ausdrückt. Der Patient wiederum kann sich mit dieser affektiven Haltung seines Therapeuten identifizieren, was als modellgeleitete Identifikation verstanden werden könnte. Über diesen Mechanismus identifiziert sich der Patient also mit den affektiven Regulierungskompetenzen seines Therapeuten.

Im methodischen Teil wurde versucht, die Frage nach der Funktion bzw. des Referenzpunktes der negativen mimischen Affektexpressionen, mittels einer Kontextanalyse der mimischen Zeichen zu klären. Als für die Referenzbestimmung eines Affektausdrucks für relevant erachteten Kontexte wurde das paraverbale Verhalten (Sprecherstatus), das Blickverhalten und den Sprachinhalt untersucht (Kap. 6.1). Um den Sprachinhalt adäquat erfassen zu können, wurde die SASB-Inhaltsanalyse modifiziert, wodurch nun auch das Sprechen über Emotionen erfaßt werden kann. Diese modifizierte SASB-Inhaltsanalyse wurde, nach intensivem Ratertraining und der Überprüfung der Interrater-Reliabilitäten, auf die Therapie-Transkripte angewendet.

In Kap. 5 wurden, ausgehend vom dem in Kap. 3 entwickelten Modell, Hypothesen bezüglich der Einbettung der Therapeutenmimik, insbesondere der negativen, in den untersuchten Kontexten aufgestellt.

Die Einbettung der Therapeuten-Mimik in den verschiedenen Kontexten wurde für die beiden Therapeutengruppen getrennt voneinander betrachtet und anschließend miteinander verglichen.

Aus den vier untersuchten Kontextvariablen (Blickverhalten, Sprecherstatus, Affiliation des Sprachinhaltes und Personen, über die gesprochen wird) wurde in Kap. 6.1.1 für jeden negativen Affekt ein *Interaktionsgewicht* ermittelt, was als Indiz für die interaktive Funktion eines Affektes gewertet wurde. Das mittlere Interaktionsgewicht der negativen Affektausdrücke der wenig erfolgreichen Therapeuten ist signifikant höher als das ihrer erfolgreichen Kollegen. Die negativen Affekte der erfolgreichen Therapeuten haben also einen deutlich geringeren interaktiven Impact. Die negativen Affekte der wenig erfolgreichen Therapeuten dagegen scheinen in höherem Maße direkt auf den Patienten im Hier und Jetzt gerichtet zu sein, was als ein höheres Ausmaß an Zurückspeisung von negativen Gegenübertragungsgefühlen in die aktuelle Beziehung betrachtet werden kann.

Die Errechnung eines Interaktionsgewichtes in der hier vorgenommen Weise ist natürlich problematisch. Es gibt z.B. kein Wissen über eine mögliche relative Gewichtung verschiedener Kontexte. Hier wurde einfach jeder Kontextvariable das gleiche Gewicht gegeben, es könnte aber auch sein, daß einer der Kontexte bedeutsamer bei der funktionalen Interpretation ist, als ein anderer. Ebensowenig muß es sich um eine linear-additive Beziehung zwischen den Kontexten handeln, auch nichtlineare Beziehungen wären denkbar. Die Bedeutung der verschiedenen Kontexte in bezug auf die funktionale Interpretation durch das Gegenüber könnte sich auch erst dyadenspezifisch entwickeln. So könnte man sich z.B. vorstellen, daß eine Person A dem Blickverhalten seines Gesprächspartners im Laufe der Zeit weniger Bedeutung für die funktionale Verortung des Affektausdruckes beimißt, wenn letzterer z.B. immerfort zu ihm hinschaut. Unter Umständen verliert eine Kontextvariable, wenn sie keine Varianz aufweist, ihre Indikatorfunktion. Bei dem auf Seite 131 geschilderten klinischen Beispiel war dies der Fall: der Patient schaute seinen Therapeuten permanent an und in diesem Blickkontext zeigte er laufend mimisch Ekel. Das hatte auch entsprechende Wirkung auf den Therapeuten. Nachdem der Therapeut sein Erleben mit diesem speziellen Verhalten des Patienten in Verbindung bringen und zur inneren Diagnostik nutzen konnte, verlor der Blickkontext an Bedeutung. Später im Verlauf der Behandlung löste sich dies starre Verhaltensmuster beim Patienten auf. Etwas Ähnliches könnte man sich auch bei anderen Kontextvariablen vorstellen. Wie das Beispiel aber auch zeigt, wurde der Blickkontext vom Therapeuten trotz fehlender Varianz erst einmal zur funktionalen Interpretation der Ekel-Innervationen herangezogen. Die „funktionale Interpretation“ durch den Interaktionspartner (hier der Therapeut) erfolgte gewissermaßen ohne Berücksichtigung der „Basisrate“. In Alltagssituationen hätte das gereicht, um sich dieser schwer erträglichen Situation zu entziehen und den Kontakt in Zukunft zu vermeiden. Entsprechend klagte der Patient ja auch über Probleme im „sozialen Bereich“ und über Einsamkeit. Alltagsinteraktionspartner machen sich gewöhnlich nicht die Mühe, die in ihnen ausgelösten Zustände und Reaktionen zu reflektieren und um einen veränderten Umgang damit zu ringen. Wohl nehmen sie eine Art innere Diagnostik vor, das daraus resultierende Verhalten dient aber in erster Linie der Selbstregulation und wird wohl nur selten in Hinblick auf zu erreichende innere Veränderungsprozesse beim Gegenüber modifiziert. Der „Ausstieg“ aus der interaktiven Dynamik erfordert ein hohes Maß an selbstreflexiver Fähigkeit und zudem eine spezifische Motivation. Noch viel weniger kann dies von Patienten in therapeutischen Dyaden erwartet werden; sie reagieren sehr direkt auf interaktive Signale der Therapeuten.

In den Kapiteln 6.1.2 bis 6.1.6 wurde die Einbettung der Therapeuten-Mimik in den einzelnenen Kontexten analysiert. Dabei wurden jeweils die Abweichungen von den bei einer zufälligen Verteilung sich ergebenden Erwartungwerten untersucht. Dazu mußten für jede Kontextvariable die Basisraten erhoben werden, was, außer für das Blickverhalten, durch eine Komplettkodierung der untersuchten Sitzungen geschah.

Die beiden Therapeutengruppen unterscheiden sich nicht, was die Einbettung ihrer mimischen Affektexpressionen in den Kontexten Sprecherzustand und Blickverhalten angeht. In beiden Gruppen zeigen die Therapeuten ihre Affektmimik vermehrt dann, wenn sie selber sprechen. Das gilt für die Freudemimik und die negativen Affekte gleichermaßen. Die Anbindung der negativen Affekte an das eigene Sprechen ist bei den erfolgreichen Therapeuten allerdings ausgeprägter. Auch in der Verbindung von Mimik und Blickverhalten unterscheiden sich die beiden Therapeutengruppen nicht in ihren Abweichungen von den Erwartungswerten. Freudemimik wird häufiger als erwartet bei beidseitigem Blickkontakt gezeigt, negativen Affekte, wenn der Therapeut wegblickt. Hier ist allerdings einschränkend zu bedenken, daß für die Berechnung der Erwartungswerte keine vollständige Erfassung des

Blickverhaltens zugrunde lag. Rein von den Häufigkeiten her gesehen, zeigen die wenig erfolgreichen Therapeuten sehr viel mehr Affekte, während sie die Patienten anschauen, die Patienten aber wegblicken, als dies bei den erfolgreichen Therapeuten der Fall ist. Hierin könnte sich das Resultat eines dyadischen Regulationsprozesses ausdrücken, dergestalt, daß die wenig erfolgreichen Therapeuten generell vermehrt ihre Patienten anblicken, eventuell um Zuwendung oder Aufmerksamkeit zu signalisieren, daß den Patienten das dadurch erhöhte Involvement (Merten 1995) der Therapeuten aber zu viel ist, insbesondere weil die Therapeuten eben auch hier häufig negative Affekte zeigen, und die Patienten sich dem durch Blickabwendung zu entziehen versuchen. Hier stehen weiterführende Untersuchungen an.

Bei der Untersuchung des Zusammenhangs zwischen Affektmimik der Therapeuten und dem Sprachinhalt zeigten sich deutliche Unterschiede zwischen den Therapeutengruppen. Als Kontextvariablen wurden zum einen die Affiliation des Sprachinhaltes untersucht, zum anderen die Personen, über die gesprochen wird. Bei den wenig erfolgreichen Therapeuten zeigt sich kein Zusammenhang zwischen Mimik und Affiliation des Sprachinhaltes. Die Mimik dieser Therapeuten scheint unabhängig davon gezeigt zu werden, ob über negative, positive oder affiliativ unspezifische Inhalte gesprochen wird. Bei den erfolgreichen Therapeuten hingegen sind Affektmimik und Affiliation des Sprachinhaltes systematisch verknüpft. Der Zusammenhang geht hauptsächlich darauf zurück, daß sie häufiger Freude zeigen, während über affiliativ unspezifische Inhalte gesprochen wird, die Freudemimik aber reduziert ist, wenn über positive oder negative Inhalte gesprochen wird. Man könnte dieses Ergebnis so interpretieren, daß die erfolgreichen Therapeuten das bindungssicherende Freudesignalisieren auf Phasen beschränken, wenn über wenig konkrete Themen geprochen wird, daß sie aber eine Verernstung der Beziehung betreiben, sobald konkrete Themen verhandelt werden, seien deren Inhalte nun positiv oder negativ. Die deutlichsten Unterschiede zwischen den beiden Therapeutengruppen finden sich bei der Einbettung ihrer Mimik in die Kontextvariable *Personen* des Sprachinhaltes. Die Ergebnisse zeigen entsprechend der Modellannahmen (Kap. 3), daß sich die erfolgreichen von den weniger erfolgreichen Therapeuten vor allem darin unterschieden, über welche Personen gesprochen wird, während sie negative Affektausdrücke zeigen. Das mimisch-affektive Verhalten der wenig erfolgreichen Therapeuten zeigt insgesamt nur einen tendenziellen Zusammenhang mit dem Sprachinhalt. Tendenziell sind ihre negativen Affektausdrücke häufiger als erwartet im Kontext des Sprechens über die therapeutische Beziehung eingebettet und seltener, wenn über andere Personen gesprochen wird. Bei den erfolgreichen Therapeuten zeigen die beiden Verhaltenskanäle Affektausdruck und Sprachinhalt einen systematischen Zusammenhang, wobei die negativen Affektausdrücke häufiger als erwartet an das Sprechen über andere Personen gebunden sind und deutlich seltener auftauchen, wenn der Patient das Subjekt der Erzählung ist. Hier finden sich also deutliche Hinweise dafür, daß die negativen Affekte der erfolgreichen Therapeuten zu einem Großteil objektbezogene Funktion haben und dadurch ihre affektive Haltung gegenüber den Bezugspersonen ihrer Patienten sichtbar wird.

In Kap. 6.2 wurde der Frage nachgegangen, ob sich die erfolgreichen von den weniger erfolgreichen Therapeuten schon zu Behandlungsbeginn in bezug auf den interaktiven Impact ihrer negativen mimischen Affektausdrücke unterscheiden oder ob sich die erfolgreichen Therapeuten erst einmal „verführen", d.h. in die maladaptiven Beziehungmuster ihrer Patienten interaktiv hinein ziehen lassen. Dazu wurden die negativen Affektexpressionen und deren Kontexteinbettung der sechs Therapeuten im Verlauf der ersten vier kodierten Behandlungsstunden untersucht. Neben dem Verlauf der Häufigkeiten wurde ein interaktiver Gesamtimpact errechnet, der sich aus der absoluten Anzahl der negativen Affekte und deren Interaktionsgewichte ergibt. Die Verlaufsbetrachtungen wurden auch für die sechs Therapeuten getrennt durchgeführt, um der Gefahr, Artefakten aufgrund der kleinen Stichprobe aufzuliegen, wenigstens ansatzweise zu begegnen. Insgesamt legen die Verlaufsbetrachtungen den Schluß nahe, daß sich die erfolgreichen Therapeuten zu Beginn der Behandlung „verführen" lassen. Sie werden in ein vom Patienten inszeniertes Beziehungsmuster verwickelt und dieses Verwickeltsein findet nicht nur in der Introspektion des Therapeuten als stille Gegenübertragungswahrnehmung statt, sondern äußert sich ganz konkret auf der interaktiven Verhaltensebene. Im Laufe der ersten Stunden nimmt dieses Gegenübertragungsagieren aber zunehmend ab, die negativen Affekte werden weniger und sind zudem seltener in einen auf interaktive Funktion hinweisenden Kontext eingebettet. Die Verläufe bei den wenig erfolgreichen Therapeuten sprechen hingegen dafür, daß sie anfangs versuchten, ihre negative

Gegenübertragung aus der Beziehung herauszuhalten, zu unterdrücken, was aber nicht zu gelingen scheint, wie der sprunghafte Anstieg der interaktiven negativen Affektausdrücke zeigt. Die Vermutung liegt nahe, daß die „Weigerung", sich in das Beziehungsmuster der Patienten auch auf der konkreten Verhaltensebene verstricken zu lassen, zu spezifischen Fehleinschätzungen der aktuellen Beziehungsdynamik führte. Letzlich schlug dann aber die negative Gegenübertragung doch auf das konkrete Beziehungsverhalten durch, wie der dramatische Anstieg der interaktiven negativen Affektexpressionen im Verlauf der ersten Sitzungen nahe legt.

In Kap. 6.3 schließlich wurde eine der sechs Behandlungen einer detaillierteren Einzelfallanalyse unterzogen, wodurch eine fallspezifische Aggregierungen der Sprachinhaltsdaten möglich war, insbesondere was die für diesen Patienten signifikanten Objekte angeht. In dieser als erfolgreich geltenden Behandlung waren die negativen Affekte des Therapeuten in hohem Maße an das Sprechen über negative Aspekte signifikanter Personen im Leben des Patienten gekoppelt. Die enge Anbindung der negativen Affekteausdrücke entwickelte sich allerdings erst im Verlauf bzw. wurde im Verlauf immer klarer. Die Personen, in erster Linie die Mutter und Ehefrau des Patienten, wurden als vereinnahmend, ausbeuterisch und entwertend wahrgenommen und der Patient schien unfähig, sich dagegen zu wehren. Die negativen Affekte des Therapeuten waren an spezifisch an das Sprechen über dieses negativen Verhalten der Frauen gekoppelt. Dieses Ergebnis könnte gemäß den Modell-Annahmen in Kap. 3 so interpretiert werden, daß der Therapeut über den mimischen Affektausdruck seine negative Bewertung des Verhaltens dieser Objekte ausdrückt. Im Laufe der Behandlung binden sich auch die negativen Affektausdrücke des Patienten an das Sprechen über diese Objekte und deren spezifisch negativen Aspekte, was als Hinweis auf die Übernahme der affektiven Bewertung gesehen werden: der Patient scheint sich mit der affektiven Haltung seines Therapeuten gegenüber bestimmten Aspekten der Objekte identifiziert zu haben, was als modellgeleitete Identifizierung interpretiert werden kann.

Wie aber kommt der Therapeut überhaupt zu dieser affektiven Haltung gegenüber den Frauen des Patienten? Hier bietet sich der in Kap. 2.2.1 beschriebene Mechanismus der außensituationsvermittelten Empathie an. Der Patient schildert Beziehungssituationen mit eben diesen Objekten. Es entsteht ein mentaler Raum, eine sprachlich vermittelte

Bühne, der Therapeut versetzt sich in die vom Patienten geschilderte Lage und reagiert via Perspektivenübernahme emotional auf diese phantasierte Situation. Die Situation des Patienten gestaltet den Raum im inneren Umweltsimulator des Therapeuten und er reagiert darauf mit einem Ekelaffekt. In Kap. 1.10 wurde deutlich gemacht, daß Vorstellungen nicht nur Affekte auslösen können, sondern daß auch Affekte einen gestaltenden Einfluß auf die Phantasien haben, die Vorstellungen werden affektspezifisch ausgestaltet. Der Ekel des Therapeuten wirkt sich gestaltend auf seine Wahrnehmung und Interpretation der Beziehungssituation des Patienten aus und beeinflußt entsprechend auch den Inhalt der verbalen Interventionen. Diese durch die Affekte des Therapeuten mitgestaltete und damit subjektive Interpretation der Repräsentanzen des Patienten muß nun gewissermaßen mit dem Patienten ausgehandelt werden, und nimmt so wiederum Einfluß auf die Vorstellungswelt des Patienten, wodurch ein intersubjektives mentales Feld entsteht, das sich, unter dem Einfluß der Affekte beider, in einem ständigen Konstruktionsprozeß befindet.

Die qualitative Detailanalyse einzelner Affekte des Therapeuten 01 und deren kontextuelle Einbettung legte differenziertere Funktionen der drei untersuchten negativen Affekte Ärger, Ekel und Verachtung nahe, was sich aus der statistischen Analyse der Kontexteinbettung nicht ableiten ließ. In dieser Behandlung scheint vor allem die Ekelmimik des Therapeuten eine den Modellannahmen (Kap. 3) entsprechende Funktion gehabt zu haben. Zwar tauchten auch seine Verachtungs- und Ärgermimik signifikant häufiger auf, während über die „bösen" Frauen gesprochen wurde (siehe Tab. 22), bei einer detaillierten, gewissermaßen „wortgenauen" Kontext-Betrachtung einzelner Affekte relativierte sich der durch die statistische Kontextauswertung nahegelegte Objektbezug der mimischen Verachtungs- und Ärgerexpressionen. Die qualitative Einzelbetrachtung ließ für die mimischen Verachtungssignale des Therapeuten häufiger eine interaktive Funktion vermuten, die Ärgersignale wiederum schienen häufig eine Zustimmung einfordernde und somit auch interaktive Funktion im Sinne einer „aggressiven Hütetechnik" zu haben. Verachtung und Ärger wurden von diesem Therapeuten denn auch wesentlich seltener gezeigt, als der recht eindeutig objektbezogene Ekel. Das in Kap. 3 beschriebene Modell muß also unter Umständen affektspezifischer formuliert werden. Es könnte allerdings auch sein, und das halte ich für wahrscheinlich, daß sich die

Funktionen der verschiedenen negativen Affekte dyadenspezifisch unterscheiden. So könnte man sich vorstellen, daß in einer anderen Therapiedyade die Verachtung des Therapeuten einen klareren Objektbezug hat und dagegen seine Ekelmimik eher interaktive Funktion. Dies dürfte sowohl von der spezifischen Konfliktdynamik und den Inszenierungen des Patienten abhängen, als auch von den affektiven Regulierungskompetenzen des jeweiligen Therapeuten. Solche klinisch wichtigen Differenzierungen lassen sich nur mit Hilfe aufwendiger Einzelfallanalysen untersuchen. Wie schon in Kap. 3 angesprochen, wird hier die „persönliche Gleichung“ des Therapeuten für den Therapieprozeß unter Umständen sehr bedeutsam. Die vom Therapeuten „angebotene“ affektive Regulierung muß vom Patienten angenommen werden können, sie muß eine für den Patienten mögliche, sowohl der Konfliktkonstellation als auch seinen Möglichkeiten angemessene Regulierung darstellen. Nicht für jeden Patienten sind die vom jeweiligen Therapeuten (ubw.) vermittelten Bewertungen und affektiven Regulierungsstile als Modell geeignet.

In Kap. 1.12 wurden zwei Felder der Intersubjektivität unterschieden. Zum einen entwickelt sich in einer Dyade eine intersubjektive, also unter dem Einfluß der Subjektivität beider Protagonisten entstehende Beziehungsgestalt – das interaktive intersubjektive Feld. Zum anderen findet ein verbaler Austausch über die mentale Repräsentanzen-Welt statt, wodurch die Möglichkeit entsteht, daß sich beide über die Vorstellungsinhalte und den damit verbundenen Emotionen austauschen, verständigen, gegenseitig beeinflußen und somit diese an sich höchst subjektiven Innenwelten zum Gegenstand einer gemeinsam geteilten und gemeinsam konstruierten intersubjektiven mentalen Welt werden – das repräsentationale intersubjektive Feld. Es wurde geltend gemacht, daß Affekte, je nach Bezugsfeld, unterschiedliche Funktionen haben. In der untersuchten Therapie 01 waren insbesondere die mimischen Ekel-Affekte des Therapeuten im repräsentationalen intersubjektiven Feld angesiedelt. Es fanden sich Hinweise dafür, daß der Patient sich mit dieser affektiven Haltung des Therapeuten den Objekten gegenüben identifizierte, was als modellgeleitete Identifizierung (Kap. 1.8) bezeichnet wurde. Hierin scheint sich ein in der Psychotherapie-Literatur bisher wenig beachteter Veränderungsmechanismus abzuzeichnen. Die Beziehungsschilderungen des Patienten lassen in der Vorstellung des Therapeuten eine Szene entstehen, auf die er affektiv reagiert.

Diese affektive Reaktion des Therapeuten auf die Beziehungssituationen des Patienten, wirken auf die Interpretation und weiteren Ausgestaltung der Vorstellungen, und werden dem Patienten gleichzeitig über das objektbezogene affektive Verhalten des Therapeuten wahrnehmbar. Die Identifizierung des Patienten mit dieser affektiven Haltung seines Therapeuten den Objekten gegenüber rückt in die Nähe der Suggestion. Hier bekommt Freuds Ideal, wonach der Kranke „nicht zur Ähnlichkeit mit uns, sondern zur Befreiung und Vollendung seines Wesens erzogen werden [soll]“ (Freud 1919, 247), eine neue Aktualität. Ob diese modellgeleiteten Identifizierungen ein Spezifikum von Kurztherapien sind, muß offen bleiben. Für die psychoanalytische Langzeittherapie im liegenden Setting immerhin fällt die Vermittlung der affektiven Haltung via Affektmimik aus. „Das Couchsetting hat die visuell optischen Kommunikationssysteme kurzgeschlossen“ (Krause 1997, 101). Und das gilt eben nicht nur für die vom Patienten beim Therapeuten induzierten Affektzustände, sondern auch für die mimisch vermittelten affektiven Haltungen des Therapeuten den Objekten des Patienten gegenüber.

Die Ergebnisse legen m.E. eine weitere Schlußfolgerung nahe: Es ist wohl im Normalfall von einer weitgehenden Kongruenz zwischen Ausdruck und Erleben/Empfinden im Bereich der negativen Affekte auszugehen. D.h., mimisch affektives Verhalten spiegelt ein inneres Erleben, eine innere affektive Reaktion oder Haltung wider. Offensichtlich greifen die DAS-Ratings nach den Sitzungen eher das Erleben in der aktuellen Beziehung ab und nicht das emotionale Erleben in bezug auf sprachlich verhandelte Themen. Insofern wundert es nicht, daß, wie auch schon in der Untersuchung von Alltagsdyaden (siehe Kap. 1.9.2), in dem in Kap. 6.3.4 untersuchten Einzelfall keine Zusammenhänge zwischen der Häufigkeit von mimischen Affektausdrücken und nach der Stunde berichtetem emotionalen Erleben bzw. der Fremdattribuierung aufzufinden waren. Wenn sich ein Großteil der mimischen Affektausdrücke auf mentale Inhalte bezieht, ist keine Kongruenz mit dem Erleben in der aktuellen Beziehung zu erwarten. Entsprechend zeigte die Häufigkeit von Affektausdrücken des Therapeuten, die nicht auf mentale Objekte beziehbar waren, ja auch deutliche und sinnhafte Zusammenhänge mit dem Erleben des Patienten. Diejenigen Affektausdrücke, die sich auf die mentalen Objekte beziehen, sind meines Erachtens aber auch nicht nur von der Empfindung entkoppelte kommunikative Zeichen, sondern drücken aktuell in bezug auf diese mentalen Inhalte empfundene affektive Reaktionen aus. Und diese realen affektiven Reaktionen werden eben durch das mimische Verhalten sichtbar und, einen klaren Objektbezug indizierenden Kontext vorausgesetzt, auch in dieser Weise vom Interaktionspartner, im untersuchen Fall vom Patienten, verstanden. Wäre dies Verstehen durch den Interaktionspartner falsch, weil es sich nur um kommunikative Zeichen handelte, denen keine affektive Bewertung zugrunde liegt, würden sich die Menschen wohl noch häufiger mißverstehen, als sie es ohnehin schon tun.

Offen bleibt die Frage, ob und inwiefern sich Affektausdruck und die hier als Kontextvariablen bezeichneten Verhaltenskanäle gegenseitig beeinflussen. Indem beispielsweise der Therapeut 01 seine negativen Affekte gewissermaßen auf die Frauen lenkt, und dies durch den Affektausdruck beim Sprechen über Frauen kundtut, könnte sich dies auf die Gesamthäufigkeit des Sprechens über Frauen, auch beim Patienten, auswirken, was dann unter Umständen zu einer Erhöhung der Basisrate „Sprechen über Frauen" führt und in der Folge die Wahrscheinlichkeit, eine signifikante Verkoppelung zwischen Sprachinhalt und Affektausdruck statistisch nachzuweisen, verringert. Es sei denn, die Weiterführung des Themas würde weiterhin in konstanter Häufigkeit mit dem gleichen Affektausdruck begleitet. Die sich hieraus ergebende methodische Folgerung ist, daß zur Untersuchung von systematischen Verkoppelung zweier Verhaltenskanäle auch bei Einzelfallanalysen hinreichend große Zeitfenster herangezogen werden müssen.

Für weiterführende Untersuchungen schlage ich eine Konzentration auf Einzelfallanalysen vor. Zwar hatte die Gruppenanalyse wichtige Ergebnisse erbracht, zu einem tieferen und differenzierteren Verständnis der Funktionen mimischen Affektausdrucks in Psychotherapieprozessen scheinen mir Einzelfallanalysen, mit der Möglichkeit zu fallspezifischen Variablenaggregierungen und dem Rückbezug auf spezifische Konflikte, eher geeignet.

7.1 Ausblick

Ich habe mich in dieser Arbeit auf die Therapeuten konzentriert; zum einen weil deren Tun in der Psychotherapieforschung meinem Eindruck nach allzu oft unberücksichtigt bleibt und zum anderen weil die bisherigen Ergebnisse bezüglich der Therapeutenmimik die meisten Fragen aufwarfen. Für ein wirklich interaktives Verständnis der affektiven Austauschprozesse in Psychotherapien dürfen die Patienten natürlich nicht Außen vor gelassen werden. Zum einen soll dies an den schon vorliegenden Daten aus dem oben genannten Projekt „Multikanale Psychotherapie-Prozessforschung" (siehe Kap. 2.3.2) geschehen. Des weiteren werden auch im aktuell laufenden DFG-geförderten Forschungsprojekt „Beziehungsregulierung und Behandlungserfolg in der Psychotherapie von Patientinnen mit Angststörungen" Mimik- und Sprachinhaltsdaten erhoben, und es ist vorgesehen, die in der vorliegenden Arbeit entwickelte Methodik zu Untersuchung der Funktionen mimischer Affektausdrücke auf dieses Material anzuwenden. Da im letztgenannten Projekt die Therapeuten jeweils mehrere Patientinnen behandeln, besteht zudem die Möglichkeit, patientenspezifische Anpassungsprozesse der Therapeuten zu untersuchen. In den Modellannahmen bezüglich veränderungswirksamen Therapeutenverhaltens rückt die Betrachtung der interpersonellen Voraussetzungen und die Fähigkeit des Therapeuten, sein Interaktionsverhalten patientenspezifisch zu modifizieren, also seiner Fähigkeit zu interpersonellen Anpassungsleistungen, und damit auch seiner affektiven Regulierungskompetenzen und seine Gegenübertragungsdispositionen, in den Vordergrund. Es wird angenommen, daß erfahrene, erfolgreiche Therapeuten ihr Interaktionsverhalten gemäß dem patientenspezifischen Beziehungsangebot variieren können. Da bei den bisher vorliegenden Untersuchungen, auch in dieser Arbeit, von jedem Therapeuten nur eine Behandlung vorlag, könnte es sein, daß die in den erfolgreichen Therapien beobachtete komplementäre mimisch-affektive Beziehungsregulation und die überwiegend objektbezogene Einbettung der negativen Affektmimik, nicht das Ergebnis der therapeutischen Professionalität ist, sondern daß sich die jeweils realisierte Regulationsform, sowohl im interaktiven intersubjektiven Feld, als auch im mentalen intersubjektiven Feld, aus der Passung der Persönlichkeiten beider Protagonisten ergibt. Da die Therapeuten ihre

Patienten selbst auswählen konnten, wäre es denkbar, daß Erfolge aber auch Mißerfolge durch die Dynamik der Partnerwahl zustandegekommen sind. D.h. es konnte bisher nicht geklärt werden, ob es sich bei den Verhaltensweisen der Therapeuten um eine Art persönlichen Stil handelt, der bei jedem anderen Interaktionspartner ebenfalls zum Tragen käme. Wir hoffen, auf diese Fragen durch das oben genannten Forschungsprojekt einige Antworten zu bekommen.

Aus der Charakterisierung von Patienten mit strukturellen Störungen (siehe Kap. 2.1) ergeben sich möglicherweise Implikationen, was die Verwendung und Differenziertheit der Wahrnehmung mimisch-affektiver Zeichen angeht. Aufgrund der Notwendigkeit zur direkten interaktiven Inszenierung könnte bei strukturell gestörten Patienten vermutet werden, daß sich keine Systematik in der Mimik-Kontext-Kopplung finden läßt, die darauf hinweisen würde, daß ein Großteil insbesondere der distanzierenden Affekte (Verachtung, Ekel, Ärger) nicht dem aktuellen Sozialpartner bzw. dem Therapeuten gilt. Dies ist für die Mimik-Blickverhalten-Kopplung bei schizophrenen Patienten von Merten (1995) untersucht und bestätigt worden. Es ist anzunehmen, daß sich dies auch für Borderline-Patienten und hier ebenso in der Mimik-Sprachinhalts-Kopplung nachweisen läßt. Andererseits könnte es aber auch sein, daß sich bei diesen Patienten die Wahrnehmung ihrer Umwelt um ein oder zwei das Erleben dominierende Affekte herum gruppiert, daß also die dominierenden Affekte die Wahrnehmung der Bezugspersonen bestimmen, was sich dann auch in den Beziehungsschilderungen der Patienten verbunden mit dem entsprechenden Affektausdruck niederschlagen würde, so daß sich ein hoher Zusammenhang zwischen Affektausdruck und Sprachinhalt ergeben würde, allerdings innerhalb einer stark reduzierten Variationsbreite beider Verhaltenskanäle. Des weiteren kann aufgrund der beschriebenen reduzierten Empathiefähigkeit dieser Patienten vermutet werden, daß die mimisch-affektiven Zeichen der Interaktionspartner, unabhängig von deren kontextueller Einbettung, von diesen Patienten mit strukturellen Störungen primär als interaktiv gedeutet werden (siehe Kap. 1.12) und sie eben auch interaktiv darauf reagieren, was dann notwendig zum Entgleisen der Interaktion führen muß. Zum anderen ist die Empathie-Fähigkeit des Patienten Voraussetzung bzw. Vehikel für entscheidende Veränderungen. Letztes legt es nahe, daß der beschriebene Mechanismus der modellgeleiteten Identifizierung in der Therapie von strukturell gestörten Patienten nicht wirksam werden kann. Diese Annahmen konnten in der vorliegenden Arbeit nicht untersucht werden. Zur Zeit werden an der Universität des Saarlandes Interviews mit Borderline-Patienten und Patienten mit somatoformen Störungen mit der in der vorliegenden Arbeit entwickelten Methode untersucht. Wir hoffen, über die Analyse der Affektmimik und des Sprachinhaltes zu einem vertieften Verständnis der Beziehung zwischen Affekten und Repräsentanzen bei diesen Patientengruppen zu gelangen.

Letztlich war das Ziel dieser Arbeit, einen ersten empirischen Zugang zum komplexen Verhältnis von Affekt, Repräsentanz und Interaktion zu finden. Um das Verständnis für dieses Zusammenspiel zu vertiefen, bedarf es weiterer immenser Forschungsanstrengungen. Ich hoffe, mit der vorliegenden Arbeit einen Beitrag zu diesem Verständnis geleistet zu haben.

Literaturverzeichnis

Ainsworth M., Blehar E., Waters E. & Wall S. (1978) Patterns of attachment. A psychological study of the strange situation. Hillsdale N.J.: Erlbaum.

Anstadt T., Merten J., Ullrich B. & Krause R. (1996) Erinnern und Agieren. Zeitschrift f. psychosom. Medizin, 42, 34-55.

Arbeitsgemeinschaft OPD (1996) Operationalisierte Psychodynamische Diagnostik. Grundlagen und Manual. Göttingen: Huber.

Argelander H. (1970) Das Erstinterview in der Psychotherapie. Darmstadt: Wissenschaftliche Buchgesellschaft.

Arlow J.A. (1979) The role of empathy in the psychoanalytic process. Bull Assoc Psychoanal Med, 18,62-69.

Bakeman R. & Gottmann J.M. (1997) Observing interaction: An introduction to sequential analysis. (2nd edition) Cambridge: Cambridge University Press.

Bakeman R. (1990) Counts and codes: Analysing categorial data. In: B.M. Montgomery & S. Duck (eds) Studying interpersonal interaction. 1-17. New York: Guilford.

Bakeman R., Adamson L.B. & Strisik P. (1989) Lags and logs: Statistical approaches to interaction. In: M.H. Bornstein & J. Brunner (eds) Interaction in human development. Hilldale: Erlbaum.

Bandura A. (1976) Lernen am Modell: Ansätze zu einer sozial-kognitiven Lerntheorie. Stuttgart: Klett.

Bänninger-Huber E. & Steiner F. (1992) Identifying microsequences: A new methodological appriach to the analysis of affective regulatory processes. In M. Leuzinger-Bohleber, H. Schneider & R. Pfeifer (eds.) „Two butterflies on my head“ – psychoanalysis in the interdisciplinary scientific dialogue, 257-276. Heidelberg: Springer.

Bänninger-Huber E. (1996) Mimik – Übertragung – Interaktion: Die Untersuchung affektiver Prozesse in der Psychotherapie. Bern: Huber.

Bänninger-Huber E., Moser U. & Steiner F. (1990) Mikroanalytische Untersuchungen affektiver Regulierungsprozesse in Paar-Interaktionen. Zeitschrift für Klinische Psychologie, 2, 123-143.

Baranger M. (1993) The mind of the analyst: from listening to interpretation. Int. Journal of Psychoanalysis, 74, 15-24.

Barber J.P., Crits-Christoph P. & Luborsky L. (1990) A guide to the CCRT Standart Kategories and their classification. In: L. Luborsky & P. Crits-Christoph (eds.) Understanding transference. 37-50. New York: Basic Books.

Basch F. (1976) The concept of affect: a re-examination. Journ. Americ. Psychoanal. Association, 24, 759-777.

Basch F. (1983) Empathic understanding: A review of the concept and some theoretical considerations. Journ. American Psychoanalytic Ass., 31, 101-126.

Battacchi M.W., Suslow T. & Renna M. (1996) Emotion und Sprache: zur Definition der Emotion und ihren Beziehungen zu kognitiven Prozessen, dem Gedächtnis und der Sprache. Berlin, Bern, Wien: Lang.

Benecke C. (1994) Anwendungsmöglichkeiten von Modellen und Methoden der dynamischen Systemtheorie in der Psychotherapie-Prozeßforschung. Diplomarbeit in der Fachrichtung Psychologie der Universität des Saarlandes.

Benecke C. (2001) Beziehung und Gefühl. Worüber in Psychotherapien gesprochen wird. Manuskript in Vorbereitung.

Benjamin L.S. (1974) Structural analysis of social behavior. Psychological Review, 81, 392-425.

Beres D. (1965) Symbol und Objekt. Psyche, 1970, 12, 921-941.

Beres D. & Arlow J.A. (1974): Fantasy and identification in empathy. Psychoanal. Q., 43, 26-50.

Beutler L.E., Machado P.P.P. & Allstetter Neufeld S. (1994) Therapist variables. In: A.E. Bergin & S.L. Garfield (Eds.) Handbook of Psychotherapy and Behavior Change. 4th Edition, 229-269. New York: Wiley.

Binder J.L., Strupp H.H. & Rock D.L. (1992) A proposal for improving the psychoanalytic theory of technique. In: Barron J.W., Eagle M.N. & Wolitzky D.L. (eds) Interface of psychoanalysis and psychology, 605-626. Washington DC: American Psychological Association.

Bion W. (1961) Erfahrung in Gruppen und andere Schriften. Stuttgart: Klett (1971).

Bischof N. (1989) Emotionale Verwirrungen. Oder: Von den Schwierigkeiten im Umgang mit der Biologie. Psychologische Rundschau, 40, 188-205.

Bischof-Köhler D. (1989): Spiegelbild und Empathie. Die Anfänge der sozialen Kognition. Bern, Stuttgart, Toronto: Huber.

Bloom L. & Beckwith R. (1989) Talking with feeling: integrating affective and linguistic expression in early language development. In: C.E. Izard (ed.) Development of emotion-cognition relations; 313-342. Special issue of Cognition and Emotion. London: Lawrence Erlbaum Ass.

Boothe B (1994) Der Patient als Erzähler in der Psychotherapie. Göttingen: Vandenhoeck und Ruprecht.

Boothe B. & von Wyl A. (1999) Erzählen als Konfliktdarstellung. Im psychotherapeutischen Alltag und im literarischen Kontext. Berlin, Bern: Lang.

Bortz J. (1979) Lehrbuch der Statistik. Für Sozialwissenschaftler. Berlin: Springer.

Boucher J.D. & Brandt M.E. (1981) Judgement of emotions. American and malay antecedents. Journal of Cross-Cultural Psychology, 12, 272-283.

Bower G.H. & Cohen P.R. (1982) Emotional influences in memory an thinking: data and theory. In: S. Fiske & M. Clark (eds.) Affect and social cognition. Hillsdale: Erlbaum.

Bower G.H. (1981) Mood and memory. American Psychologist, 36, 129-148.

Bowlby J. (1951) Mütterliche Zuwendung und geistige Gesundheit. München: Kindler 1973.

Bowlby J. (1958) Über das Wesen der Mutter-Kind-Bindung. Psyche, 13, 1959, 415-456.

Bowlby J. (1969) Bindung. Eine Analyse der Mutter-Kind-Beziehung. München: Kindler 1975.

Bowlby J. (1973) Trennung. Psychische Schäden als Folge der Trennung von Mutter und Kind. München: Kindler 1976.

Bowlby J. (1980) Verlust, Trauer und Depression. Frankfurt: Fischer (1993).

Brähler E. & Adler C. (Hg.) (1996) Quantitative Einzelfallanalysen und qualitative Verfahren. Gießen: Psychosozial-Verlag.

Bretherton I., Ridgeway D. & Cassidy J. (1990) Assessing internal working models of the attachment relationship: an attachment story completion task. In: M. Greenberg, D. Cicchetti & E. Cummings (eds.) Attachment in the preschool years. Theory, Research and Intervention. 273-308. University of Chicago Press.

Buchholz M.B. (1999) Psychotherapie als Profession. Gießen: Psychosozial-Verlag.

Bühler K. (1934) Sprachtheorie. Die Darstellungsfunktion der Sprache. Stuttgart: Fischer (1982).

Caspar F. (1989) Beziehungen und Probleme verstehen. Eine Einführung in die psychotherapeutische Plananalyse. Bern: Huber.

Ciompi L. (1997) Die emotionalen Grundlagen des Denkens. Entwurf einer fraktalen Affektlogik. Göttingen: Vandenhoek & Ruprecht.

Conway A.M. & Bekerian D.A. (1987) Situational knowledge and emotions. Cognition and Emotion, 1, 145-191.

Cremerius J. (1979) Gibt es zwei psychoanalytische Techniken? Psyche, 7, 577-599.

Crits-Christoph P., Barber J.P. & Kurcias J.S. (1993): The accuracy of therapists` interpretations and the development of the therapeutic alliance. Psychotherapy Research, 3, 1993.

Dennett D.C. (1999) Spielarten des Geistes. Wie erkennen wir die Welt? Ein neues Verständnis des Bewußtseins. München: Bertelsmann.

Deutsch H. (1926) Okkulte Vorgänge während der Psychoanalyse. Imago, 12, 418-433.

Doré F.Y. & Kirouac G. (1986) Reliabiliy of accuracy and intensity judgements of eliciting situations of emotions. Canadian Journal of Behavioral Science, 18, 92-103.

Dornes M. (1993) Der kompetente Säugling. Die präverbale Entwicklung des Menschen. Frankfurt a.M.: Fischer.

Dornes M. (1995) Gedanken zur frühen Entwicklung und ihrer Bedeutung für die Neurosenpsychologie. Forum d. Psychoanalyse, 11, 27-49.

Dornes M. (1998) Bindungstheorie und Psychoanalyse. Psyche, 4, 299-348.

Dreher M., Mengele U. & Krause R. & Kämmerer A. (2000) Affective idicators of the psychotherapeutic process. An empirical case-study. Eingreicht in: Psychotherapy Research.

Dührsen A. (1981) Die biographische Anamnese unter tiefenpsychologischem Aspekt. Göttingen: Verlag f. Med. Psychologie im Verl. Vandenhoeck u. Ruprecht (1986).

Eagle M.N. (1988) Neuere Entwicklungen in der Psychoanalyse. München: Verlag Internat. Psychoanalyse.

Ekman P. & Friesen W.V. (1975) Unmasking the face. Engelwood Cliffs: Prentice Hall.

Ekman P. & Friesen W.V. (1978) The manual for the facial-action-coding-system. Palo Alto: Consulting Psychologists Press.

Ekman P. (1982a) Emotion in the human face. (2nd edition). Cambridge: Cambridge University Press.

Ekman P. (1982b) Methods of measuring facial action. In: K.R. Scherer & P. Ekman (eds.) Handbook of methods in nonverbal behavior research; 45-90. Cambridge: Cambridge University Press

Ekman P. (1984) Expression and the nature of emotion. In: K.R. Scherer & P. Ekman (eds.) Approaches to emotion, 319-443. Hillsdale: Lawrence Erlbaum.

Ekman P. (1992) An Argument for basic emotions. Cognition and Emotion, 6, 169-200.

Ekman P. (1994a) Antecedent events an emotion metaphors. In: P. Ekman & R.J. Davidson (eds.) The nature of emotion. 146-149. Oxford: Oxford University Press.

Ekman P. (1994b) Strong evidence for universals in facial expressions: A reply to Russell's mistaken critique. Psychological Bulletin, 115, 268-287.

Ekman P., Friesen W.V. & Ancoli S. (1980) Facial signs of emotional experience. Journal of Personality and Social Psychology, 39, 1125-1134.

Ekman P., Friesen W.V. & Ellworth P. (1982) What emotion categories or dimensions can observers judge from facial behavior? In: P. Ekman (ed.) Emotion in the human face. 2nd edition, 40-55. Cambridge: Cambridge University Press.

Ellgring H. (1989) Nonverbal communication in depression. Cambridge: Cambridge University Press.

Emde R. (1983) The prerepresentational self and its affective core. Psychoanal. Study Child, 38, 165-192.
Emde R. (1988a) Die endliche und die unendliche Entwicklung I. Angeborene und motivationale Faktoren aus der frühen Kindheit. Psyche, 45, 1991, 745-779.
Emde R. (1988b) Die endliche und die unendliche Entwicklung II. Neuere psychoanalytische Theorie und therapeutische Überlegungen. Psyche, 45, 1991, 890-913.
Ferenczi S. (1919) Technische Schwierigkeiten einer Hysterieanalyse. In: S. Ferenczi (Hrg) Bausteine zur Psychoanalyse, Bd III. Bern, Stuttgart: Huber (1964).
Ferenczi S. & Rank O.(1924): Entwicklungsziele der Psychoanalyse. In: S. Ferenczi (Hrg) Bausteine zur Psychoanalyse, Bd III. Bern, Stuttgart: Huber (1964).
Ferenczi S. (1928): Die Elastizität der psychoanalytischen Technik. In: S. Ferenczi (Hrg) Bausteine zur Psychoanalyse, Bd III. Bern, Stuttgart: Huber (1964).
Fiehler R. (1990) Kommunikation und Emotion. Berlin, New York: de Gruyter.
Fliess R. (1942): The metapsychology of the analyst. Psyoanal. Q., 11, 211-227.
Fonagy P. (2000) Das Spiel mit der Realität: Das Fortbestehen der dualen psychischen Realität bei Borderline-Patienten. Vortrags-Manuskript, DPV-Symposium Theory and Treatment of Boderline-Patients, München.
Fonagy P., Steele H. & Steele M. (1991) Maternal representations of attachment during pregnancy prekict the organization of infant-mother attackment at one year of age. Child Development, 62, 891-905.
Fonagy P., Steele M., Moran F., Steele H. & Hiffit A. (1993) Meassuring the ghost in the nursery: An empirical study of the relation between parents' mental representations of childhood experiences and their infants' security of attachment. J. American Psychoanal. Association, 41, 957-989.
Fonagy P., Steele M., Steele H., Leigh T., Kennedy R., Mattoon G. & Target M. (1995) Attachment, the reflective self, and borderline states. In: S. Goldberg, R. Muir & J. Kerr (eds.) Attachment theory:

social, developmental, and clinical perspectives. Hillsdale N.Y., London: The Analytic Press.

Freud A. (1936) Das Ich und die Abwehrmechanismen. München: Kindler.

Freud S, Jung C.G. (1974) Breifwechsel. Frankfurt/M: Fischer.

Freud S. (1910) Die zukünftigen Chancen der psychoanalytischen Therapie. Schriften zur Behandlungstechnik. Studienausgabe. Fischer.

Freud S. (1912): Ratschläge für den Arzt bei der psychoanalytischen Behandlung. In: Schriften zur Behandlungstechnik. Studienausgabe. Fischer.

Freud S. (1913): Zur Einleitung der Behandlung (Weitere Ratschläge zur Technik der Psychoanalyse I). In: Schriften zur Behandlungstechnik. Studienausgabe. Fischer.

Freud S. (1914) Zur Einführung des Narzißmus. GW Bd X.

Freud S. (1916-17) Vorlesungen zur Einführung in die Psychoanalyse. GW Bd XI.

Freud S. (1918): Aus der Geschichte einer infantilen Neurose. GW Bd XII.

Freud S. (1919): Wege der psychoanalytischen Therapie. In: Schriften zur Behandlungstechnik. Studienausgabe. Fischer.

Freud S. (1921) Massenpsychologie und Ich-Analyse. GW Bd 13, 71-161.

Freud S. (1926) Hemmung, Symptom und Angst. Freud-Studienausgabe, Bd VI, 233-305. Frankfurt a.M.: Fischer.

Freud S. (1933) Neue Folge der Vorlesungen zur Einführung in die Psychoanalyse. Fischer Studienausgabe, 1982, Bd I, 447-608.

Freud S. (1937) Konstruktionen in der Analyse. In: Schriften zur Behandlungstechnik. Studienausgabe. Fischer.

Freud S. (1940) Abriß der Psychoanalyse. GW. XVII, 63-138.

Fridlund A.J. (1994) Human facial expression. New York: Academic Press.

Fridlund A.J. (1996) What do facial expressions mean? Paper presentet on the ISRE-Conference, Toronto. Kongreß-Band S.18-31.

Friesen W.V. & Ekman P. (1984) EMFACS-7. Unveröffentlichtes Manual.

Frijda N.H. (1986) The emotions. Cambridge: University Press.

Frijda N.H. (1996a) Die Gesetze der Emotionen. Zsch. psychosom. Med. u. Psychoanalyse, 42, 205-221.

Frijda N.H. (1996b) Fridlund and facial expression: Discussion. ISRE-Conference, Toronto. Kongreß-Band S.18-31.

Frisch I. (1997) Eine Frage des Geschlechts? Mimischer Ausdruck und Affekterleben in Gesprächen. St.Ingbert: Röhrig-Verlag.

Fuenzalida C., Emde R.N., Pannabecker B.J. & Stenberg C. (1981) Validation of the Differential Emotions Scale in 613 mothers. Motivation and Emotion, 5, 37-45.

Gill M.M. (1982) Die Übertragungsanalyse. Theorie und Technik. Frankfurt: Fischer (1996).

Gottschalk L.A., Wingert C. & Gleser C. (1969) Manual of instructions for using the Gottschalk-Gleser Content Analysis Scales: Anxiety, hostility, social alienation-personal disorganisation. Berkeley: University of California Press.

Grawe K. (1987) Psychotherapie als Entwicklungsstimulation von Schemata. Ein Prozeß mit nicht vorhersehbarem Ausgang. In: Caspar F. (Hrsg.) Problemanalyse in der Psychotherapie. Forum 13, dgvt, 72-87, Tübingen.

Grawe K. (1992) Komplementäre Beziehungsgestaltung als Mittel zur Herstellung einer guten Therapiebeziehung. In: J. Margraf & J.C. Brengelmann (Hrsg.) Die Therapeut-Patient-Beziehung in der Verhaltenstherapie, 215-244. München: G. Röttger Verlag.

Grawe K. (1998) Psychologische Therapie. Bern: Hogrefe.

Grawe-Gerber M. & Benjamin L.S. (1992) Structural Analysis of Social Behavior (SASB). Coding Manual for Psychotherapy Research. Anhang in: M. Grawe-Gerber: Psychotherapie aus interpersoneller Perspektive. Inauguraldissertation der Philosophisch-historischen Fakultät der Universität Bern.

Grawe-Gerber M. (1992) Psychotherapie aus interpersoneller Perspektive. Inauguraldissertation der Philosophisch-historischen Fakultät der Universität Bern.

Greenson R. (1967) Technik und Praxis der Psychoanalyse. Stuttgart: Klett (1973).

Grossmann K.E. & Grossmann K. (1995) Frühkindliche Bindung und Entwicklung individueller Psychodynamik über den Lebenslauf. Familiendynamik, 20, 171-192.

Grossmann K.E., August P., Fremmer-Bombik E., Friedl A., Grossmann K., Scheuerer-Englisch H., Spangler G., Stephan C. & Suess G. (1989) Die Bindungstheorie. In: H. Keller (Hrsg) Handbuch der Kleinkindforschung. 31-61. Berlin: Springer.

Haken H. (1983) Synergetik: Eine Einführung. Berlin: Springer.

Halliday M.A.K. (1975) Learning how to be mean. Explorations in the development of language. London: Arnold.

Harsch W. (1980) Der Begriff der psychischen Struktur in der Psychoanalyse. Inaugural-Dissertation zur Erlangung der medizinischen Doktorwürde an den Medizinischen Fachbereichen der Freien Universität Berlin.

Haynal A. (1988) Zur Bedeutung der „Behandlungsregeln" in der Psychoanalyse. Psyche, 7, 561-576.

Haynal A. (1989): Die Technik-Debatte in der Psychoanalyse. Fischer.

Heigl-Evers A., Heigl F.S. & Ott J. (1993) Abriß der Psychoanalyse und der analytischen Psychotherapie. In: Heigl-Evers A., Heigl F.S. & Ott J. (Hrsg.) Lehrbuch der Psychotherapie. 1-307. Stuttgart, Jena: Gustav Fischer Verlag.

Heimann P. (1950) Über die Gegenübertragung. Forum der Psychoanalyse, 1996, 12, 179-184.

Heimann P. (1964) Bemerkungen zur Gegenübertragung. Psyche, 18, 483-493.

Heimann P. (1969) Gedanken zum Erkentnissprozeß des Psychoanalytikers. Psyche, 23, 1-24.

Heimann P. (1978) Über die Notwendigkeit für den Analytiker mit seinen Patienten natürlich zu sein. In: Drews S. et al. (Hrg.) Provokation und Toleranz. Alexander Mitscherlich zu Ehren. 215-230. Frankfurt/M: Suhrkamp.

Henry W.P., Strupp H.H., Schacht T.E. & Gaston L. (1994) Psychodynamic approaches. In: A.E. Bergin & S.L. Garfield (eds.) Handbook of Psychotherapy and Behavioral Change. 467-508. New York: Wiley.

Herrmann T. & Grabowski (1994) Sprechen: Psychologie der Sprachproduktion. Heidelberg: Spektrum.

Herrmann T. (1982) Sprechen und Situation. Eine psychologische Konzeption der situationsspezifischen Sprachproduktion. Heidelberg: Springer.

Hinschelwood R.D. (1991) Wörterbuch der kleinianischen Psychoanalyse. Stuttgart: Verlag Internationale Psychoanalyse (1993).

Hochschild A.R. (1979) Emotion work, feeling rules and social structure. American Journal of Sociology, 85, 551-575.

Hoffmann S.O. (1986) Die sogenannten frühe Störungen. Praxis der Psychotherapie und Psychosomatik, 31, 1-13.

Höger R. (1992) Chaos-Forschung und ihre Perspektiven für die Psychologie. Psychologische Rundschau, 43, 421-436.

Holz-Ebeling F. & Steinmetz M. (1995) Wie brauchbar sind die vorliegenden Fragebogen zur Messung von Empathie? Kritische Analysen unter Berücksichtigung der Iteminhalte. Zeitsch. f. Differentielle u. Diagnostische Psychologie, 16, 11-32.

Hölzer M., Scheytt N. & Kächele H. (1992) Das Affektive Diktionär Ulm als eine Methode der quantitativen Vokabularbestimmung. In: C. Züll & P. Mohler (Hrsg.) Textanalyse. Anwendungen der computergestützten Inhaltsanalyse. Opladen: Westdeutscher Verlag.

Horowitz M.J. (1979). States of mind. New York: Plenum.

Hufnagel H., Steimer-Krause E. & Krause R. (1991). Mimisches Verhalten und Erleben bei schizophrenen Patienten und bei Gesunden. Zeitschrift für Klinische Psychologie, XX (4), 356-370.

Izard C.E. (1977) Human emotions. New York: Plenum Press. Deutsch: Die Emotionen des Menschen. Weinheim, Basel: Beltz.

Izard C.E. (1993) Organizational and motivational functions of discrete emotions. In: M. Lewis & J.M. Haviland (eds.) Handbook of emotions, 631-641. New York: Guilford Press.

Jacobson E. (1964) Das Selbst und die Welt der Objekte. Frankfurt/M: Suhrkamp (1992).

Jakobson R. (1960) Aufsätze zur Linguistik und Poetik. München: Nymphenburger (1974).

Kaiser H. (1998) Anwendung der Strukturalen Analyse Sozialen Verhaltens (SASB) zur inhaltsanalytischen Untersuchung auf fortgeschrittene Phasen von Kurzpsychotherapien. Diplomarbeit in der Fachrichtung Psychologie der Universität des Saarlandes.

Kaiser S. & Wehrle T. (in press) Facial expressions as indicators of appraisal processes. In: K. R. Scherer & A Schorr (Eds.) Appraisal processes in emotion: Theory, Methods, Research. New York: Oxford University Press.

Kernberg O.F. (1975) Borderline-Störungen und pathologischer Narzißmus. Suhrkamp (1995).

Kernberg O.F. (1976) Objektbeziehungen und die Praxis der Psychoanalyse. Stuttgart: Klett-Cotta, 1981.

Kernberg O.F. (1991) Sexuelle Erregung und Wut: Bausteine der Triebe. Forum d. Psychoanalyse, (1997), 13, 97-18.

Kernberg O.F. (1994) Übereinstimmungen und Unterschiede in der zeitgenössischen psychoanalytischen Technik. Forum d. Psychoanalyse, 10, 296-314.

Kernberg O.F. (1999) Plädoyer für eine „Drei-Personen-Psychologie". Psyche, 53, 9/10, 877-893.

Klein M. (1946) Bemerkungen über einige schizoide Mechanismen. In: Klein, M. (Hrsg) Das Seelenleben des Keinkindes. Klett, Stuttgart (1962).

Kleinginna P.R. & Kleinginna A.M. (1981) A categorized list of emotion definitions, with suggestions for a consensual definition. Motivation and Emotion, 5, 345-379.

Klinnert M.D., Campos J.J., Sorce J.F., Emde R.N. & Syejda M. (1983) Emotions as behavior regulators: Social referencing in infancy. In: R. Plutchik & H. Kellermann (eds) Emotions: Theory, research and experience, Vol. 2. 57-86. New York: Academic Press.

Kluitmann A. (1999) Es lockt bis zum Erbrechen. Zur psychischen Bedeutung des Ekels. Forum d. Psychoanalyse, 15, 267-281.

Klüver R. (1983) Agieren und Mitagieren. Psyche, 37, 828-840. aber auch in Hoffmann (Hrsg.)

Klüwer R. (1970) Über die Orientierungsfunktion eines Fokus bei der psychoanalytischen Kurztherapie. Psyche, 24, 739-755.

Köhler L. (1992) Formen und Folgen früher Bindungserfahrungen. Forum d. Psychoanalyse, 8, 263-280.

Kohut H. (1977) Introspektion, Empathie und Psychoanalyse. Frankfurt: Suhrkamp.

König K. (1991) Merkmale des Therapeutenverhaltens entlang bipolarer Kontinua. Forum d. Psychoanalyse, 7, 283-290.

König K. (1997) Übertragung auf den Analytiker, Übertragung auf andere. Vortrag auf der DPG-Jahrestagung in Stuttgart.

Kordy H. (1982) Probleme der Gruppenstatistik und Einzelfallforschung. Diff. Diagn. Psychologie, 3, 231-239.

Krampen R. (1981) Der IPC-Fragebogen zu Kontrollüberzeugungen. Göttingen: Hogrefe.

Kratochwill T.R. & Levin J.R. (eds.) (1992) Single-case research design and analysis. Hillsdale: Erlbaum.

Krause R. & Lütolf P. (1989) Mimische Indikatoren von Übertragungsvorgängen. Zeitschrift für Klinische Psychologie, 18, 55-67.

Krause R. (1981) Sprache und Affekt. Untersuchungen über das Stottern und seine Behandlung). Stuttgart: Kohlhammer.

Krause R. (1983) Zur Phylo- und Ontogenese des Affektsystems. Psyche, 37, 1016-1043.

Krause R. (1987) Multikanale Psychotherapie-Prozeßforschung. Forschungsantrag an die Deutsche Forschungsgemeinschaft. Fachrichtung Psychologie der Universität des Saarlandes.

Krause R. (1990) Psychodynamik der Emotionsstörungen. In: K. Scherer (Hsg.) Enzyklopädie der Psychologie. Psychologie der Emotionen, Bd. C/IV/3, 630-705. Göttingen: Hogrefe.

Krause R. (1992a) Die Zweierbeziehung als Grundlage der psychoanalytischen Theorie. Psyche, 46, 588-612.

Krause R. (1992b) Mimisches Verhalten und Erleben. In: J. Neuser & R. Kriebel (Hsg.) Projektion. Grenzprobleme zwischen innerer und äußerer Realität. 173-186. Göttingen: Hogrefe.

Krause R. (1997) Allgemeine psychoanalytische Krankheitslehre. Bd. 1: Grundlagen. Stuttgart, Berlin: Kohlhammer.

Krause R. (1998) Allgemeine psychoanalytische Krankheitslehre. Bd. 2: Modelle. Stuttgart, Berlin: Kohlhammer.

Krause R., Steimer-Krause E. & Ullrich B. (1992) Anwendung der Affektforschung auf die psychoanalytisch-psychotherapeutische Praxis. Forum d. Psychoanalyse, 8, 238-253.

Kriz J. (1989) Synergetik in der klinischen Psychologie. Forschungsbericht 88 des FB Psychologie, Universität Osnabrück.

Kriz J. (1997) Attraktoren bei kognitiven und sozialen Prozessen. Kritische Analyse eines Mode-Konzepts. In: G. Schiepek G & W. Tschacher (Hsg.) Selbstorganisation in Psychologie und Psychiatrie. 57-70. Braunschweig: Vieweg.

Kriz J. (1999) Systemtheorie für Psychotherapeuten, Psychologen und Mediziner. Wien: Fcultas-Univ.-Verlag.

Lachauer R. (1992) Der Fokus in der Psychotherapie: Fokalsätze und ihre Anwendung in Kurztherapie und anderen Formen analytischer Psychotherapie. München: Pfeifer.

Langs R. (1975) Therapeutic misalliances. Int. Journ. Psychoanal. Psychother., 4, 77-105.

Langs R. (1976) The therapeutic interaction. New York.

Laplanche J. & Pontalis J.B. (1967) Das Vokabular der Psychoanalyse. Frankfurt: Suhrkamp, 11. Auflage (1992).

Lazarus R.S. (1991) Emotion and adaption. New York: Oxford Universitiy Press.

LeDoux J. (1998) Das Netz der Gefühle. Wie Emotionen entstehen. München: Hanser.

Leutzinger-Bohleber M. (1985) Psychoanalytische Fokaltherapie. Eine klassische psychoanalytische Kurztherapie in Institutionen. In: M. Leutzinger-Bohleber (Hrsg.) Psychoanalytische Kurztherapie. Opladen: Westdeutscher Verlag Opladen.

Loebel V. (1999) Inhaltsanalytische Untersuchung von Psychotherapietranskripten mit der Strukturalen Analyse Sozialen Verhaltens (SASB). Diplomarbeit in der Fachrichtung Psychologie der Universität des Saarlandes.

Lorenzer A. (1970) Symbol, Sprachverwirrung und Verstehen. Psyche, 12, 895-920.

Lorenzer A. (1974) Die Wahrheit der psychoanalytischen Erkenntnis. Frankfurt a.M.: Suhrkamp.

Luborsky L. & Crits-Christoph P. (1990) Understanding transference. New York: Basic Books.

Luborsky L. (1984) Einführung in die psychoanalytische Psychotherapy. Berlin, Heidelberg: Springer (1988).

Main M. (1995) Desorganisation im Bindungsverhalten. In: G. Spangler & P. Zimmermann (Hrsg.) Die Bindungstheorie: Grundlagen, Forschung und Anwendung; 120-139. Stuttgart: Klett-Cotta.

Malatesta C.Z. & Haviland J.M. (1982) Learning display rules: The socialization of emotion expression in infancy. Child Development, 53, 991-1003.

Malatesta C.Z. (1985) Developmental course of emotion expression in the human infant. In: G. Zivin (ed.) The development of expressive behavior. 183-219. Orlando: Academic Press.

Margraf J. & Brengelmann J.C. (1992) (Hrsg.) Die Therapeut-Patient-Beziehung in der Verhaltenstherapie. München: G. Röttger Verlag.

Meissner W.W. (1981) Internalization in Psychoanalysis. New York: International Universities Press.

Mentzos S. (1987) Die Bedeutung von Internalisierung und Externalisierung in der normalen Entwicklung. Psychother. Med. Psychol., 37, 384-388.

Merten J. & Krause R. (1993) DAS (Differentielle Affekt Skala). Arbeiten der Fachrichtung Psychologie der Universität des Saarlandes, Saarbrücken.

Merten J. (1995) Affekte und die Regulation nonverbalen, interaktiven Verhaltens. Strukturelle Aspekte des mimisch-affektiven Verhaltens und die Integration von Affekten in Regulationsmodelle. Bern: P.Lang.

Merten J. (1996) The functions of smiling and mutual smiling in discussions and psychotherapeutic interactions. Paper presentet on the ISRE-Conference, Toronto. Kongreß-Band S.378-382.

Merten J. (2000) Beziehungsregulation in Psychotherapien. Maladaptive Beziehungsmuster, die therapeutische Beziehung und der therapeutische Prozeß. Habilitationsschrift an der Universität des Saarlandes.

Mertens W. (1992) Einführung in die psychoanalytische Therapie. 2.Auflage. Stuttgart, Berlin, Köln: Kohlhammer.

Michalik B. (1998) Anwendung eines inhaltsanalytischen Verfahrens (Methode der Strukturalen Analyse Sozialen Verhaltens – SASB) auf eine Kurzpsychotherapie. Diplomarbeit in der Fachrichtung Psychologie der Universität des Saarlandes.

Morgenthaler F. (1978) Technik: zur Dialektik der psychoanalytischen Praxis. Frankfurt: Syndikat.

Moser U. & von Zeppelin I. (1995) Die Entwicklung des Affektsystems. Psyche, 32-84.

Moser U., Zeppelin I. v., Schneider W., Pfeiffer R. & Schneider H. (1981) Wunsch, Selbst, Objektbeziehung: Entwurf eines Regulationsmodells kognitiv-affektiver Prozesse. Berichte aus der interdisziplinären Konfliktforschungsstelle 9.

Ogden, T.H. (1988) Die projektive Identifikation. Forum Psychoanalyse, 4, 1-21.

Orlinsky D.E. & Howard I.H. (1986) Process and outcome in psychotherapy. In: A.E. Bergin (ed.) Handbook of Psychotherapy and Behavioral Change. London: Wiley

Ott R. (1997) Die „Außer"-Übertragungsdeutung – einige Überlegungen zu ihrem Stellenwert in Theorie und Praxis psychoanalytischer Behandlungstechnik. Vortrag auf der DPG-Jahrestagung in Stuttgart.

Paniagua C. (1999) Das Konzept der Intersubjektivität – einige kritische Bemerkungen. Psyche, 53, 9/10, 958-971.

Peitgen H.-O., Jürgens H. & Saupe D. (1994) Chaos – Bausteine der Ordnung. Berlin: Springer.

Racker H. (1959) Übertragung und Gegenübertragung. Studien zur psychoanalytischen Technik. München: Reinhardt, (1982).

Rechenberger H. (1987) Kurztherapie in der ärztlichen Praxis. Berlin: Springer.

Reik T. (1948): Hören mit dem dritten Ohr. Hamburg: Hoffmann & Campe, 1976.

Reinhard S. (1996) Mimische und verbale Affektexpressionen einer Borderline-Patientin im psychotherapeutischen Prozeß. Unveröffentliche Diplomarbeit in der Fachrichtung Psychologie der Universität des Saarlandes.

Renik O. (1999) Das Ideal des anonymen Analytikers und das Problem der Selbstenthüllung. Psyche, 53, 9/10, 929-957.

Reuter B. (2000) Inhaltsanalytische Untersuchung einer Kurzpsychotherapie mit der Methode der Strukturalen Analyse Sozialen Verhaltens (SASB). Diplomarbeit in der Fachrichtung Psychologie der Universität des Saarlandes.

Riedel S. (1999) Das emotionale Erleben in Reaktion auf die Darbietung mimischer Affektausdrücke. Diplomarbeit an der Fachrichtung Psychologie der Universität des Saarlandes.

Rogers C.R. (1987) Eine Theorie der Psychotherapie, der Persönlichkeit und der zwischenmenschlichen Beziehungen. Köln: GwG-Verlag

Rosenberg E.L. & Ekman P. (1994) Coherence between expressive and experiential systems in emotion. Cognition and Emotion, 8, 201-229.

Russell J.A. (1994) Is there universal recognition of emotion from facial expression? A review of the cross-cultural studies. Psychological Bulletin, 115, 102-141.

Salisch M. v. (1991) Kinderfreudschaften. Emotionale Kommunikation im Konflikt. Göttingen: Hogrefe.

Sampson H. & Weiss J. (1983) Testing hypothesis. The approach of the Mount Zion Psychotherapy Research Group. In: L. Greenberg & W. Pinsof (eds.) The psychotherapeutic process. A research handbook. New York: Guilford.

Sandler J. & Rosenblatt B. (1962) Der Begriff der Vorstellungswelt. Psyche (1984), 38, 236-253.

Sandler J. & Sandler A.M. (1978) On the development of object relationships and affects. Int. Journ. Psychoanal., 59, 285-296.

Sandler J. & Sandler A.M. (1984) Vergangenheits-Unbewußtes, Gegenwarts-Unbewußtes und die Deutung der Übertragung. Psyche, 39, 1985, 800-829.

Sandler J. (1976) Gegenübertragung und die Bereitschaft zur Rollenübernahme. Psyche, 30, 297-305.

Sänger-Alt C., Steimer-Krause E., Wagner G. & Krause R. (1989). Mimisches Verhalten psychosomatischer Patienten. Zeitschrift für Klinische Psychologie, XVIII, 243-256.

Schafer R. (1968) Aspects of Internalization. New York: Int. Universities Press.

Scherer K.R. & Wallpott H.G. (1990) Ausdruck von Emotionen. In: K.R. Scherer (Hrsg.) Enzyklopädie der Psychologie. Psychologie der Emotion; 345-422. Göttingen, Toronto, Zürich: Hogrefe.

Scherer K.R. (1984) On the nature and junction of emotion: A component process approach. In: K.R. Scherer & P. Ekman (eds.) Approaches to emotion. 293-318. Hillsdale: Erlbaum.

Scherer K.R. (1986) Vocal affect expression: A review and a model for future research. Psychological Bulletin, 99, 143-165.

Scherer K.R. (1990) Theorien und aktuelle Probleme der Emotionspsychologie. In: K.R. Scherer (Hrsg.) Enzyklopädie der Psychologie. Psychologie der Emotion; 1-38. Göttingen, Toronto, zürich: Hogrefe.

Scherer K.R. (1992) What does facial expression express? In: K. Strongman (ed.) International Review of Studies on emotion. Vol. 2, 139-165. Chichester: Wiley.

Scherer K.R. (1994) Towards a concept of „modal emotions". In: P. Ekman & R.J. Davidson (eds.) The nature of emotion. Fundamental questions. 25-31. Oxford: Oxford University Press.

Scherer K.R. (2000) Emotions as episodes of subsystem synchronization driven by nonlinear appraisal processes. Chapter to appear in: M.

Lewis & I. Granic (eds.) Emotion, development and self-organisation. Cambridge: Cambridge University Press.
Schiepek G & Tschacher W. (1997)(Hsg.) Selbstorganisation in Psychologie und Psychiatrie. Braunschweig: Vieweg.
Schiepek G. & Strunk G. (1994) Dynamische Systeme. Heidelberg: Asanger.
Schiepek G. (1991) Systemtheorie in der klinischen Psychologie. Braunschweig: Vieweg.
Schiepek G., Fricke B. & Kaimer P. (1992) Synergetics of Psychotherapy. In: W. Tschacher, G. Schiepek & E.J. Brunner (eds.) Self-Organisation and Clinical Psychology. Berlin: Springer.
Schindler L. (1991) Die empirische Analyse der therapeutischen Beziehung. Beiträge zur Prozeßforschung in der Verhaltenstherapie. Berlin: Springer.
Schmitz B. (1987) Zeitreihenanalyse in der Psychologie: Verfahren zur Veränderungsmessung und Prozeßdiagnostik. Basel: Beltz.
Schmitz B. (1996) Grundlagen der quantitativen Einzelfallanalyse. In: Brähler E. & Adler C. (Hg.) Quantitative Einzelfallanalysen und qualitative Verfahren. 47-79. Gießen: Psychosozial-Verlag.
Schneider G. (1995) Internalisierung und Srukturbildung: Einleitung und Überblick. In: G. Schneider & G.H. Seidler (Hg.) Internalisierung und Srukturbildung. 10-43. Opladen: Westdeutscher Verlag.
Schneider H. (1983) Auf dem Weg zu einem neuen Verständnis des psychotherapeutischen Prozesses. Bern: Huber.
Schneider H. (1992) Theories of Self-Organizing Processes and the Contribution of Immediate Interaction to Change in Psychotherapy. In: W. Tschacher, G. Schiepek & E.J. Brunner (eds.) Self-Organisation and Clinical Psychology. Berlin: Springer.
Schulz S. (1996) Mimisches und visuelles Verhalten im Geschlechtervergleich. Unveröffentlichte Diplomarbeit in der Fachrichtung Psychologie der Universität des Saarlandes.
Schulz S. (1999) Affektive Indikatoren struktureller Störungen. Manuskript der Inauguraldissertation, Philosophische Fakultät, Universität des Saarlandes.
Schwab F. und Krause R. (1994): Über das Verhältnis von körperlichen und mentalen emotionalen Abläufen bei verschiedenen psychosomatischen Krankheitsbildern. Zeitschrift für Psychotherapie, Psychosomatik, Medizinische Psychologie, 44, Heft 9/10, S.308-315.

Schwab F., Frisch I. & Krause R. (1994): Affektives Ausdrucksverhalten gesunder und an Colitis erkrankter männlicher und weiblicher Erwachsener. Zeitschrift für Klinische Psychologie, 24, 1-9.

Schwaber E.A. (1981) Empathie: Eine Form analytischen Zuhörens. Forum d. Psychoanalyse, (1995), 11, 160-183.

Schwartz G.E. & Weinberger D.A. (1980) Patterns of emotional responses to affective situations: relations among happiness, sadness, anger, Angst, depression and anxiety. Motivation and Emotion, 4, 175-191.

Seifritz W. (1987) Wachstum, Rückkoppelung und Chaos: Eine Einführung in die Welt der Nichtlinearität und des Chaos. München: Hanser.

Sperling C. (1999) Inhaltsanalytische Untersuchung einer Kurzpsychotherapie mit der Methode der Strukturalen Analyse Sozialen Verhaltens (SASB). Diplomarbeit in der Fachrichtung Psychologie der Universität des Saarlandes.

Steimer E., Krause R., Sänger-Alt C. & Wagner G. (1988). Mimisches Verhalten schizophrener Patienten und ihrer Gesprächspartner. Zeitschrift für Klinische Psychologie, XVII, 132-147.

Steimer-Krause E. (1996) Übertragung, Affekt und Beziehung. Theorie und Analyse nonverbaler Interaktionen schizophrener Patienten. Bern: Lang

Steimer-Krause, E., Krause, R. & Wagner, G. (1990). Prozesse der Interaktionsregulierung bei schizophren und psychosomatisch erkrankten Patienten – Studien zum mimischen Verhalten in dyadischen Interaktionen. Zeitschrift für Klinische Psychologie, XIX, 32-49.

Steinke G. (2000) Anwendung der Strukturalen Analyse Sozialen Verhaltens (SASB) zur inhaltsanalystischen Untersuchung einer Kurzpsychotherapie. Diplomarbeit in der Fachrichtung Psychologie der Universität des Saarlandes.

Steins G. & Wicklund R.A. (1993) Zum Konzept der Perspektivenübernahme. Ein kritischer Überblick. Psychologische Rundschau, 44, 226-239.

Sterba R.F. (1934) Das Schicksal des Ichs im therapeutischen Verfahren. Internationale Zeitschrift für Psychoanalyse, 20, 66-73. Wiederabgedruckt in Psyche 1975, 29, 941-949.

Stern D.N. (1971) A microanalysis of mother-infant interaction: Behavior regulating social contact between a mother and her 3½ month old twins. In: E. Rexford, L. Sander & T. Shapiro (eds.) Infant psychiatry. A new synthesis. 113-126. New Haven, London: Yale Univ.Press.

Stern D.N. (1986) Die Lebenserfahrungen des Säuglings. Stuttgart: Klett-Cotta (1992).

Stern D.N. (1995) The motherhood constellation: a unified view of parent-infant psychotherapy. New York: Basic Books.

Stern D.N. (1996) Ein Modell der Säuglingsrepräsentation. Forum der Psychoanalyse, 12, 187-203.

Stone L. (1981) Notes on the non-interpretative elements in the psychoanalytic situation crosses. J Am Psychoanal Assoc, 29, 89-119.

Strachey J. (1935) Die Grundlagen der Wirkung der Psychoanalyse. Int Z. Psychoanal., 21, 486-516.

Strauß B. (1996) Quantitative Einzelfallanalysen – Grundlagen und Möglichkeiten. In: Brähler E. & Adler C. (Hg.) Quantitative Einzelfallanalysen und qualitative Verfahren. 15-45. Gießen: Psychosozial-Verlag.

Streeck U. (1998a) Verborgene Wege der Wunscherfüllung. In: B. Boothe, R. Wepfer & A. von Wyl (Hrsg.) Über das Wünschen. Ein seelisches und poetisches Phänomen wird erkundet. Göttingen: Vandenhoek & Ruprecht.

Streeck U. (1998b) Persönlichkeitsstörungen und soziale Lebenswelt.Vortrag auf den 48. Lindauer Psychotherapiewochen.

Strupp H.H. & Binder J.L. (1984) Kurzpsychotherapie. Stuttgart: Klett-Cotta (1991).

Temmes A. & Temmes J. (1997) Anwendung der Strukturalen Analyse Sozialen Verhaltens (SASB) auf eine Kurzpsychotherapie. Diplomarbeit in der Fachrichtung Psychologie der Universität des Saarlandes.

Thomä H. & Kächele H. (1989) Lehrbuch der psychoanalytischen Therapie. Bd I Grundlagen. Berlin: Springer.

Thomä H. (1983) Erleben und Einsicht im Stammbaum psychoanalytischer Techniken und der „Neubeginn“ als Synthese im „Hier und Jetzt“. In: S.O. Hoffmann (Hrsg.) Kritische Beiträge zur Behandlungskonzeption und Technik in der Psychoanalyse. Frankfurt/M: Fischer.

Thomä H. (1984) Der Beitrag des Psychoanalytikers zur Übertragung. Psyche, 38, 29-62.

Thomä H. (1999) Zur Theorie und Praxis von Übertragung und Gegenübertagung im psychoanalytischen Pluralismus. Psyche, 53, 9/10, 820-872.

Tomkins S.S. (1962) Affect, imagery, consciousness. Vol.1: The positive affects. N.Y.: Springer.

Tomkins S.S. (1963) Affect, imagery, consciousness. Vol.2: The negative affects. N.Y.: Springer.

Tomkins S.S. (1982) Affect theory. In: P. Ekman (ed.) Emotion in the human face. 2nd edition. 353-395. Cambridge University Press.

Tress W. (1990) Psychodynamische Wirkfaktoren psychotherapeutischer Verläufe. In: V. Tschuschke & D. Czogalik (Hsg.) Psychotherapie – welche Effekte verändern? 99-114. Berlin, New York: Springer.

Tress W. (Hrsg.) (1993) Die Strukturale Analyse Sozialen Verhaltens – SASB. Heidelberg: R. Asanger Verlag.

Tress W., Henry W.P., Junkert-Tress B., Hildenbrand G., Hartkamp N. & Scheibe G. (1996a) Das Modell des Zyklisch-Maladaptiven Beziehungsmusters und der Strukturalen Analyse Sozialen Verhaltens (CMP/SASB). Psychotherapeut, 41, 215-224.

Tress W., Hildenbrand G., Junkert-Tress B. & Hartkamp N. (1994) Zum Verhältnis von Forschung und Proxis in der analytischen Psychotherapie. Zeitsch. f. psychosomat. Medizin, 40, 341-352.

Tress W., Junkert-Tress B., Scheibe G., Maus J. & Hildenbrand G. (1996b) Short-term psychotherapy of patients with psychosomatic disorders, personality disorders and neurosis. Paper presented on the 5th European Conference on Psychotherapy Research, Como, Italy.

Tschacher W. (1990) Interaktion in selbstorganisierten Systemen. Grundlegung eines dynamisch-synergetischen Forschungsprogramms in der Psychologie. Heidelberg: Asanger.

Ulich D. & Mayring P. (1992) Psychologie der Emotionen. Stuttgart: Kohlhammer.

Van Ijzendoorn M. (1995) Adult attachment representations, parental responsiveness and infant attachment: a metaanalysis of the predictive valitity of the adult attachment interview. Psychological Bulletin, 117, 387-403.

Wallbott H.G. (1990) Mimik im Kontext. Die Bedeutung verschiedener Informationskomponenten für das Erkennen von Emotionen. Göttingen: Hogrefe.

Wallbott H.G. (2000) Decoding emotions from facial expression: Recent developments and findings. To appear in: European Review of Social Psychology.

Wampold B.E. (1992) The intensive examination of social interaction. In: T.R. Kratochwill & J.R. Levin (eds.) Single-case research design and analysis. 93-131. Hillsdale: Erlbaum.

Weiss J. & Sampson H. (1986) The psychoanalytic process: theory, clinical observation and empirical research. New York: Guilford Press.

Wellendorf F. (1999) Jenseits der Empathie. Forum d. Psychoanalyse, 15, 9-24.

Wettengel F. (1999) Die emotionale Valenz von Situationen. Eine Untersuchung zur Attribution emotionalen Erlebens auf der Basis emotionsantezedenter Situationen. Diplomarbeit an der Fachrichtung Psychologie der Universität des Saarlandes.

Wurmser L. (1994) Zur Psychoanalyse schwerer psychischer Erkrankungen. Forum der Psychoanalyse, 10, 1-12.

PSYCHOANALYSE IM DIALOG

Herausgegeben von Brigitte Boothe und Reto Volkart

Die Psychoanalyse ist dialogisch konzipiert und wird grundsätzlich dialogisch durchgeführt. Der therapeutische Prozess, in dem Sigmund Freud «Forschen und Heilen» als untrennbar vereint sah, ist ein kommunikatives, aktiv suchendes und gestaltendes Geschehen zwischen zwei Menschen. Die psychoanalytische Theorie entstand im Spannungsfeld zwischen verschiedenen wissenschaftlichen Bereichen, namentlich Psychologie, Sprachwissenschaften, Ethnologie, Philosophie, Kunst- und Religionswissenschaften auf der einen, Medizin, Biologie, Physiologie und Physik auf der anderen Seite.

Der Vorwurf, die Psychoanalyse verschliesse sich seit längerer Zeit dem Dialog mit anderen Disziplinen, schmerzt auf diesem Hintergrund. Welche Gründe auch immer dazu beitragen mögen, die Psychoanalyse läuft dort, wo sie sich isoliert, Gefahr zu verarmen. Verarmung droht, wenn sie den Dialog mit anderen, auch entfernteren Wissensgebieten nicht mehr sucht. Sie liefe Gefahr, in illusionärer Selbstgenügsamkeit zu monologisieren oder im Gestus der Unangreifbarkeit zu verstummen. Umgekehrt würde ihr Rückzug die Verarmung vieler, zum Teil benachbarter Wissensgebiete bedeuten. Die psychoanalytische Forschung bietet eine Fülle differenzierter Beobachtungen und theoretischer Konzepte an, die auch für andere Disziplinen anregend und weiterführend sind. Dort muss aufgrund fehlender Kommunikation häufig neu gefunden werden, was zum Bestand psychoanalytischer Theorie und Praxis gehört.

Die Reihe «Psychoanalyse im Dialog» will einen Beitrag zur Belebung des dialogischen Prozesses leisten und die Psychoanalyse wieder vermehrt in die fruchtbare Auseinandersetzung mit anderen Ideen verwickeln. Dazu gehört nicht nur der offene Austausch mit Nachbardisziplinen, sondern auch die veränderungsbereite Auseinandersetzung mit neuen Konzepten und Ergebnissen der empirischen Forschung innerhalb der Psychologie. Wir unternehmen den Versuch in der Hoffnung, dass der dialogische Prozess Anstösse und Anregungen gibt, in Bewegung versetzt und Neues entstehen lässt.

PSYCHOANALYSE IM DIALOG

Band 1 Reto Volkart: Fiebriges Drängen, erstarrender Rückzug. Emotionen, Fantasien und Beziehungen bei Borderline-Persönlichkeitsstörung und Depression. 1993. 423 S. SFr. 81.–

Band 2 Marina Hohl: Linke Hirnhälfte und Zensur. Eine experimentelle Untersuchung zur funktionellen Hemisphärenasymmetrie aus psychoanalytischer Theorieperspektive. 1995. 167 S. SFr. 41.–

Band 3 Jörg Merten: Affekte und die Regulation nonverbalen, interaktiven Verhaltens. Strukturelle Aspekte des mimisch-affektiven Verhaltens und die Integration von Affekten in Regulationsmodelle. 1996. 335 S. SFr. 70.–

Band 4 Evelyne Steimer-Krause: Übertragung, Affekt und Beziehung. Theorie und Analyse nonverbaler Interaktionen schizophrener Patienten. 1996. 502 S. SFr. 85.–

Band 5 Marius Neukom: Franz Kafkas Tagebucheintrag *Verlockung im Dorf.* Eine erzählanalytische Untersuchung mit dem Verfahren JAKOB. 1997. 238 S. SFr. 53.–

Band 6 Marina Zulauf-Logoz: Die desorganisierte Mutterbindung bei einjährigen Kindern. Die motivationspsychologische Bedeutung der D-Klassifikation im „Fremde-Situations-Test“. 1998. 235 S. SFr. 53.–

Band 7 Brigitte Boothe und Agnes von Wyl (Hrsg.): Erzählen als Konfliktdarstellung. Im psychotherapeutischen Alltag und im literarischen Kontext. 1999. 180 S. SFr. 44.–

Band 8 Gisela Weber: Lebensstil und Kontrolle. Zur Bedeutung der Persönlichkeit für die Problembewältigung. 2000. 304 S. SFr. 69.–

Band 9 Agnes von Wyl: Magersüchtige und bulimische Patientinnen erzählen. Eine narrative Studie der Psychodynamik bei Essstörungen. 2000. 226 S. SFr. 56.–

Band 10 Brigitte Boothe und Agnes von Wyl (Hrsg.): Psychodynamisches Störungsbild und erzählter Konflikt. Narrative Analyse als diagnostische Urteilsbildung. 2001. 139 S. SFr. 43.–

Band 11 Martina Hirzel-Wille: Suizidalität im Alter. Individuelles Schicksal und soziales Phänomen. 2002. 239 S. SFr. 59.–

Band 12 Cord Benecke: Mimischer Affektausdruck und Sprachinhalt. Interaktive und objektbezogene Affekte im psychotherapeutischen Prozeß. 2002. 295 S. SFr. 76.–